龙江医派现代中医临床思路与方法丛书

总主编　姜德友　李建民

神经系统疾病辨治思路与方法

主　编　孙忠人　尹洪娜

科学出版社

北京

内 容 简 介

本书是"龙江医派现代中医临床思路与方法丛书"之一。龙江医派在神经系统疾病的诊疗方面有着独到的见解和先进的学术理念，形成了具有鲜明特点的诊疗方案，其疗效显著，对指导临床有着重要的现实意义。

本书选取龙江地区常见的神经系统疾病，整理了龙江中医的先进理念和临床经验，同时也吸纳国内当代中医名家的学术观点，博采众长，突出中医药的特色和优势，旨在帮助临床医生尤其是年轻医生建立中医思维方式，迅速地掌握神经系统疾病的辨证要点。为此，本书在疾病的介绍中，着重讲述了辨证和治疗，把握疾病的本质，不同于其他系统疾病以中药为主，本书以针灸为特色治疗神经系统疾病，选择恰当治法如针灸、方剂，辨证取穴，随证加减。

本书还对疾病的中医特色技术治疗、预防调护、禁忌等方面进行了讲解，更加突出中医药在预防养生等方面的特色和优势。

图书在版编目（CIP）数据

神经系统疾病辨治思路与方法 /孙忠人，尹洪娜主编. —北京：科学出版社，2018.8

（龙江医派现代中医临床思路与方法丛书/姜德友，李建民主编）

ISBN 978-7-03-058421-2

Ⅰ. ①神… Ⅱ. ①孙… ②尹… Ⅲ. ①神经系统疾病–中医治疗法 Ⅳ. ①R741

中国版本图书馆 CIP 数据核字(2018)第 175178 号

责任编辑：刘 亚 / 责任校对：张凤琴

责任印制：张欣秀 / 封面设计：北京图阅盛世文化传媒有限公司

科学出版社 出版

北京东黄城根北街 16 号

邮政编码：100717

http://www.sciencep.com

北京虎彩文化传播有限公司 印刷

科学出版社发行 各地新华书店经销

*

2018 年 8 月第 一 版 开本：787×1092 1/16

2018 年 8 月第一次印刷 印张：17 1/4

字数：407 000

定价：98.00 元

（如有印装质量问题，我社负责调换）

《神经系统疾病辨治思路与方法》
编委会

主 编
孙忠人　尹洪娜

副 主 编
王德龙　韩 超　郭玉怀　杨添淞

编 委
（按姓氏笔画排序）

王 迪　　王德龙　　王瑜萌欣　　尹洪娜　　田洪昭

冯秋菊　　冯德琳　　吕晓琳　　　向栋国　　孙忠人

李超然　　杨添淞　　杨稀瑞　　　陈 晨　　范苗苗

赵婧男　　逄 静　　费 双　　　徐雪娇　　郭玉怀

韩 玉　　韩 超　　曾祥新　　　游小晴

主 审
孙申田　于致顺　高维滨

总　序

　　龙江医派群贤毕至，少长咸集，探鸿蒙之秘，汇古今之验，受三坟五典，承金匮玉函，利济苍生，疗民之夭厄，独树北疆，引吭而高歌。

　　昔亘古洪荒，有肃慎油脂涂体，至渤海金元，医官设立，汇地产药材朝贡贸易，明清立法纪医馆林立，民国已成汇通、龙沙、松滨、呼兰、宁古塔、三大山六大支系；后高仲山负笈南渡，学成而还，问道于岐黄，沉潜力研，访学于各地，汇名家于一体，广纳龙江才俊，探讨交流，披荆斩棘，开班传学，筚路蓝缕。至于现代，西学东渐，人才辈出，中西汇通，互参互用，承前辈实践经验，融现代诊疗技艺，参地域气候特点，合北疆人群体质，拼搏进取，承前启后，自成一派，独树北疆。

　　《龙江医派丛书》集前辈之经验，付梓出版，用心良苦，《龙江医派现代中医临床思路与方法丛书》承先贤之技艺，汇古通今，蔚为大观。二者相辅相成，互为经纬，一者以名家个人经验为体系，集史实资料，有前辈幼承庭训、兼济苍生之道途，有铁肩担道、开派传学之事迹，又有临证心得、个人经验之荟萃；另者以临床分科为纲领，汇中西之论，有疾病认识源流、历代论述之归纳，有辨证识病、处方用药之思路，又有地产药材、龙江经验之心悟。二者相得益彰，发皇古义，探求新知，集龙江之学，传之于世。

　　丛书收罗宏博，取舍严谨，付梓出版，实为龙江中医之幸事。其间论述，溯本求源，博采众长，述前人之所未逮；提纲挈领，珠玉琳琅，成入室之津梁，临证思考跃然纸上，嘉惠后学功德无量。

　　忆往昔命途多舛，军阀迫害，日伪压迫，国医几近消亡，吾辈仗义执言，上书言志；中华人民共和国成立，国泰民安，大力扶持，蒸蒸日上；时至今朝，民族自豪，欣欣向荣，百花齐放，虽已年近期颐，逢此盛世，亦欢欣鼓舞，然中医之发展任重道远，望中医后学，补苴前贤，推陈出新，承前启后，再接再厉！

　　爰志数语，略表心忱，以为弁言！

张琪

2017 年 9 月

总　前　言

中医药学源远流长，中华版图幅员辽阔，南北气候不同，地理环境有别，风俗习性各异，加之先贤探索发挥，观点异彩纷呈，各抒己见、百花齐放，逐渐形成了风格各异的诊疗特色和学术思想，共同开创了流派林立的学术盛况，中医学术流派的形成和发展是中医学的个体化治疗特点、师承学习的结果，是中医学理论和实践完善到一定程度的产物，同时也是中医学世代相传、得以维系的重要手段。

龙江医派作为我国北疆独树一帜的中医学术流派，受到北方寒地气候特点、多民族融合、饮食风俗习惯等多种因素的影响，加之北疆地产药材、少数民族医药观念与经验汇聚，结合中医三因制宜、辨证施治等理念，共同酝酿了学术思想鲜明、诊疗风格独特的北疆中医学术流派——龙江医派。针对外因寒燥、内伤痰热、气血不畅等病机，积累了以温润、清化、调畅气血为常法的诊疗经验和独具特色的中医预防养生方式，体现了中医学术流派的地域性、学术性、传承性、辐射性、群体性等诸多特点。

回首龙江医派的发展，由荆棘变通途，凝聚了无数人的汗水和努力，在前辈先贤筚路蓝缕、披荆斩棘，皓首穷经，沉潜力研等龙医精神的感召下，当代龙江中医人系统传承前辈学术经验，结合现代医学临床应用，立足黑土文化特色，荟萃龙江中医学术，付梓出版《龙江医派现代中医临床思路与方法丛书》，本集作为《龙江医派丛书》的姊妹篇，从现代医学疾病分科的角度，对龙江中医临床诊治的经验进行系统的总结与荟萃，覆盖内、外、妇、儿等各科常见疾病，并囊括针灸、推拿、护理等专业，共分 24 册。丛书遴选黑龙江省在相关领域具有较高学术影响力的专家担任主编，由临床一线的骨干医生进行编写，丛书广泛搜集并论述黑龙江省对于常见病、疑难病的治疗思路，吸纳国内当代中医名家的学术精华，系统整理中医在各科疾病治疗中的先进理念，承前辈经验，启后学医悟，博采众长，汇古通今。

在编撰过程中，丛书注重对学术经验的总结提炼，强调对龙江地域特色学术观点的应用，开阔思路，传递中医临床思维，重视对龙江地区常见病、多发病的诊疗思路，在对患者的辨证处方过程中，在对疾病的分型治疗等方面，着重体现北方人群体质特点与疾病的关系，在养生防病的论述中也突出北疆寒地养生防病特征，在用药经验中更是强调道地药材、独创中成药和中医特色诊疗技术的应用，着力体现龙江人群的体质特点和处方用药的独到之处。

中医药学博大精深，龙江医派前辈先贤拼搏进取的精神鼓舞着一代代龙江中医人前赴后继、砥砺前行，在丛书出版之际，向为龙江中医前辈经验传承和编撰本部丛书付出辛劳、作出贡献的各位同仁致以谢意，同时感谢科学出版社对本丛书出版的大力支持。

由于水平所限，时间仓促，虽几易其稿，然难免有疏漏之处，希望广大读者在阅读过程中多提宝贵意见，以便修订完善。

《龙江医派现代中医临床思路与方法丛书》总编委会

2017 年 9 月

前　言

　　龙江医派作为我国北疆的中医学术流派，是在黑龙江省独特的历史、文化、经济、地理、气候等诸多因素作用下逐渐形成的，具有鲜明地域和黑土文化特色。当代龙江中医立足于黑土文化，以挖掘整理、传播发扬黑龙江省中医药诊疗技术为宗旨，致力于整合资源、搭建平台，探索中医药发展新模式，打造龙江中医药学术文化名片。2013年，黑龙江中医药大学龙江医派传承工作室入选国家中医药管理局首批全国中医学术流派传承工作室建设单位，成为我国北疆唯一一家入选的地域性学术流派。2016年年初，龙江医派入选"黑龙江省非物质文化遗产名录"，因此，切实做好非物质文化遗产的保护、传承和管理工作，弘扬黑龙江传统文化，推动全省文化大发展大繁荣，具有重要的历史意义和现实意义。

　　为了进一步提升龙江医派当代医家社会影响力和学术地位，培养龙江医派后备人才，编撰《龙江医派现代中医临床思路与方法丛书》，共计 24 册，其中《神经系统疾病辨治思路与方法》分册由黑龙江中医药大学针灸推拿学科承担编写任务。此项目的完成将成为黑龙江省各级中医医院的重要参考书，将使龙江中医更好地为患者服务。

　　神经系统疾病是严重危害人民健康的常见病、多发病，已构成影响公众健康的重大问题。神经系统疾病与气候、饮食习惯等有着密不可分的关系。黑龙江省位于中国最东北部，属温带大陆性季风气候，冬季气候寒冷，加之饮食习惯等各方面原因，神经系统疾病在龙江大地不仅发病率高，并且具有较高的致残率和复发率，给家庭和社会带来一定的负担和压力。近年来，中医药对神经系统疾病的治疗取得了一定的效果，尤其是对一些西医西药及手术无法解决的问题提供了一种新的途径，具有改善健康状况、提高活动耐受力和提高生活质量的作用。中医药治疗神经系统疾病的优势，让越来越多的神经科医生开始关注中医药的研究进展。

　　作为龙江医派的重要组成部分，黑龙江中医药大学针灸推拿学科团队有着悠久的历史和独到的见解。龙江医派重要代表人物于致顺、孙申田、高维滨等擅长以针灸为主治疗神经系统疾病，如脑出血、脑梗死、面瘫等。于致顺总结多年的临床经验创造了于氏头穴丛刺长留针等针法，在临床得到了广泛应用。孙申田总结了自己多年的临床经验，提出了孙氏腹针，对于治疗神经系统疾病提供了新的思路，并取得了比较满意的临床效果。高维滨通过电项针疗法治疗脊髓损伤、延髓麻痹等世界难题，并获得国家科学技术进步奖二等奖。此后，后备学术梯队也在此基础上不断发展，形成了诸多在临床行之有效的方案方法，使得针灸在龙江得到了广泛的发展。

　　为进一步传承龙江中医的学术思想，本编写团队系统地整理了龙江中医在神经系统疾病治疗中的先进理念和临床经验，同时也吸纳了国内当代中医名家的学术观点，撰写了一本高质量的中医临床参考书。本书旨在帮助临床医生尤其是年轻医生建立中医思维方式，迅速地掌握神经系统疾病的辨证要点，见微知著、去伪存精，把握疾病的本质，选择恰当方式方法，辨证取穴，随证加减。辨证论治是中医学认识疾病和治疗疾病的基本原则，是中医诊断治疗的核心。然而要做到准确地辨证论治是临床上的难点，也是培养中医药人才的关键点。为此，本书在疾病的介绍中，简述了大多数内科教材中普遍的、公认的、基础的知识，将重点放在了辨证和治疗上，尤其是在随证取穴和因证加减上，可以详细到具体的一个穴位或者一个症状。本书还对疾病的难点与对策、经验体会、预防调护、禁忌等进行了讲解，更加突出中医药在预防养生等方面的特色和优势。

《神经系统疾病辨治思路与方法》的完成，将为培养学生建立中医思维提供参考，将成为指导中医师迅速提高临床能力的案头书，将使龙江中医神经病学的学术经验得到继承和发扬。

《神经系统疾病辨治思路与方法》编委会
2017 年 9 月

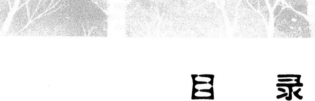

目　录

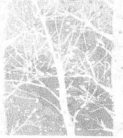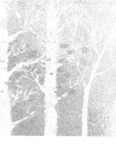

第一章 绪 论

一、神经系统疾病概述

神经系统包括中枢神经系统和周围神经系统两部分，前者主管分析综合内外环境传来的信息并对其做出反应，后者主管传导神经冲动。人类的语言、记忆、思维、判断、推理等高级神经功能活动，以及随意运动和感觉等无不由神经系统管理和支配。

发生于中枢神经系统、周围神经系统、自主神经系统的以感觉、运动、意识、自主神经功能障碍为主要表现的疾病，称为神经系统疾病。其病因复杂，表现为感染、中毒、遗传缺陷、营养障碍、免疫损伤、代谢紊乱、内分泌紊乱、先天畸形、血液循环障碍、异常增生等。

神经系统疾病的症状体征可表现为意识障碍、感知觉障碍、运动障碍（如瘫痪、不自主运动、步态异常、共济失调等）、肌张力异常（肌张力增高见于锥体束病变、锥体外系疾病、僵人综合征、破伤风、手足搐搦症等，锥体外系时的肌张力增高称肌僵直；肌张力减低见于进行性肌营养不良，肌炎，周围神经病变，脊髓后根、后索、前角灰质病变，肌萎缩侧索硬化，小脑病变等）、头痛、头晕、眩晕、反射异常、肌萎缩，以及排尿、排粪、性功能障碍等。

二、神经系统疾病特性

1. 疾病的复杂性

神经系统和肌肉组织的解剖结构都非常复杂，不同部位病变所表现的症状不同，如果病灶同时累及几个部位，临床症状就会相互重叠，给诊断和分析带来困难。

2. 症状的广泛性

神经系统的症状既可由神经疾病引起，也可由其他系统疾病产生；有时一种疾病在某一阶段属于内科范畴，在另一阶段又属于神经科范畴；神经系统的功能紊乱也可导致其他系统的功能障碍。

3. 诊断的依赖性

现代科技的发展，一方面使得许多新方法和新手段不断涌现，为医生诊断疾病带来很大便利；但另一方面，神经科医生对辅助检查的依赖性越来越大。

4. 疾病的严重性

神经科急症、重症多，对生命威胁程度高，因此在临床实践中应做到对病情观察细致、估计充分，防患于未然。

5. 疾病的难治性

神经系统疾病中，一些疾病可以治愈，一些疾病虽然不能治愈，但可以控制或缓解症状，一些疾病目前尚无好的治疗方法。不同疾病在临床上应该区别对待，对能根治的疾病，应及时进行有效治疗；对能控制和缓解的疾病，应采取及时的措施；对难治之症，应给予对症和支持治疗。

三、神经系统疾病的中医认识

辨证施治是中医的基本特点，千百年来有效地指导着中医临床实践。各种辨证方法均不能离开脏腑与八纲辨证而单独存在，落实到具体脏腑才能具有较强的治疗针对性，八纲辨证及气血津液辨证在辨证中主要起定性的作用，脏腑辨证在辨证中起定位的作用。定性及定位辨证普遍指导着神经疾病的中医诊治过程。定性辨证：中医定性辨证分虚实两方面，即所谓"精气夺则虚，邪气盛则实"。虚证有气、血、津液、精、阴及阳虚数种，尚有虚证重危状态诸如血脱、亡阴、亡阳等证。实证有风、寒、暑、湿、燥、火、痰饮、血瘀、虫积、气滞等类别。定位辨证：通过辨证确定虚实证在脏腑的具体部位，脏腑具体部位分别有五脏（心、肝、脾、肺、肾）、六腑（小肠、胆、胃、大肠、膀胱、三焦）及奇恒之腑。五脏定位辨证在神经系统疾病定位辨证中起着最重要的指导作用，其中心、肝、肾、脾定位辨证更应熟练掌握。

神经系统疾病，病因病机复杂，外感六淫，内伤七情，饮食劳逸，中毒外伤及先天禀赋等致病因素均可导致功能失调或髓失其养，可出现思维、感觉、认识、记忆、运动等功能障碍，表现为动风，神机失用，思维呆滞，肢体麻木，拘挛，疼痛等症。但概括起来说，风、火、痰、瘀、虚在神经系统疾病中是5种不同而又重要的病因病机，它们既可独立为害，又可相互转化，兼夹为病。

中医对神经系统疾病的治疗方法多种多样，既有中药、方剂，又有针灸、推拿，不同的医家根据自身对疾病认识、诊断的不同，制订了不同的治疗方案，却往往会收到异曲同工之效。

（孙忠人）

第二章　脑神经疾病

第一节　三叉神经痛

原发性三叉神经痛，简称为三叉神经痛（trigeminal neuralgia），表现为三叉神经分布区内短暂的、反复发作性剧烈疼痛。三叉神经痛人群患病率为 182/10 万，年发病率为（3～5）/10 万。按病因分为原发性三叉神经痛和继发性三叉神经痛，按疼痛的症状特点可分为典型三叉神经痛和非典型三叉神经痛。

原发性三叉神经痛属祖国医学"头痛""面痛"等疾病范畴，历代文献对本病病因、病机及治疗的论述颇为详细。

一、临床诊断要点与鉴别诊断

（一）诊断标准

典型的原发性三叉神经痛根据疼痛发作部位、性质及面部扳机点，一般不难诊断。

（二）鉴别诊断

1. 牙痛

三叉神经痛易误诊为牙痛，故患者常有拔牙史。牙痛为持续性钝痛，大多数局限于牙龈部，因进冷、热食物加剧。X 线检查可发现牙病、肿瘤等有助于鉴别。

2. 继发性三叉神经痛

继发性三叉神经痛表现为颜面持续性疼痛伴感觉减退、角膜反射迟钝，且伴有三叉神经麻痹，或合并其他脑神经麻痹。如多发性硬化、延髓空洞症、原发性或转移性颅底肿瘤等。

3. 舌咽神经痛

舌咽神经痛较少见，多见于年轻女性。局限于扁桃体、舌根、咽及耳道深部等部位，即舌咽神经分布区的发作性剧烈疼痛，性质类似三叉神经痛。可因吞咽、讲话、咳嗽、哈欠等诱发。在咽喉、舌根、扁桃体窝处可有触发点。用 4%可卡因或 1%丁卡因喷涂于局部可阻止发作。

4. 蝶腭神经痛

蝶腭神经痛主要表现为颜面深部持续性疼痛，疼痛可放射至鼻根、颧骨、眼眶深部、耳、乳突及枕部等，疼痛呈烧灼样、持续性、无明显规律性，封闭蝶腭神经节可止痛。

二、审析病因病机

（一）外因

古代医家认为本病多由外感或内伤使三阳经络受邪所致。因高巅之上，惟风可达，风邪升发，易犯头面，风邪每与寒、火、痰兼夹合邪，阻滞三阳经络直至面部血脉痹阻，故外因多与风邪侵袭有关。

（二）内因

内因多因肝肾阴虚，气虚血瘀所致；或心火上炎、脾虚生痰蕴火、肝郁化火，风火上攻扰乱清窍，气机不畅而发为疼痛。其病因病机或虚或实，实证中多与内火上攻有关。

综合分析，历代医家认为本病与风、火热最为密切。

三、明确辨证要点

（一）辨外感与内伤

外感面痛起病较急，病程相对较短，头痛较剧烈，应区别寒、湿、热之不同；内伤面痛起病缓慢，病程较长，常反复发作，时轻时重，内伤面痛时需区分气虚、血虚、肾虚、痰浊、瘀血之异。

（二）辨面痛所属部位

头为诸阳之会，手足之阳经均循行于头面部，由于感受邪气性质的不同，面痛的部位也有所差异，要区分开是哪条经络循行部位的疼痛，如前额疼痛属于手足少阳经循行部位，面颊部疼痛属于手足阳明经循行部位。

（三）辨疼痛性质

因于风寒者，疼痛剧烈且有约束感；因于风热者，胀痛如裂；因于风湿者，疼痛且伴有重坠感；因于肝火者，疼痛呈跳痛；因于肝阳者，疼痛伴随胀感；因于瘀血者，疼痛剧烈而部位固定；因于虚者，头隐痛绵绵，或空痛。

四、确立治疗方略

在治则治法方面，《证治准绳·面痛》认为："面为阳明部分，而阳维起于诸阳之会，皆在于面，故面痛皆因于火，而有虚实之殊。暴痛多实，久痛多虚。高者抑之，郁者开之，血热者凉之，气虚者补之，不可专以苦寒降火为事。"其"头痛门"曰："浅而近者名头痛，其痛卒然而至，易于解散速安也。深而远者为头风，其痛作止无常，愈后遇触复发也。皆当验其邪所从来而治之。"清代徐大椿在《杂病证治》提到面痛的治疗方法为"高者抑之，郁者开之，客者散之，闭者通之"。

治疗首要是分清外感与内伤，外感面痛多属实证，治疗当以散风祛邪为主，但当根据夹寒、夹湿、夹热邪的不同而选用不同的治疗原则：夹寒者宜散寒；夹湿者宜化湿；夹热者宜清热。内伤头痛根据其虚实，治疗或扶正为主，或祛邪为先，但又当区分气、血、阴、阳及五脏的不足或有余，选用不同的治则。肝阳偏亢者宜息风潜阳；肝火盛者宜清肝泻火；气虚者宜益气升清；血虚者宜滋阴补血；肾虚者宜益肾填精；痰浊者宜化痰降浊；瘀血者宜活血通络。此外还应该根据面痛的不同部位，参照经络循行的部位选用适当的引经药，可以提高疗效。总之临证当审证求因，审因论治。

五、辨证论治

（一）风邪侵袭证

病程较短，可分为风热犯表、风寒袭表2种。

1. 风热犯表证

（1）抓主症：颜面部火烧或电击样疼痛。

（2）察次症：畏惧风热刺激，面红耳赤，口苦微渴，便秘溲赤。

（3）审舌脉：舌红，苔薄黄而干，脉浮数或弦数。

（4）择治法：风热犯表宜祛风清热止痛。

（5）选方用药思路：风热之邪侵袭于颜面，可选用芎芷石膏汤进行治疗。方中石膏清热泻火；菊花散风清热；川芎、白芷祛风止痛，寓"火郁发之"之意。

（6）据兼症化裁：羌活、藁本辛温，对热盛者宜祛之，可酌情加金银花、薄荷、黄芩、连翘等辛凉清解之品；口渴欲饮者加天花粉、石斛以生津止渴；伴有便秘者可加适量大黄、芒硝以通腑泄热。

2. 风寒袭表证

（1）抓主症：颜面部掣痛，惧怕风冷刺激，每遇风寒易诱发或加重。

（2）察次症：恶寒，鼻塞，肢节酸痛。

（3）审舌脉：舌淡，苔薄白，脉浮紧或弦紧。

（4）择治法：风寒袭表宜疏风散寒止痛。

（5）选方用药思路：颜面部感受风寒之邪，可选用川芎茶调散进行治疗，方中川芎行血中之气，祛血中之风，上行头目，为风寒头痛之要药；荆芥、细辛、白芷、防风、羌活辛温散寒，祛风止痛；薄荷清利头目；甘草调和诸药；以清茶调服，取清茶清上而降下之性，并兼治诸药之温燥、升散，使升中有降，共奏疏风邪、止头痛之功。

（6）据兼症化裁：若伴有头痛、恶寒等外感症状，可酌情加麻黄、桂枝等解表散寒；若同时见头痛、足寒、气逆、背冷、脉沉细等证，可加用麻黄、附子等温经散寒止痛。

（二）胃火上攻证

（1）抓主症：颜面部阵发性剧痛，痛处有灼热感，遇热易诱发。

（2）察次症：平素嗜食辛辣，面红目赤，牙痛，齿龈红肿，口臭且干，口渴喜饮，大便干结。

（3）审舌脉：舌红，苔黄厚而燥，脉滑数。

（4）择治法：清泻胃火，散风通络止痛。

（5）选方用药思路：饮食不节，过食辛热煎炒，醇酒厚味，或过用温补之剂，燥热内生，腑气不行，胃火上冲，可选用清胃散进行治疗，方中黄连直泻胃腑之火；升麻清热解毒，升而能散，可宣达郁遏之伏火，与黄连配伍，则泻火而无凉遏之弊，升麻得黄连，则散火而无升焰之虞，且寓"火郁发之"之意。

（6）据兼症化裁：若阴液受胃火上攻影响受损过于严重，可适当加大生地用量，并佐之以丹参等滋阴之药；兼肠燥便秘者，加大黄、芒硝通便泄热；饮冷者，加石膏、知母以清热生津；口渴胃火过盛则阴血亦必受损，故以生地凉血滋阴；牡丹皮凉血清热；当归养血和血；升麻兼以引药上行之功效。诸药合用，共奏清胃凉血止痛之效。

（三）风火瘀阻证

（1）抓主症：颜面部阵发性剧痛，盛怒容易发作，痛处有灼热感，或疼痛日久，反复发作，痛如锥刺。

（2）察次症：烦躁易怒，畏风，颧红目赤，头晕目眩，面肌痉挛，耳鸣，口干，口苦，失眠多梦，皮肤粗糙，甚可见肌肤甲错，便秘溲赤，女性月经色暗，夹有血块，经行腹痛。

（3）审舌脉：舌暗红，或有瘀点、瘀斑，苔黄，脉弦数或弦涩。

（4）择治法：息风通络止痛。

（5）选方用药思路：风、火、瘀阻于颜面部，可选用天麻钩藤饮进行治疗，方中天麻、钩藤、石决明平肝息风；牛膝、益母草引血下行；山栀子、黄芩清肝泻火；茯神、夜交藤安神除烦；桑寄生补肝肾。上述药物共奏息风止痛之功效。

（6）据兼症化裁：若阴虚阳亢，症见腰膝酸软，脉细数者，可酌情加生地、白芍、女贞子等滋阴敛阳；若阳化风动，症见头痛而目眩甚，肢体麻痹，震颤者，可酌情加牡蛎、珍珠母、龟板等滋阴潜阳，息风止颤。

（四）风痰阻络证

（1）抓主症：颜面部昏痛，面颊麻木作胀。

（2）察次症：平素嗜食肥甘厚味，形体肥胖，头重昏蒙，胸膈满闷，呕吐痰涎。

（3）审舌脉：舌体胖大，苔白腻，脉弦滑。

（4）择治法：燥湿化痰，降逆止痛。

（5）选方用药思路：患者见于风痰阻络者，可选用半夏白术天麻汤进行治疗，方中半夏、茯苓、陈皮、白术、生姜降逆止呕；天麻平肝息风。上述各药共奏化痰降逆止痛之功效。

（6）据兼症化裁：若胸脘痞闷，纳呆者，可酌情加入厚朴、枳实、石菖蒲宽胸和中降逆；若痰浊化热，症见口苦，便秘，苔黄腻，舌质红，脉滑数者，治宜清热化痰，降逆止痛，可酌情加入黄连、竹茹等。

（五）瘀血阻络证

（1）抓主症：颜面部疼痛剧烈，经久不愈，位置固定。

（2）察次症：症状日轻夜重。

（3）审舌脉：舌暗红，或舌边尖夹有瘀斑，瘀点或舌下静脉充盈，苔薄白，脉弦细或细涩。

（4）择治法：活血化瘀，行气止痛。

（5）选方用药思路：血瘀于颜面经络，可选用通窍活血汤进行治疗，方中麝香、生姜、葱白、酒温通窍络；桃仁、红花、川芎、赤芍活血化瘀；红枣健脾益气。诸药合用有活血化瘀，通窍止痛之功效。

（6）据兼症化裁：若兼见神疲气乏，少气懒言，脉细弱无力，为气虚血瘀，治宜益气活血化瘀，可酌情加黄芪、党参等补气以助血行；若疼痛剧烈，可酌情加虫类搜风通络之品，如僵蚕、蜈蚣、全蝎、地龙等。

（六）气虚面痛证

（1）抓主症：久病或劳伤后，出现颜面部疼痛频发，痛势隐隐，有空痛感，起则痛甚，卧则减轻。

（2）察次症：面色苍白，头晕，少气懒言，乏力，气短，腰膝酸软，饮食减少。

（3）审舌脉：舌质淡苔白，脉弱或脉大无力。

（4）择治法：益气升清。

（5）选方用药思路：久病气虚，可选用顺气和中汤进行治疗，方中黄芪、人参、白术、甘草健脾益气，旺盛生化之源；当归、白芍养血；陈皮理气和中；升麻、柴胡引清气上行；蔓荆子、川芎、细辛祛风止痛。诸药合而成益气升清，祛风止痛，标本兼顾之止痛良方。

（6）据兼症化裁：若气虚同时伴有血虚症状，可酌情添加熟地、阿胶等以达到气血双补的作用。

（七）血虚面痛证

（1）抓主症：久病或劳伤后，出现颜面部疼痛频发，痛势隐隐，有空痛感，起则痛甚，卧则减轻。

（2）察次症：面色少华，头晕，乏力，心悸怔忡，失眠多梦，腰膝酸软，饮食减少。

（3）审舌脉：舌质淡苔白，脉细或细弱。

（4）择治法：滋阴养血。

（5）选方用药思路：血虚，无以上荣颜面，可选用加味四物汤进行治疗，方中生地黄、当归、白芍滋阴养血；蔓荆子、川芎、菊花、黄芩清头目以止痛；甘草调和诸药共奏滋阴养血之功效。

（6）据兼症化裁：若兼气虚，症见神疲气乏，气短懒言者，可酌情加人参、白术、黄芪等益气养血。

六、中成药选用

（1）川芎茶调散：适用于风邪头痛。组成：川芎、白芷、羌活、细辛、防风、荆芥、薄荷、甘草。用法：饭后清茶冲服，每次3～6g，每日2次。

（2）天麻钩藤颗粒：适用于肝阳上亢证。组成：天麻、钩藤、石决明、栀子、黄芩、牛膝、杜仲（盐制）、益母草、桑寄生、首乌藤、茯苓。用法：开水冲服，每次 1 袋（5g），每日 3 次，或遵医嘱。

七、单方验方

验方方剂组成：石膏 30g，龙骨 30g，车前草 30g，磁石 30g，白芷 10g，细辛 3g，丹参 15g，红花 10g，桃仁 12g，地龙 10g，蝉蜕 12g，炙僵蚕 12g。文火水煎服日 2 次，60 剂为 1 个疗程，必要时重复 1 个疗程。通过观察 3～8 年不等，本组病例 30 例经口服本方剂后，20 例痊愈至今症状未见复发，有效 6 例，总有效率 86.67%。

八、中医特色技术

（一）针灸

汪志成用九针疗法治疗三叉神经痛。取穴，主穴：下关；配穴：第一支痛加太阳、鱼腰、丝竹空；第二支痛加四白，第三支痛加承浆、颊车、地仓。针具用细火针及师氏毫针。针法：下关穴以火针直刺 2～3 寸，使患者产生强烈针感，留针 30～60 分钟，同时以酒精灯烧烤针柄，使热力往里传导，余穴使用师氏毫针，留针 30～60 分钟。

张晓阳用常规针刺组以局部近取浅刺和循经远取手足阳明经穴位为主，深刺组在此基础上对局部穴位采用深刺达神经干的方法。

贺春山用深刺人迎穴为主治疗原发性三叉神经痛，主穴：人迎穴（患侧），风热袭络配大椎、曲池，风寒袭络配风池、合谷，肝胃火盛配以内庭、天枢、太冲，湿热并重配以中脘、内庭、丰隆。

郭锦华按部位取穴，三叉神经第 1 支痛取太阳、头维；第 2 支痛取四白、下关、颧髎；第 3 支痛取颊车、承浆，可配阳白、瞳子髎、下关、风池、合谷、太冲。每日针 1 次，每次持续 20～30 分钟，脉冲强度以引起患侧面肌收缩及患者能耐受为宜。

赵鸿取主穴：阿是穴、迎香、颧髎、牵正；辅穴：攒竹、太阳、下关、地仓、夹承浆、中脘、天枢、关元、合谷。进针得气后，将脉冲电疗仪输出 1 组与阿是穴、迎香 2 点连接；2 组与颧髎、牵正连接；3 组与中脘、关元连接，留针 30 分钟。

丁丽取太阳、下关、颧髎、四白、地仓、颊车、支沟、合谷（对侧）、太冲、内庭等穴。针后太阳、下关穴 1 组及颧髎、地仓穴 1 组加用电针，采用连续波，每日 1 次，每次 30 分钟，10 次为 1 个疗程。

彭丽辉等取患侧下关、四白、颊车、太阳、合谷，治疗三叉神经痛。李建兰等取太阳透上关穴、下关、下颊车、风池、阳陵泉。

（二）针灸及中药

蔡阿军辨证用药结合针刺治疗三叉神经痛 33 例。辨证论治：

（1）胃火炽热证治宜清胃泻火，凉血息风。基本方：黄连 12g，生地黄 20g，黄芩 10g，栀子 10g，生石膏 40g，白芷 12g，牡丹皮 20g，生大黄 10g，僵蚕 6g，全蝎 3g。

（2）肝阳上扰证治宜平肝潜阳，养血息风。基本方：天麻 25g，钩藤 30g，川芎 20g，当归 15g，防风 12g，白芷 20g，细辛 4g，黄芩 15g。

（3）阴虚阳亢证治宜滋阴潜阳，平肝息风。基本方：枸杞子 15g，生地黄 20g，山茱萸 12g，牡丹皮 10g，龟甲 15g，山药 20g，白芷 15g，天麻 20g，川芎 20g。

（4）气滞血瘀证治宜理气活血，化瘀祛风。基本方：桃仁 15g，红花 15g，川芎 20g，丹参 20g，地龙 15g，枳壳 10g，白芷 15g，细辛 5g，制乳香、制没药各 15g。针刺治疗在辨证用药的基础上取穴：主穴为患侧下关穴。配穴：第 1 支配攒竹、鱼腰穴，第 2 支配四白、迎香穴，第 3 支配颊车、夹承浆穴。每日 1 次，2 周为 1 个疗程。

胡地生取患侧听宫、鱼腰、太阳、四白、翳风、下关、颊车，以及健侧合谷，采用平补平泻手法，留针 40～60 分钟，每日治疗 1 次，7 次为 1 个疗程，疗程之间间隔 3 日，中药采用祛风化痰、活血通络止痛为治则，药物如下（自拟方）：白附子 9g，全蝎 5g，蜈蚣 2 条，黄芪 40g，白芍 20g，丹参 30g，当归 8g，川芎 10g，生甘草 20g，水煎服。

（三）耳穴为主治疗方法

孙氏另辟途径，通过耳穴刺激的方法治疗三叉神经痛，根据三叉神经的分支走向，选取不同耳穴位，如上颌支疼痛选取上颌穴等，对耳穴针刺，需强刺激，捻转行针次数频繁才能有效。

尚氏取耳穴治疗原发性三叉神经痛患者，其对 15 例进行药物注射治疗观察其疗效，并用维生素 B_1、维生素 B_{12} 注射患者一侧的耳穴，每个穴位注射药物 0.1ml，每日注射 1 次，交替对两只耳朵进行注射药物治疗，本法降低疼痛效果比较好，且对不宜服药治疗的患者或患者服用药物治疗后不见好转的更适合。取穴：颌或胃、皮质下、耳神门、牙、颊。

远端取穴合谷，患处取穴下关。辨证法配穴：疼痛在颧骨区配以患处四白穴；疼痛在眼周围者配以患处阳白穴、远端取穴太阳；疼痛在下颌区配以患处听会穴和颊车穴；疼痛在整个患侧时，以上所选的穴位同时行针。耳穴取额、面颊支、神门、上颌、下颌。穴位用 75% 医用乙醇溶液进行常规消毒，用毫针，得气后留针半个小时，日行 1 次针灸治疗，疗程为针灸 10 次。每个治疗过程中间休息 3 日以恢复体力。在临床上治疗效果明显提高。

经上述临床实验总结出：耳穴贴压与针刺相结合治疗三叉神经痛止痛的效果很显著。杨氏运用中西医结合方法治疗本病，用 WQ-10B 多用电子穴位测定治疗仪，对所选取耳穴的相应区域探寻敏感丛，耳穴按压至耳廓有灼热感，酸麻胀痛感为疗效好，所以在临床上用此方法治疗三叉神经痛的效果非常显著。

九、各家发挥

（一）孙申田针灸治疗三叉神经痛经验

（1）取穴：下关、百会、宁神。第 1 支：申脉、攒竹透鱼腰、阳白。第 2 支：内庭、四白、迎香、颧髎。第 3 支：内庭、合谷、夹承浆、颧髎、迎香。

（2）手法：申脉、内庭、合谷施以泻法，百会、宁神应用"经颅重复针刺法"，下关深刺 2～2.5 寸，达到颅底部，接近三叉神经半月神经节处。第 1 支攒竹透鱼腰穴达到眶上裂，第 2 支四白刺入圆孔（三叉神经第 2 支进入颅内处），进针 1.5 寸左右。第 3 支承浆刺入颏孔，进针 1.5 寸，其余穴位得气为度，配以电针治疗效果最佳。

按语：根据经络辨证、循经选穴，病在上取之于下的原则。第1支属于足太阳经，第2支属于足阳明经，第3支属于手阳明经、足阳明经。分别选申脉、内庭、合谷穴，应用调神益智法选取百会、宁神可以调节大脑的功能，起到安神镇静的作用，"神安则痛减，躁则痛甚"。根据现代解剖生理学三叉神经面部分布，第1支为眼神经支，由眶上裂出颅，所以选取攒竹透鱼腰穴。第2支为上颌支，从圆孔出颅，所以选取四白穴（四白穴位的针刺应该在原四白穴外方，否则针刺不能进入圆孔）。第3支为下颌支，从颏孔（卵圆孔）出颅，所以选取夹承浆穴。

（二）高维滨治疗三叉神经痛经验

1. 中医药治疗

中医学认为，风寒外袭或风热火盛均可使经气不畅，而至瘀血阻络，不通则痛是造成本病的原因。

（1）风寒外袭

1）主症：头面疼痛，遇寒则剧，得温则减，舌质淡，苔薄白，脉弦紧。

2）治法：祛风通络。

3）方药：川芎茶调散加减。

川芎、荆芥、白芷、羌活、细辛、防风、延胡索、石菖蒲、汉防己。

（2）风热火盛

1）主症：头面疼痛，痛如烧灼，遇热、生气后加重，口苦便干，舌质红，脉弦数。

2）治法：清热降火。

3）方药：芎芷石膏汤加味。

川芎、白芷、生石膏、知母、羌活、蔓荆子、全蝎、延胡索、石菖蒲。

（3）瘀血阻络

1）主症：面痛反复发作，多年不愈，发作时疼痛如锥刺难忍，面色晦暗，舌质紫暗，苔薄，脉细涩。

2）治法：活血止痛。

3）方药：补阳还五汤加味。

赤芍、川芎、当归、地龙、黄芪、桃仁、红花、全蝎、钩藤。

2. 针灸治疗

（1）毫针针法

1）治法：远近配穴法，泻法。

2）处方：第1支，鱼腰、下关、合谷。第2支，四白、下关、合谷。第3支，夹承浆、下关、合谷。

3）操作：进针后持续捻转使病部有酸胀感。留针30分钟，其间行针2次，每日1次，或发作时针刺，6次为1个疗程，休息1日。

（2）电针疗法

1）处方：主穴为下关，配穴为鱼腰、四白、夹承浆。

2）操作：脉冲电针仪正极置主穴，负极置配穴。选用密波，电流量由小至大，以患者能耐受为度，每次30分钟，每日1次，6次为1个疗程，休息1日。

（3）水针疗法

1）处方：鱼腰、四白、夹承浆、阿是穴。

2）操作：以95%乙醇溶液加2%盐酸普鲁卡因各等量，每穴注射1～2ml，进针应注入神经孔，一般1次可缓解疼痛，未愈者1周后可再注射1次。

按语：本病发作时止痛，治标以针刺为主，治本以中药治疗为主。针刺治疗一般以毫针为先，如效果不显，可用电针、水针。已采用过水针、射频或手术治疗，再出现疼痛者，针刺治疗疗效差。原发性三叉神经痛，轻者疗效较好，较重者需要水针治疗，治疗时加用卡马西平口服，可以缓解病痛。继发性三叉神经痛应治疗原发病。针刺下关穴是治疗该病症的关键，针刺时应有电击感传导则疗效佳，一般深刺1寸以上，针刺得气后应持续捻针10～20秒。气至病所是针刺镇痛关键，三叉神经第1支痛时，针刺下关穴时应将针尖向头部的前上方刺；针刺第2、3支时，针尖向头面的后下方刺，使之产生电击样传导。针刺疼痛敏感点（阿是穴），亦称扳机点，是治疗本病的关键之一。本病治疗采用上下配穴法也是提高疗效的方法之一。

（王德龙）

第二节　面神经麻痹

面神经麻痹又称为面神经炎或贝尔麻痹，是茎乳孔内面神经急性非特异性炎症所致的周围性面瘫。面神经麻痹通常急性起病，于数小时或数天内达高峰。病前常有病毒感染等前驱症状和风吹、受凉病史，病初可有患侧外耳道、耳后乳突区或下颌角后疼痛。可见于任何年龄，无性别差异。其临床表现多为单侧面部表情肌瘫痪，表现为周围性面瘫，患侧额纹消失，不能皱额蹙眉；眼裂不能闭合或闭合不全，闭眼时，患侧眼球向外上方转动并露出白色巩膜；病侧鼻唇沟变浅，口角下垂，示齿时口角被牵向健侧；不能作噘嘴和吹口哨动作，鼓腮时患侧口角漏气。若病变波及鼓索神经，除上述症状外，尚可有同侧舌前2/3味觉减退或消失；镫骨肌支以上部位受累时，因镫骨肌瘫痪，可出现同侧听觉过敏；膝状神经节受累时，除面瘫、味觉障碍和听觉过敏外，还有同侧唾液、泪腺分泌障碍，耳内及耳后疼痛，外耳道及耳廓部位带状疱疹，称膝状神经节综合征。

面神经麻痹属于中医学口僻，其主要症状表现为口眼㖞斜，历代医家多将其归入风门中。明代楼英在《医学纲目·口眼㖞斜》中提到："凡半身不遂者，必口眼㖞斜，亦有无半身不遂而㖞斜者。"可见他所观察到的有单纯口眼㖞斜而不伴偏瘫者，此即口僻症。口僻相当于西医所称的面神经麻痹，属周围性面瘫，其表现为一侧鼻唇沟变浅，口角歪向另一侧，口㖞重的则口角流涎，咀嚼时食物滞留在患侧齿颊之间，又因面瘫口㖞，说话则吐字不清。

一、临床诊断要点与鉴别诊断

（一）诊断标准

根据《现代临床医学诊断标准丛书·内科疾病诊断标准》第二版之"面神经麻痹"拟定：
（1）起病突然。
（2）患侧眼裂增大，眼睑不能完全闭合，流泪，额纹消失，不能皱眉。
（3）患侧鼻唇沟变浅或平坦，口角低，歪向健侧。

（4）根据损害部位的不同：

1）若出现舌前 2/3 的味觉障碍，则损害位于茎乳孔以上且鼓索支受到影响。

2）若出现听觉障碍，则损害位于镫骨神经处。

3）若出现乳突部压痛明显，外耳道及耳廓部感觉障碍或出现疱疹，则损害位于膝状神经节处。

4）若出现泪液及唾液分泌减少，则损害位于膝状神经节以上。

（二）鉴别诊断

1. 吉兰-巴雷综合征

吉兰-巴雷综合征（Guillain-Barre 综合征）多为双侧性面瘫，少数亦有单侧起病。可伴有肢体对称性下运动神经元损害的症状和体征，肌电图和神经传导速度提示周围神经受累及脑脊液蛋白-细胞分离现象。

2. 耳源性面神经麻痹

耳源性面神经麻痹常见的包括中耳炎、乳突炎、迷路炎、腮腺炎或腮腺肿瘤、下颌化脓性淋巴结炎等局部炎症所致的周围性面神经麻痹，原发病的病史和相应症状及体征有助于诊断。

3. 颅后窝病变

颅后窝病变：脑桥小脑角占位性病变、转移瘤、颅底脑膜炎和其他原因的炎性病变等均可引起周围性面瘫。如桥-小脑角综合征，该病除了面神经麻痹外，还伴有三叉神经及听神经损害。影像学和脑脊液（CSF）的检查结果有助于明确诊断。

二、审析病因病机

本证是由正气不足，络脉空虚，卫外不固，风邪乘虚入中脉络，气血痹阻而发生。《诸病源候论·偏风口喎候》说："偏风口喎是体虚受风，风入于夹口之筋也。足阳明之筋，上夹于口，其筋偏虚，而风因乘之，使其经筋急而不调，故令口喎僻也。"可见古人多认为本证是由络脉空虚受风而得。但有感受风寒、风热的不同，风痰瘀血阻滞脉络亦能导致口僻。

三、明确辨证要点

（一）辨虚实

本病属邪实正虚，发作时以邪实为主，未发时以正虚为主。邪实主要以风邪侵袭、风寒外束、风热侵袭、痰浊内生、瘀血、气机不利等为主。实证多为新病，缓解期偏于本虚，以正虚为主。早期多属气虚，也可呈气阴两虚，以肺及脾肾为主；晚期气虚及阳，以脾、肾为主，也有阴虚或阴阳两虚者。

（二）分寒热

实证分寒热两证，需分清风寒还是风热。风寒证，一般面部有受凉史，舌淡，苔薄白，脉浮紧。风热证多继发于感冒发热，舌红，苔薄黄，脉浮数。在实际临证时应注意寒热的相兼和转化，寒包热证，寒痰化热，以及热证转从寒化等情况。

（三）辨经络

通过面瘫的情况辨别病变的经络，根据经络的循行部位，鼻唇沟变浅属于手阳明大肠经与督脉病变；口角偏向一侧属于手阳明大肠经、足阳明胃经与手太阳小肠经病变；眼裂变小、额纹消失属于足太阳膀胱经、足少阳胆经与手少阳三焦经病变。在辨别经络病变的过程中既要注意单独经络的病变，也要同时注意是否有循行于此部位的多条经络病变的情况。

四、确立治疗方略

（一）发时祛邪

本病本虚标实，在发作早期由于邪气实，主要祛邪，但由于本虚，祛邪时也应该兼顾正气，做到祛邪不伤正。

（二）扶正固本

本病在疾病晚期，主要应该扶助正气，因为疾病日久损耗正气，再加上早期发病就是由于正气虚导致，所以治疗更应该补益气血，增强人体正气。

五、辨证论治

1. 风寒袭络证

（1）抓主症：有明显的受风或受凉病史，起病较突然，症见口眼㖞斜，眼睑闭合不能。

（2）察次症：面瘫同时伴有恶寒怕风，或有头痛鼻塞，颈项处可有疼痛，伴有肌肉酸痛。

（3）审舌脉：舌苔薄白，脉浮紧。

（4）择治法：祛风通络，养血和营。

（5）选方用药思路：风寒之邪中于颜面，可选用牵正散为主进行治疗，本方用全蝎、僵蚕、白附子三药以祛风化痰通络。再辅以羌活、防风等药疏散风邪。

2. 风热灼络证

（1）抓主症：起病多为骤然，症见口眼㖞斜，头痛面热或发热恶风。

（2）察次症：面瘫同时伴有心烦口干口苦，耳后或乳突部疼痛。

（3）审舌脉：舌质红，苔薄黄，脉浮数。

（4）择治法：疏风清热，养血和营。

（5）选方用药思路：患者以风热灼络表现为主者，可选用牵正散为主进行治疗，本方用全蝎、僵蚕、白附子三药以祛风化痰通络。再辅以夏枯草、菊花、黄芩等药疏风清热。

3. 痰湿阻络证

（1）抓主症：体质多为痰湿型，症见口眼㖞斜，口角流涎，目睛流泪。

（2）察次症：面瘫同时伴有肢体麻木、头晕头胀、喉中痰鸣、纳呆不欲食。

（3）审舌脉：舌质淡红或舌体胖大，苔白腻，脉弦滑。

（4）择治法：祛湿通络，养血和营。

（5）选方用药思路：患者痰湿阻络，可选用牵正散为主进行治疗，本方用全蝎、僵蚕、白附子三药以祛风化痰通络。可以适当配合白芥子、胆南星等涤除经络顽痰。

4. 气血亏虚证

（1）抓主症：多发生在疾病后期，发病较缓，症见口眼㖞斜，面部各症状日久不愈。

（2）察次症：耳后或乳突部疼痛消失，面色㿠白无华，头昏乏力，少气懒言。

（3）审舌脉：舌质淡苔薄白，脉弦细无力。

（4）择治法：补益气血，疏通经络。

（5）选方用药思路：久病，气血亏虚者，可选用四物汤合补中益气汤配合牵正散进行治疗，其中四物汤补血，补中益气汤补气，两方合用气血双补。再配合牵正散全蝎、僵蚕、白附子三药以祛风化痰通络。

5. 瘀血阻络证

（1）抓主症：发病多在 3 个月以上，症见口眼㖞斜。

（2）察次症：面肌麻木、板滞、发紧甚至抽动，或见颜面肌肉萎缩，乏力神疲。

（3）审舌脉：舌质淡暗，苔薄白，脉弦涩。

（4）择治法：疏通经络。

（5）选方用药思路：瘀血阻络者，可选用牵正散为主进行治疗，本方用全蝎、僵蚕、白附子三药以祛风化痰通络。可以适当配合水蛭、鬼箭羽等逐瘀通络。

6. 肝气郁结证

（1）抓主症：发病急骤，多因生气或情绪激动紧张而发病，症见口眼㖞斜，面部肌肉麻木或抽搐。

（2）察次症：患者肝郁症状表现明显，善太息，不欲言语，失眠烦躁，重则胸胁胀满。

（3）审舌脉：舌质暗红，脉弦。

（4）择治法：疏肝通络。

（5）选方用药思路：容易情绪激动者，往往肝气郁结，选用牵正散为主进行治疗，本方用全蝎、僵蚕、白附子三药以祛风化痰通络。可以适当配合柴胡、天麻、白芍以疏肝解郁，和血舒筋。

六、单方验方

（1）清代鲍相璈《验方新编·中风篇》记载中风口眼㖞斜验方：用活鳝鱼一条捣烂，左斜敷右，右斜敷左。嘴正则将鳝鱼血洗净，免口角又扯向一边。屡试皆效。又方：蓖麻子三钱（去壳），冰片五分，共捣融左扯贴右，右扯贴左，以正为止。

（2）鲜鲤鱼 1 条，宰杀后放血，白糖 20g，与鲤鱼血混匀，涂于患侧面部 1 小时后洗掉，每日 1 次。

（3）马钱子适量，用清水浸泡 24 小时，切成薄片，敷于患侧，外以胶布固定，每日换药 1 次。

（4）制草乌、白芥子、制马钱子、细辛各 10g，共研细末，以生姜汁调敷于患侧，每日换药 1 次。

（5）独活、白芷各 9g，生姜 15g，薄荷 5g，水煎服，每日 1 剂。

（6）鲜生姜 1 块，切开，用切面上下交替轻擦患侧牙龈，直至牙龈有烧灼感或温热感为止。每日 2～3 次，1～2 周为 1 个疗程。

七、中医特色技术

本病的主要治疗方法是针灸治疗。

（一）选穴方法

1. 近部选穴法

近部选穴法是指在受病的脏腑、五官、肢体的部位，就近选穴进行治疗的方法，是腧穴局部治疗作用的体现，旨在就近调整受病经络、器官的阴阳气血，使之平衡。朱琏局部取翳风、耳门、听会、巨髎、四白、攒竹、丝竹空、曲鬓、颊车、瞳子髎、地仓、禾髎等穴。刘冠军局部取地仓、颊车、合谷、阳白、四白、太阳等穴。杨丽霞等局部取地仓和颧髎、阳白和太阳、迎香和鼻通、下关和口禾髎或夹承浆。

2. 远部选穴法

远部选穴法是指在病变部位所属和相关的经络上，距病位较远的部位选取穴位的方法，亦称远道取穴法，分为本经取穴和异经取穴。

本经取穴：周围性面瘫乃足阳明经筋病变，在选取足阳明胃经经穴承泣、四白、巨髎、地仓、颊车、大迎、下关等穴位的同时，又远取本经足三里、内庭等穴位。这是根据“经脉所通，主治所及”的理论进行穴位配伍的。刘涛等面部取穴阳白、鱼腰、瞳子髎、太阳、颊车、地仓、迎香、上关、下关，以上穴位均取患侧。远部取穴风寒型取患侧足三里，提插补法；风热型取患侧厉兑，点刺放血。足三里属足阳明经之合穴，能振奋人体之阳气，善于疏风散寒通络，故风寒型面瘫取之，施以补法以驱散寒邪；厉兑属足阳明经之井穴，善于疏风清热通络，故风热型面瘫取之，点刺放血以清泻邪热。

异经取穴：周围性面瘫属阳明经筋病变，在选取足阳明经经穴四白、地仓、颊车的同时，又选取手阳明经经穴口禾髎、迎香、合谷等，足少阳胆经经穴瞳子髎、听会、上关、完骨、阳白、风池等，手少阳三焦经经穴翳风、耳门、丝竹空等，足太阳膀胱经经穴睛明、攒竹等，手太阳小肠经经穴颧髎、听宫等。承淡安取足阳明经穴四白、下关、颊车、地仓的同时，又取手阳明经穴合谷，足太阳经穴攒竹，手少阳经穴丝竹空及任脉穴承浆。远部取穴可以激发本经和相关经络经气，调畅气机，促进全身气血运行，使气血上行于头面部，濡养面部经筋，从而达到治病的目的。

3. 对症选穴法

对症选穴法是根据疾病的特殊症状而选取穴位的方法，是腧穴特殊治疗作用及临床经验在针灸处方中的具体运用，属于治标范畴。杨家贵取主穴风池双侧、下关患侧、四白透地仓患侧、地仓透颊车患侧、合谷健侧。配穴：不能皱眉加攒竹透鱼腰，鼻唇沟平坦加迎香，乳突痛加翳风，人中沟歪斜加水沟针尖刺向患侧，颏唇沟歪斜加承浆针尖刺向患侧，舌麻味觉消失加廉泉。其中地仓透颊车属于经验取穴，主要在治疗本病中起着改善嘴角歪斜症状的作用，且疗效显著，古代医师就已开始使用，为近现代医师提供了宝贵的经验。

4. 子午流注纳甲选穴法

子午流注纳甲选穴法是根据每日气血输注十二经的天干时辰，来选取十二经脉五输穴和原穴的方法。刘崇河等按子午流注纳甲法，午时对患者常规消毒后，用三棱针从丝竹空至听宫穴，再回折至地仓穴进行点刺，使溢血均匀形成两线夹角，至出血成流再按揉止血，每日1次。

5. 点线圈选穴法

点线圈选穴法是根据周围性面瘫症状、体征特点，采用点、线、圈来选取穴位的方法。这种方法多由医者自己根据取穴特点及临床经验所特创，形象易记，在临床上取得了较好的疗效。时勤等用一圈三线六点法治疗周围性面瘫。"一圈"系四针联刺之法，即四白透地仓，地仓透颊车，颊车透下关，下关透四白。"三线"是指阳白透鱼腰，攒竹透阳白，丝竹空透鱼腰。"六点"为双侧合谷，患侧风池、太冲、迎香、承浆。

（二）配伍方法

1. 远近配穴法

远近配穴法是指选穴原则中的"近部取穴"与"远部取穴"配合使用的方法。周围性面瘫病在面部经筋，多气多血的足阳明经脉，循行面部经络所行，病证所在，主治所及，故近部以取足阳明经穴为主，同时配以远取足太阴、足少阴、足厥阴经穴。远近配合，收效甚显。王雪苔根据感受外邪不同进行选穴。感受风寒者取阳白、地仓、颊车、四白、颧髎、风池、合谷（双）；感受风热者取地仓、颊车、阳白、四白、太阳、翳风、风池、外关。不能皱眉，加攒竹；鼻唇沟平坦，加迎香；人中歪斜，加人中；颊唇沟歪斜，加承浆；味觉消失、舌麻，加廉泉。其中近部取穴阳白、地仓、颊车、四白、颧髎、攒竹、迎香、人中及承浆；远部取穴风池、翳风、廉泉、外关及合谷。

2. 左右配穴法

左右配穴法是以经络循行交叉的特点为取穴依据的，此法多用于头面部疾患。如左侧面瘫，在选取左侧颊车、地仓穴位的同时，又选取右侧合谷穴等。刘玉生等主穴取患侧太阳、阳白、攒竹、颊车、地仓、颧髎、翳风；配穴取患侧风池、丝竹空、四白、迎香、牵正，双侧合谷、水沟，若迎风流泪加患侧睛明。

3. 上下配穴法

上，指上肢和腰部以上；下，指下肢和腰部以下。上下配穴，顾名思义可知。周围性面瘫，在选取腰部以上穴位阳白、瞳子髎、丝竹空、承泣、地仓、颊车等的同时，又选取腰部以下穴位足三里、三阴交、内庭等。选取上肢穴位合谷、外关的同时，又选取下肢穴位太冲、内庭等。《灵枢·终始》说："病在上者，下取之；病在下者，高取之；病在头者，取之足；病在腰者，取之腘。"这是上下配穴法的理论依据。

（三）针法

1. 浅刺法

周围性面瘫急性期病位表浅，遵循新病浅刺的原则，根据"卫气先行皮肤，先充络脉"等皮部理论，急性期针刺宜浅不宜深，这样不仅可以激发经络之气，调和经络气血，提高经络抵御外邪能力，更重要的是能不伤正气的同时使邪有所出，阻止其进一步传变。因此临床上，浅刺法在急性期的治疗中多被采用，且效果得到了广泛普遍的肯定。

2. 短针浅刺法

吴奇方采用短针浅刺法治疗周围性面瘫。主穴取患侧地仓、颊车、四白，健侧合谷。针刺深度较浅，直刺2分深，提插泻法。合谷取健侧，针尖向上斜刺1～1.5寸，针感向上传，以沿手阳明大肠经上传至面部为佳。

3. 沿皮浅刺法

况彦德等采用沿皮浅刺法治疗本病。患侧四白、地仓、颊车、攒竹、太阳、阳白、夹承浆、迎香、巨髎，皆先刺入皮下，然后沿皮刺入 2～3 分，针尖均指向患侧，进针后行平补平泻手法，留针 30 分钟。

4. 多针浅刺法

邓永志等认为，多针浅刺是包括刺法和选穴在内的一种方法，"多针"或"多穴"一般是指治疗时选穴较多或在病变部位针刺较多，浅刺就是用毫针刺入穴位较浅，0.5 寸左右。方法：首先在急性期取阳白、四白、迎香、地仓、颊车、颧髎、翳风、合谷，合谷采用泻法，余穴均用平补平泻法。在恢复期，由于病邪的深入，正气尚弱，因此在治疗过程中，补虚一直贯穿始终，故针刺双侧足三里、三阴交。足三里为胃经合穴，可补益气血，濡养经筋。三阴交为肝、脾、肾三条阴经经脉的交会，具有健脾益肾、濡养筋脉之功。

5. 毫针点刺法

宫润利等采用毫针点刺睑结膜法治疗急性期患者眼睑闭合不全症状。术者先消毒双手，用左手拇食指翻开上眼睑露出睑结膜，用消毒 28 号 1 寸毫针在睑结膜上自左向右点刺 8～10 针，使之微出小血珠，再翻开下眼睑，用同样方法点刺下睑结膜。隔日 1 次。此法对周围性面瘫急性期患者眼睑闭合功能恢复，特别是对顽固性面瘫该症状有很好疗效。

6. 半刺法

《灵枢·官针》云："半刺者，浅内而疾发针，无针伤肉，如拔毛状，以取皮气，此肺之应也。"半刺乃五刺之一，是浅刺于皮肤的一种针法，刺得浅，出针快，好像拔毫毛一样，常常适用于惧针者及不宜留针者。华强等将《灵枢》中半刺法配合隔姜灸用于周围性面瘫各期的治疗，取患侧颊车、牵正、太阳、阳白、四白、迎香、颧髎、翳风及承浆等穴，指出急性期运用本法，刺激轻微，配合隔姜灸可改善茎乳孔部的血液循环，促进炎性水肿的吸收；恢复期运用本法，可温经通络、荣养筋脉；病程日久之面瘫，运用本法可调和少阳、阳明经气，达到和气活血、通经活络之效。本法在病程较长患者的治疗中取得了满意的疗效。

7. 毛刺法、浮刺法

《灵枢·官针》云："毛刺者，刺浮痹于皮肤也。"毛刺是九刺之一，是在有病处的皮肤表面进行浅刺的一种刺法。常用于起针后，在患部表面点刺以加强疗效。《灵枢·官针》云："浮刺者，傍入而浮之，以治肌急而寒者也。"浮刺为十二刺之一，是斜针浅刺的一种刺法，有浅刺勿深以治肌肉寒急之意，是治疗周围性面瘫的常用刺法。这两种刺法均属浅刺法，在周围性面瘫急性期的治疗中发挥出激发、调节皮部经络气血的作用。余伯亮等创用毛刺法和浮刺法治疗周围性面瘫，头面部主穴百会、风池（双）、翳风（双）、地仓透颊车（患侧）、睛明或攒竹（双）、迎香（双）、颧髎（患侧）、下关（双）、人中。远部取穴皆取双侧合谷、足三里、太冲，耳鸣加太溪。操作：先直刺合谷、足三里、太冲等穴，再斜刺患侧地仓透颊车，施术时必须沿着皮下缓缓进针，直透到位，然后采用浮刺法针刺面部其他穴位，出针后采用毛刺法对患侧病情较重部位进行点刺，不留针，也可在健侧相应部位适当点刺。

8. 透刺法

透刺法是让毫针从一穴刺入，使针尖到达另一穴的部位，达到一针二穴或一针多穴的目的。因其具有疏通经络、调和气血、增强针感等特点，而被近现代医家用于周围性面瘫恢复期及后遗症期的治疗中，临床上主要采取卧针沿皮透刺法，疗效肯定。

9. 普通透刺法

罗亚平等采用透刺法治疗周围性面瘫。取合谷透三间，风池透风府，地仓透颊车，攒竹透丝竹空，阳白透鱼腰，水沟透地仓，四白透承泣，采用平补平泻法，可视病情选取透穴并施行不同手法。

10. 扇形透刺法

李素仁采用扇形透刺法治疗周围性面瘫。取人中、承浆、印堂、阳白、太阳、颊车、地仓、风池、合谷。除人中、承浆、风池、合谷采用直刺外，其余各穴均采用扇形透刺法。操作：在每穴刺入三针，呈扇形分别向其他穴位透刺。印堂三针分别向鼻正中、睛明、鱼腰透刺，阳白分别向攒竹、鱼腰、丝竹空透刺，太阳分别向角孙、下关、颧髎透刺，颊车分别向颧髎、地仓、大迎透刺，地仓分别向迎香、颊车、承浆透刺。

11. 甩针透刺法

刘连堂等采用甩针透刺配合按摩治疗周围性面瘫，取阿是穴、牵正穴与颊车穴连线之中点为主，配合阳白、丝竹空、四白、人中、地仓、合谷（双）等。刺主穴阿是穴，直刺 0.3 寸后，稍退出，沿皮以 15° 角进针，向地仓穴透刺，刺至离地仓穴 0.4 寸处，刺手向右旋转至针身缠绕肌纤维，刺手不离针柄，稍用力向后行甩针法，连甩 5 次，在甩第 5 次时用力牵拉针柄，使面部肌肉向患侧牵拉，以患者耐受为度，留针 10 分钟。

12. 面三针透刺法

面三针通过多经穴位透刺，使脏腑与经络、经络与经络、腧穴与腧穴之经气得以沟通交融，一针横透二穴，具有取穴少，减少进针疼痛，针感范围大，增强经络之间联系的作用，而且可使多经同时得气，加强祛风活血通络的作用，有利于祛邪外达，祛风牵正，提高临床疗效。文宰晨主穴取面瘫 1、面瘫 2、面瘫 3。面瘫 1：地仓穴，向颊车穴透刺，进针 2.5 寸；面瘫 2 相当于大迎穴，向颧髎穴透刺，进针 2.5 寸；面瘫 3：太阳穴下 1 寸，透刺通过四白穴后，进针 1.5 寸。其余穴位斜刺 0.8～1 寸。缓慢进针，不可疾刺。透刺法以其一针多穴、进针较深等特点，被近现代医家选为本病恢复期的首选针法。庞素芳采用经筋排刺法配合闪罐治疗周围性面瘫。主穴阳白四透，地仓与颊车之间阳明经筋排刺，颧髎、太阳透地仓。配穴四白、睛明、目睛、下关、风池、翳风，健侧合谷。阳白四透采用 1 穴 4 针，针尖与表皮成 15° 角，分别将毫针刺向上星、头维、攒竹、丝竹空。地仓与颊车之间阳明经筋排刺，是指穴之间按照阳明经筋循行，采取多针浅刺，每隔 0.5 寸 1 针；除下关、睛明用捻转补法外，余穴均采用捻转泻法，各穴留针 30 分钟。

13. 雀啄刺法

陈宁等采用雀啄刺法治疗本病。取穴第 1 组风池，阳白透鱼腰，四白透迎香，地仓透颊车，均患侧，合谷双侧；第 2 组翳明，丝竹空透瞳子髎，下关透牵正，颊车透地仓均患侧，太冲双侧。两组穴位交替施针。先刺远道穴位，后刺面部穴位。缓慢进针得气后行雀啄刺法，即用右手持针，用无名指紧贴在穴位一旁，以腕关节上下快速运动，带动刺手拇、食、中指，达到迅速在穴位内上下小幅度地提插，幅度值 1～2mm，提插频率在 180～200 次/分，每 5 分钟行雀啄刺法 1 次，行针时患者感酸胀，术者感到针下沉紧而重，留针 30～40 分钟，以增强针感。

14. 合谷刺法

合谷刺，《黄帝内经》五刺之一，又称合刺，是指在患部肌肉针刺，直刺进针后，退回浅部，又分别向左右斜刺，形如鸡爪分叉。刘红石等采用合谷刺法治疗周围性面瘫。方法主穴共分为 3 组，阳白分别透刺攒竹、鱼腰、丝竹空；颧髎分别透刺地仓、大迎、颊车，地仓分别透刺迎香、人中、承浆。配穴为对侧远端的合谷和双侧的太冲穴。行平补平泻手法，留针20~30 分钟。病程已达 10 日以上者，可加电针。

15. 齐刺法

齐刺法是指正中先刺一针，并于两旁各刺一针，三针齐用，故名齐刺。雷红等采用齐刺阳白加刺内地仓为主治疗周围性面瘫。主穴：阳白，上、下内地仓（地仓所对口腔薄膜处上下各 0.5 寸处），足三里。配穴头维、太阳、攒竹、地仓、迎香、翳风、合谷。其中阳白采用齐刺法，余穴位采用常规针刺法，平补平泻足三里针上加灸，行补法。

八、各家发挥

（一）孙申田针灸治疗面神经麻痹经验

1. 急性期

（1）取穴：为使其早日康复，尽最大可能不留后遗症，孙教授经验是在急性期采用综合疗法，艾灸灸颊车与地仓穴，每次 15 分钟，每日 2 次。针刺百会配以局部穴位：完骨、颊车、下关、地仓、迎香、四白、攒竹、阳白、太阳、合谷（双）。

（2）手法：百会穴应用"经颅重复针刺法"，其他穴位得气为度，攒竹、四白、地仓、迎香穴应用电针断续波提拉法。

（3）急性期面神经炎预后判断方法

1）针刺百会穴，应用"经颅重复针刺法"，捻转频率为每分钟 200 次，捻转时间 3~5分钟，如果面部表情肌功能有所改善，则预后良好。

2）点按翳风穴，用拇指指腹点按患侧翳风穴 3~5 分钟，如果耳部充血，面部表情肌改善者预后良好。

3）针刺面上部阳白与攒竹穴，面下部迎香与地仓穴，应用电针断续波提拉法，通电后达到一定刺激强度时，如果口角及额头收缩和抽动，出现患侧口角上提，额肌上提则预后良好。

按语：急性期采取综合治疗的方法，如果有条件的情况下可以适当配合药物治疗。百会穴有两种作用，一是扶正祛邪，二是应用"经颅重复针刺法"可以作用于大脑而兴奋大脑皮质细胞，促进面神经损伤修复。艾灸具有扶正祛邪、温通脉络的作用，古代医家记载："灸地仓、颊车穴，正口喝而立愈之说。"面部其余穴位选择都是面神经分布部位，都和面神经损伤分布有关。

2. 恢复期

取穴：百会、运动区下 1/5（临床已经证实刺激大脑相应部位可促进相对应的部位周围神经的修复与再生）应用"经颅重复针刺法"，要求捻转频率为每分钟 200 次，每次捻转 3~5 分钟，达到一定刺激强度，使其刺激信号透过颅骨作用于大脑相对应区域，兴奋大脑皮质细胞，从而促进面神经损伤的修复。

（二）高维滨治疗面神经麻痹经验

1. 中医药治疗

中医学认为，脉络空虚，风寒、风热侵袭而致瘀血阻络，筋肌纵缓不收发生本病。

（1）风寒闭阻

1）主症：感受风寒，口眼㖞斜，口角流涎，额纹消失，舌淡苔白，脉弦滑或浮紧。

2）治法：温经散寒。

3）方药：牵正散加味。

葛根、姜黄、全蝎、金银花、当归、白僵蚕、柴胡、茯苓、淫羊藿、桂枝。

（2）风热侵袭

1）主症：感受风热，口眼㖞斜，乳突压痛，口角流涎，耳肿耳鸣，口苦便干，发热头痛，舌质红，苔黄，脉滑数。

2）治法：疏风活血。

3）方药：双黄连汤加减。

金银花、连翘、黄芩、全蝎、当归、葛根、白僵蚕、桂枝、柴胡、茯苓。

（3）瘀血阻络

1）主症：病变日久，口眼㖞斜，或有面肌挛缩，病侧耳鸣，无泪或多泪，舌麻流涎，舌质紫。

2）治法：补肾活血通络。

3）方药：黄芪桂枝五物汤加味。

黄芪、桂枝、葛根、全蝎、莪术、姜黄、当归、女贞子、白僵蚕、淫羊藿。

4）辨病论治：受寒加桂枝、柴胡，病毒感染加虎杖、金银花。

2. 针灸治疗

（1）电针疗法

1）治法：沿神经干取穴法。

2）处方：翳风、上关透丝竹空（颞支）、下关透四白（颧支）、牵正透颧髎（颧支）、颊车透夹承浆（颊支）、合谷。鼻唇沟平坦加迎香。

3）操作：进针时按照神经分支走行浅刺或透刺，进针后，分别连接3～4对穴位，正极连近耳处穴，负极连远耳处穴。早期采用疏波，1周后采用疏密波，以面部肌肉出现节律性轻度收缩为宜。每次约30分钟，适于面瘫早期、中期。每日1次，6次为1个疗程，休息1日。

（2）毫针疗法

1）治法：在神经干取穴法，平补平泻。

2）处方：翳风、上关透丝竹空（颞支）、下关透四白（颧支）、牵正透颧髎（颧支）、颊车透夹承浆（颊支）、合谷。鼻唇沟平坦加迎香。

3）操作：进针时按照神经分支走行浅刺或透刺，进针后，行捻转手法，每次约2分钟，留针30分钟，适用于面瘫早期、中期。每日1次，6次为1个疗程，休息1日。

（向栋国）

第三章 脊神经疾病

第一节 桡神经麻痹

桡神经起于臂丛后束，由颈 5 到胸 1 的神经根纤维组成，其运动支主要支配前臂伸肌（肱三头肌、肘肌），腕部伸肌（桡侧腕伸肌、尺侧腕伸肌），手指的伸肌（指总伸肌、拇长展肌、拇长伸肌、拇短伸肌）及前臂全部伸肌。主要功能：伸肘、伸腕及伸指；感觉支主要支配前臂背面及手背桡侧面感觉。该病的主要临床表现为运动障碍，典型症状是垂腕，因不能伸腕和伸指，前臂不能旋后，由于伸肌瘫痪而出现腕下垂。根据损伤部位不同，临床表现不同。①高位（腋部）损伤：是由腋下桡神经发出肱三头肌分支以上受损，产生完全性桡神经麻痹，上肢各伸肌完全瘫痪，造成肘、腕、掌指关节均不能伸直，前臂伸直时不能旋后，手通常处于旋前位；②肱骨中 1/3 损伤：是肱三头肌分支以下部位损伤，肱三头肌功能正常；③前臂中 1/3 以下损伤：仅有伸指功能丧失而无腕下垂，因伸腕肌的分支已在前臂上部分出。如损伤在腕关节附近，因各运动支均已发出，可仅有感觉障碍而无运动症状。

桡神经麻痹在祖国医学中属于"痿证"范畴，痿证是指肢体筋脉迟缓，手足痿软无力的一种病证，以肢体不能随意运动为主要临床表现。多见于温热病中期或热病后期，邪热灼伤阴液，筋脉失于濡养；或因湿热浸淫筋脉肌肉，而弛纵不用；或因体虚久病，肝肾亏虚，精血不足，不能濡养肌肉筋骨，或瘀阻脉络等原因而起。

一、临床诊断要点与鉴别诊断

（一）诊断标准

（1）运动障碍：桡神经支配区的运动功能受损，肘、腕、指不能伸直，拇指不能伸直外展，出现垂腕。

（2）感觉障碍：桡神经支配区的感觉功能受损，手背桡侧及第 1、2 掌骨间隙背面感觉减退，临床诊断不难。

（二）鉴别诊断

1. 肌皮神经病

肌皮神经病主要表现为肱二头肌与上臂肌萎缩，上臂屈侧面平坦，肘关节屈曲力减弱，前臂呈外旋位，不能屈曲肘关节，前臂旋外受限、肱二头肌瘫痪，肱二头肌腱反射消失，前臂外侧感觉障碍，桡骨膜反射减弱或消失。

2. 臂丛神经麻痹

上臂丛损伤，上臂不能外展，前臂不能屈曲，手臂不能外旋，前臂不能旋后，手臂直伸呈内旋和内收位，感觉障碍不明显。肩部和上臂伴肌肉萎缩，肱二头肌、桡骨膜反射减弱或消失。下臂丛型手指手腕不能屈曲，手指不能外展和内收，拇指不能屈曲、内收、外展，小指不能做对掌动作，前臂及手的尺侧缘有感觉减退。大小鱼际萎缩。手部浮肿、青紫，指甲变脆，可有霍纳征，面、颈部出汗异常。

二、审析病因病机

（一）外感

风、寒、暑、湿、燥、火之外感六淫之邪侵袭人体均可发为痿证，《灵枢》认为痿厥形成的原因是"奇邪之走空窍"，即正气不足，邪气居之，可见由于外感因素导致的痿证也与人体正气密切相关。

（二）内伤

内伤亦可致痿，常见的因内伤致痿因素见于情志不畅、劳伤过度及饮食不节等。痿证按病性分不外乎虚实两端，或虚或实，病情可以由实转虚，从而表现为虚实夹杂之证。

对于本病病机的认识，痿证多由热、虚、痰、瘀诸因形成，其病位则与肺、胃、肝、肾等脏腑关系最为密切。《临证指南医案·痿》中邹滋九按说："夫痿证之旨，不外乎肝肾肺胃四经之病，盖肝主筋，肝伤则四肢不为人用，而筋骨拘挛；肾藏精，精血相生，精虚不能灌溉诸末，血虚则不能营养筋骨；肺主气，为高清之脏，肺虚则高源化绝，化绝则水涸，水涸则不能濡润筋骨；阳明为宗筋之长，阳明虚则宗筋纵，宗筋纵则不能束筋骨以流利机关，此不能步履，痿弱筋缩之症作矣。"

三、明确辨证要点

（一）辨虚实

凡起病急，发展快，病程短，肢体力弱，或拘急麻木，肌肉萎缩不明显者，属肺热津伤或湿热浸淫之实证；凡病程较长，病情渐进发展，肢体弛缓，肌肉萎缩明显，多属脾胃肝肾亏损之虚证。

（二）辨病位

本病有在肺、脾胃、肝肾之不同。凡病起发热、咽干、呛咳，或热病后出现肢体痿软不用者，病位多在肺；若四肢痿软，食少，便溏，腹胀，病位多在脾胃；若下肢痿软无力，甚则不能站立，兼见腰脊酸软，头晕耳鸣，或月经不调者，病位多在肝肾。

四、确立治疗方略

痿病的治疗，历代医家多遵"治痿独取阳明"之说。其含义有二：一则补益后天，即益胃养阴，健脾益气；二则清阳明之热邪。肺之津液来源于脾胃，肝肾之精血亦有赖于脾胃的生化。若脾胃虚弱，受纳运化功能失常，津液精血生化之源不足，肌肉筋脉失养，则肢体痿软，不易恢复。所以脾胃功能健旺，气血津液充足，脏腑功能转旺，有利于痿病恢复。故临床以调理脾胃为原则，但亦不能拘泥于此，仍需辨证论治。

痿病不可妄用风药，是治痿的另一原则。治风之剂，皆发散风邪，开通腠理，若误用，阴血愈燥，痿病加重，酿成坏病。

诸痿日久，皆可累及肝肾，故重视补益肝肾为治痿的又一原则。朱丹溪提出"泻南方、补北方"，即补肾清热的治疗方法，适用于肝肾阴虚有热者。

总之，治疗痿病应以重视调理脾胃，补益肝肾，育阴清热，不妄用风药为基本原则。注重辨证施治，不可仅仅拘泥于"治痿独取阳明"之说。同时，恰当运用针灸、推拿等法，配合适当的肢体功能锻炼，有助于康复。

五、辨证论治

1. 肺热津伤证

（1）抓主症：病起发热，或热退后突然出现肢体软弱无力，咽干呛咳。

（2）察次症：皮肤干燥，心烦口渴，小便黄少，大便干燥。

（3）审舌脉：舌质红，苔黄，脉细数。

（4）择治法：清热润肺，濡养筋脉。

（5）选方用药思路：外邪入侵，或郁热内生，蕴藏于肺，火盛伤阴，内热燔灼，伤津耗气，肺热叶焦，津伤失布，可以选用清燥救肺汤加减进行治疗。方中石膏、桑叶清宣肺金燥热，麦冬、火麻仁、阿胶润肺滋阴，枇杷叶、杏仁宣肺止咳化痰，《难经》云"损其肺者，益其气"，故方中人参、甘草益气生津。诸药合用共奏清热润肺，濡养筋脉之功，再加桂枝载药上行，直达上肢患处。

（6）据兼症化裁：若热蒸气分，高热、口渴、汗多者，重用石膏，并加知母、金银花、连翘，以助清热祛邪；呛咳少痰明显者，酌加川贝、瓜蒌、桑白皮清热润肺，化痰止咳；咽干口渴重者，加沙参、天花粉、玉竹、百合等养阴生津。若身热退净，食欲减退，口燥咽干较甚者，证属肺胃阴伤，宜用益胃汤加薏苡仁、山药、谷芽之类益胃生津，并参考阳明病论治。

2. 湿热浸淫证

（1）抓主症：四肢痿软，肢体困重，足胫热蒸，尿短赤涩。

（2）察次症：发热，胸闷脘痞，肢体麻木、微肿。

（3）审舌脉：舌质红，苔黄腻，脉濡数。

（4）择治法：清热利湿。

（5）选方用药思路：湿邪入侵，渐积不去，进而生热，可以选用加味二妙散化裁进行治疗。方中苍术辛苦而温，芳香而燥，直达中州燥湿健脾；黄柏苦寒清降，入肝肾直清由中州流注下焦之湿热，中下同治；用萆薢、防己导湿热下行，由小便而出；当归、川牛膝活血养血，化瘀益肾；龟板滋阴潜阳，益肾健骨，再加桂枝载药上行，直达上肢患处。

（6）据兼症化裁：若湿盛，伴胸脘痞闷，肢重且肿者，可加厚朴、薏苡仁、茯苓、泽泻健脾益气，理气化湿；长夏雨季，酌加藿香、佩兰芳香化浊，健脾除湿；如形体消瘦，自觉足胫热气上腾，心烦，舌质红，苔剥，脉细数，为热偏盛伤阴。上方去苍术加生地、麦冬以养阴清热；如肢体麻木，关节运动不利，舌质紫，脉细涩，为夹瘀之证，加赤芍、丹参、桃红、红花活血通络。

3. 脾胃亏虚证

（1）抓主症：肢体痿软无力，食少，便溏。

（2）察次症：腹胀，面浮，面色不华，气短，神疲乏力。

（3）审舌脉：舌质淡，苔薄，脉细弱。

（4）择治法：补脾益气，健运升清。

（5）选方用药思路：脾胃亏虚者可以选用参苓白术散加减进行治疗。方中人参、白术、山药、莲子肉、炙甘草益气健脾；茯苓、薏苡仁渗湿扶脾，陈皮、砂仁醒脾和胃，调气行滞；桔梗载药上行，输精于肺，再加桂枝载药上行，直达上肢患处。

4. 肝肾亏损证

（1）抓主症：起病缓慢，下肢痿软无力，腰脊酸软，不能久立。

（2）察次症：下肢痿软，甚则步履全废，下肢胫大肉渐脱，目眩发落，耳鸣咽干，遗精或遗尿，或见妇女月经不调。

（3）审舌脉：舌质红，少苔，脉细数。

（4）择治法：肝肾亏损宜补益肝肾，滋阴清热。

（5）选方用药思路：久病劳损，年高体弱，或肾精亏损导致肝血不足，或肝血不足引起肾精亏虚，可以选用虎潜丸加减进行治疗。本方治疗肝肾阴亏有热之痿证，为临床所常用。方中熟地、龟板滋补肝肾，知母、黄柏清肝肾虚热；虎骨（用狗骨代替）、怀牛膝强筋健骨，白芍、当归养血柔筋，锁阳温肾益精；佐以陈皮、干姜理气温中健脾，使滋补而不腻，清热而不伤胃，再加桂枝载药上行，直达上肢患处。

（6）据兼症化裁：热甚者宜去锁阳、干姜，或用六味地黄丸加牛骨髓、猪骨髓、鹿角胶、枸杞子。若兼见面色萎黄不华，心悸、怔忡，舌质淡红，脉细弱者，酌加黄芪、党参、当归、鸡血藤以补养气血。

5. 瘀阻脉络证

（1）抓主症：四肢痿软，手足麻木不仁，唇紫舌青，四肢青筋显露。

（2）察次症：经络间抽掣作痛，或有痛点。

（3）审舌脉：舌青紫，脉涩不利。

（4）择治法：益气养营，活血行瘀。

（5）选方用药思路：瘀血阻滞于脉络，可以选用圣愈汤加减进行治疗。方用当归、熟地、川芎、芍药四物调肝养血，人参、黄芪益气养血，在原方基础上加桃仁、红花活血行瘀，使气血健旺，瘀去新生，筋骨得养，痿弱渐愈，再加桂枝载药上行，直达上肢患处。

（6）据兼症化裁：如手足麻木过重，于上方去白芍加赤芍、三七、橘络、木通以通络行瘀。

六、中成药选用

（1）虎潜丸：适用于肝肾不足，阴虚内热之痿证。组成：黄柏、龟板、知母、生地黄、陈皮、白芍、锁阳、狗骨、干姜。用法：淡盐汤送下，每次 6g，每日 2 次。

（2）二妙丸：适用于湿热下注之痿证。组成：苍术、黄柏。用法：开水送服，每次服 5g，每日 2 次。

七、单方验方

（一）民间验方

（1）石斛、怀牛膝、桑白皮各 30g，甘草 6g，水煎服，每日 2 次。治肺热伤津痿证。

（2）大麦米去皮 60g，薏苡仁 60g，土茯苓 90g，同煎为粥，煮熟后去土茯苓常服，治湿热浸淫痿证。

（3）鹿角片 300g（酒浸一夜），熟地 120g，附片 45g，用大麦米和蒸熟，焙干为末，大麦粥和为丸，每日 3 次，每次 7g，米饭送服，治肝肾不足痿证。

（4）烤干牛骨髓粉 300g，黑芝麻 300g，略炒苦，研末，加白糖适量合拌，每服 9g，每日 2 次。

（5）紫河车粉，每服 3g，每日 2 次。治肾阳虚损证。

（6）加味金刚丸，萆薢、杜仲、肉苁蓉、巴戟天、天麻、僵蚕、全蝎、木瓜、乌贼骨各 30g，菟丝子 15g，精制马钱子 60g（必须严格炮制，以解其毒），每丸重 3g，每服 1～2 丸，日服 1～3 次，或单用，或与汤剂合用，白开水化服。阳虚络阻证，若见早期马钱子中毒症状，如牙关紧，即可停药，并服凉开水。

（二）张锡纯验方

（1）振颓汤治痿废：生黄芪、知母、野台参、白术、当归、生明乳香、生明没药、威灵仙、干姜、牛膝水煎服。热者，加生石膏；寒者，去知母，加乌附子；筋骨受风者，加明天麻；脉弦硬而大者，加龙骨、牡蛎，或更加山萸肉亦佳；骨痿废者，加鹿角胶、虎骨胶，如无二胶，可用续断、菟丝子代之，手足皆痿者，加桂枝尖。

方义：方中黄芪以补大气；白术以健脾胃；当归、乳香、没药以流通血脉；威灵仙以祛风消痰，恐其性偏走泄，而以人参之气血兼补者佐之；干姜以开气血之痹；知母以解干姜、人参之热。十味相配，药性和平，可久服而无弊。

（2）振颓丸：肢体痿废较剧者可煎服此丸。

人参 60g，（炒）白术 60g，当归 30g，（法制）马钱子 30g，乳香 30g，没药 30g，全蜈蚣（大者）5 条（不用炙），（蛤粉炒）穿山甲 30g，共轧细过罗，炼蜜为丸，如梧桐子大。每服

6g，无灰温酒送下，日再服。

八、中医特色技术

（一）针刺或电针治疗桡神经麻痹

高爱民采用杨永璇老中医针灸之经验治疗桡神经麻痹，选用患侧阳溪、合谷、鱼际、偏历、列缺、曲池、手三里，用泻法，每日 1 次，留针 20 分钟。

贾玉笙采用毫针排刺的方法治疗桡神经麻痹，在患肢前臂由曲池穴沿手阳明经脉走行至合谷穴进行排刺，针距为 1 寸；配穴加阳池、外关穴。针刺得气后，接电针仪，选用疏密波型。留针 20 分钟，每日 1 次，12 次为 1 个疗程。

罗双喜根据肌电图分析选定治疗穴位，桡神经沟损伤取肩髃、臂臑、桡神经沟局部、阿是穴、肘髎、曲池、外关、合谷、阳溪、八邪等穴；骨间后神经损伤取曲池、手三里、外关、合谷、腕骨、阳溪、八邪等穴。进针得气后行平补平泻手法，针柄接电针治疗仪，每次 20 分钟，每日 1 次，15 日为 1 个疗程。

张丽娟采用电针治疗桡神经麻痹 41 例。治疗组 41 例选取曲池、手三里、阳溪、外关、合谷，针刺得气后接电针治疗仪，留针 30 分钟，每日 1 次，10 次为 1 个疗程。治疗 3 个疗程后观察疗效。对照组 37 例以维生素 B_1、维生素 B_{12} 肌内注射，每日 1 次，泼尼松片 5mg，口服，每日 3 次。

戴伟用电针治疗桡神经麻痹，主穴取肩贞、手三里、肩髃、阳池、外关；配穴取颈 5 到胸 1 夹脊穴、肩髃、曲池、合谷、阳溪。操作方法：夹脊穴取病侧直刺 1 寸，行平补平泻手法。肢体穴位每次选患侧 6 个穴，使用电针仪，负极接主穴，正极接配穴。每日 1 次，每次30 分钟，10 次为 1 个疗程，疗程间隔 3 日。

赵海青等采用电针疗法治疗桡神经麻痹 16 例。取穴极泉、曲池、手三里、合谷、阳池。针法：极泉避开腋动脉刺 1 寸，施雀啄手法，使触电感达手指，反复施术 3 次，不留针，配以曲池、手三里、合谷穴。将电针分别连于曲池、合谷上，一般曲池、手三里为主穴接负极；合谷、阳池为配穴接正极。通电 20 分钟，取掉电针仪，然后留针 10 分钟，每日 1 次，10 次为 1 个疗程。

包大鹏用电针法治疗桡神经麻痹，取百会、头针对侧运动区中 2/5、侠白、曲池、手三里、外关、合谷、中渚、八邪。通电针，百会和头针对侧运动区中 2/5、侠白和手三里、曲池和外关、合谷和中渚各组电针，用疏密波。每日 1 次，每次留针 30 分钟后起针，10 次为 1个疗程。

盛佑祥以电针结合口服甲钴胺（弥可保）治疗桡神经麻痹，给予患者弥可保口服，每次0.5mg，每日 3 次。针刺取臂臑、曲池、手三里、外关、阳溪、合谷。得气后接电针治疗仪，选用连续波，留针 20 分钟。每日 1 次，10 次为 1 个疗程，共观察 3 个疗程。

杨广义等用电针治疗桡神经麻痹。取穴：主穴臂臑、曲池、手三里、外关、合谷、八邪。操作：上述穴位常规消毒后，取 0.4mm、1.5 寸毫针直刺输穴，行提插捻转补法，使局部有酸麻感或向远端放射为佳，得气后接电麻仪，将每对导线上下连接，正极在近端，负极在远端，选疏波，电流量稍小以上肢出现轻微颤动为宜，每次 30 分钟，每日 1 次，10次为 1 个疗程。

（二）针灸结合治疗桡神经麻痹

侯广云等采用针刺配合艾灸治疗此病，治疗取肩髃、臂臑、缺盆、肩井、曲池、手三里、外关、合谷直刺，得气后接电针治疗仪，选用连续波，留针30分钟。灸疗法取肩髃、臂臑、曲池、手三里，以点燃的艾条，对准上述腧穴，距皮肤2～3cm进行熏烤，以局部有温热感但不灼痛为宜，至腧穴处皮肤出现红晕为度，也可沿手三阳经络上肢循行线路，自上而下地沿经熏烤，时间20～30分钟。以上治疗每日1次，10次为1个疗程。

任宝琴用温针治疗桡神经麻痹。取手阳明大肠经及手太阴肺经的曲池、阳溪、鱼际、手五里上1寸（桡神经点）、合谷、手三里、偏历针刺，刺入后针柄缠以艾绒加热10分钟，每日1次。

齐军等用轻刺激温补法治疗桡神经麻痹。取穴以手阳明大肠经穴为主，手太阳小肠经及手少阳三焦经穴为辅。主穴肩髎、臂臑、曲池、外关、合谷。配穴手三里、阳池、八邪等。每日1次，每次取主穴2～3个，配穴2～3个。采用轻刺激温补法，轮换使用。除合谷穴外，其余穴位针刺后均用隔姜灸，用大块食用生姜切成4mm厚，5分硬币大的薄片，再用针灸针将姜片刺数小孔，然后放在应灸的穴位上，放上搓好艾炷，用火点燃，灸2～3壮，视穴位处潮红为佳。10次为1个疗程，中间休息4～6日。

（三）电针与穴位注射结合治疗桡神经麻痹

徐碧林采用电针加穴位注射治疗桡神经麻痹。取穴臂丛、臑会、曲池、手三里、外关、阳溪、合谷、鱼际，若因颈椎间盘突出所致，再加风池、颈夹脊。分三组（臑会配曲池、手三里配外关、阳溪配合谷）分别连电针仪，采用连续低频刺激20分钟，每日1次。针刺结束后进行穴位注射。药物选用维生素 B_1、维生素 B_{12}，每次选取上述穴位中两个穴位，每日1次，治疗10次为1个疗程。

刘岩采用竖横针加穴位注射治疗桡神经麻痹。取手五里透曲池，竖刺肱三头肌手三里透曲池，竖刺桡侧腕伸肌外关直刺，横刺指总伸肌，阳池直刺合谷透后溪，横刺骨间背侧肌，中渚直刺。得气后接电针仪，采用连续波，留针30分钟。穴位注射取维生素 B_1、维生素 B_{12} 加三磷腺苷（ATP）注入手五里、肘髎、曲池、手三里、外关、合谷，10次为1个疗程。

尚志英采用电针加穴位注射治疗桡神经麻痹。取患侧手五里、偏历、阳池、曲池、合谷针刺得气后，接电针仪，用连续波，每组穴位通电10分钟。起针后抽取氢溴酸加兰他敏注射液、维生素 B_1 注射液进行穴注，每日治疗1次，10次1个疗程。

张林昌采用电针加穴位注射治疗桡神经麻痹。取患侧肩髃透极泉、手五里、手三里、阳池、合谷针刺得气后，接电针仪，间断波形，留针30分钟，10次为1个疗程。穴位注射曲池、外关，药物用维生素 B_1、维生素 B_{12} 钠洛酮注射液快速刺入穴位，隔日1次。

刘文明等用电针配合水针治疗本病。取曲池、手三里、外关、合谷、阳陵泉、足三里。针刺得气后接电针治疗仪，选断续波，留针30分钟，每日1次，10次为1个疗程。水针用维生素 B_1、维生素 B_{12} 二药混合，起针后取曲池、足三里两穴注射，隔日1次。

李君用针刺结合穴位注射治疗桡神经麻痹。治疗方法，针刺取穴曲池、手三里、外关、合谷，均取患侧，平补平泻，接电针治疗仪，用连续波，留针。穴位注射用维生素 B_1、维生素 B_{12}，加兰他敏，每次1穴，每日1次，7次为1个疗程，间隔3日。

潘凤琴应用维生素 B_{12}，选取合谷等穴注射法，穴位：主穴取曲池、合谷；配穴取外关、阳池。曲池、外关为一组，合谷、阳池为一组。药物：维生素 B_{12} 1ml。方法与疗效：用 2ml 注射器 5 号针头抽取维生素 B_{12} 注射液 1ml，取一组穴之主穴注入，拔针后局部略加按摩片刻。两组穴位交替选用，每日 1 次，10 次为 1 个疗程，两个疗程间休息 5 日，同时配合电针治疗。

李岩应用复方丹参注射液对肩髃等穴注射，穴位：主穴分两组，第一组为肩髃、曲池、合谷；第二组为臂臑、手三里、后溪。配穴取肩井、肩贞、外关、阳溪、阳池、中渚。药物：复方丹参注射液 2ml。方法：每日取一组主穴及 3 个配穴，毫针刺法，平补平泻，主穴加用温针灸，留针 30 分钟。隔日取一组主穴，取复方丹参注射液 2ml 进行穴位注射法，每穴注射 0.5～0.75ml。温针灸与穴位注射疗法隔日进行，20 次为 1 个疗程，间隔 3 日后行下 1 个疗程。

张平应用维生素 B_1 或维生素 B_{12} 进行循经穴位注射法，穴位：桡神经损伤以手阳明大肠经为主，尺神经损伤以手太阳小肠经经穴为主，正中神经以手少阳三焦经经穴为主。药物：维生素 B_1 或维生素 B_{12}。方法：针灸推拿后取针灸穴位 1～2 个，穴位注射维生素 B_1 或维生素 B_{12}，隔日 1 次，并交替取穴进行，以 8 个星期为限观察疗效，无效即终止治疗。

（四）耳穴治疗桡神经麻痹

赵国志用耳穴针刺加压丸治疗桡神经麻痹。针刺取患侧耳穴肘点、腕点、皮质下、神门、内分泌、肾上腺穴，每次取 2～3 穴，用耳针刺入皮下。每日 1 次或隔日 1 次，7 次为 1 个疗程，疗程间隔 5 日，间隔期间加耳穴压丸，每日自行按摩 5～7 次。

九、各家发挥

（一）孙申田针灸治疗桡神经麻痹经验

（1）取穴：侠白、曲池、手三里、外关、合谷、中渚。
（2）手法：泻法，配以电针。
按语：选穴的依据建立在现代解剖生理学桡神经损伤分布部位，穴位选择也是桡神经支配区域。

（二）高维滨治疗桡神经麻痹经验

1. 中医药治疗
中医认为外伤瘀血，闭阻经络，气血运行不畅，不通则痛，筋肉失养，萎废不用。
（1）瘀血闭阻
1）主症：肢体瘫痪，烧灼样痛，肢冷发绀，脉细无力。
2）治法：温经活血。
3）方药：复元活血汤加减。
黄芪、桂枝、当归、赤芍、丹参、延胡索、木瓜、姜黄。
（2）筋肉萎废
1）主症：肢体不温，肌肉萎缩，运动无力，脉弱无力。
2）治法：温经益气，生肌起萎。
3）方药：黄芪桂枝五物汤加味。

黄芪、桂枝、当归、赤芍、白术、何首乌、肉苁蓉、枸杞、延胡索、女贞子。

4）辨病论治：疼痛加延胡索、姜黄。寒凉加肉桂、附子。肢热加虎杖、金银花。肌无力、肌萎缩加黄芪、血藤。

2. 针灸治疗

（1）电针疗法

1）处方：病变部位上下两对穴。

2）操作：将导线同侧上下链接，正极在上，负极在下，疏密波或密波，通电30分钟，每日1次，6次后休息1日。

（2）水针疗法

1）处方：病变部位上下两对穴。

2）操作：用维生素 B_1 100mg，维生素 B_{12} 0.5mg，穴位注射，每日1次，6次后休息1日。

（孙忠人）

第二节　股外侧皮神经炎

股外侧皮神经炎也称为感觉异常性股痛，是临床最常见的皮神经炎，是由于股外侧皮神经损伤所致。股外侧皮神经是纯感觉神经，发自腰丛，由 L_2、L_3 神经根前支组成，穿过腹股沟韧带下方，分布于股前外侧皮肤。临床常见于男性，多为一侧受累，表现为大腿前外侧下 2/3 区感觉异常如麻木、疼痛、蚁走感等，久站或走路较久后症状加剧。查体可有大腿外侧感觉过敏、减退或消失，无肌萎缩和无力等运动神经受累症状，呈慢性病程，可反复发作，预后良好。

股外侧皮神经炎的病名虽然在中医古典书籍中无明确记录，但依据其临床症状表现及病因病机可归属于中医学"痹病""皮痹""肌痹"等范畴。

一、临床诊断要点与鉴别诊断

（一）诊断标准

（1）股外侧区域感觉异常，触觉、痛觉减退，但不影响运动功能。

（2）长久站立后症状加重。

（二）鉴别诊断

股外侧皮神经炎与早期麻风鉴别甚难，但后者尚可见浅色斑及浅表神经粗大，同时根据流行病史、病情经过、病理检查，包括神经纤维染色、抗酸杆菌等综合分析，加以区别。

二、审析病因病机

（一）感受风寒湿邪

关于本病的病因病机，《景岳全书·风痹》谓："湿气胜者为着痹，以气血受湿则濡滞，濡滞则肢体沉重而疼痛顽木，着而不移，是为着痹。"其说明体弱之人感受风寒湿邪而成痹证，其中以湿气为主，中于皮肤，使皮肤络脉受阻，气血运行不畅，而致灼热刺痛，久则肌肤失养，出现顽木不仁，称为皮痹或着痹。

（二）日久络脉，气滞血瘀

《医林绳墨·痹》谓："不痛不痒而麻木者，此属气虚、痰湿、死血之为病也。经又曰：手麻气虚，手木湿痰或死血病，其足亦然……如死血者，或有一处，不疼不痛，不痒不肿，但经紫黑色，而麻木者是其候也。"痹证日久，邪留络脉而不去，血泣不流，死血形成，则新血不生，肌肤失荣而致皮肤麻木不仁。

总之，本病的形成系正气内虚，风寒湿邪乘虚外袭，入于足少阳及足阳明两经股间皮部，由于湿邪偏重，着而不移，致股外侧皮肤蚁走刺痛，久则络脉气滞血瘀，肌肤失养，出现顽木不仁。现代医学对本病的致病原因至今尚不明确，认为可能与股部受寒或久卧湿地、中毒感染、姿势不正的过久站立、妊娠压迫、腰椎病变、盆腔病变及股部外伤等因素有关。

三、明确辨证要点

（一）分新久虚实

痹证初起多为风寒湿热之邪乘虚入侵人体，阻闭经络气血，以邪实为主。如反复发作，或渐进发展，是由于经络长期为邪气壅阻，营卫不行，湿聚为痰，络脉瘀阻，痰瘀互结，多为正虚邪实。病久入深，气血亏耗，肝肾虚损，筋骨失养，遂为正虚邪恋之证，正虚为主。就一般情况而言新病多实，久病多虚。

（二）辨患者体质

阳虚体质的患者，多呈虚胖体型，面色㿠白或黄晦，多汗恶风，动作乏力，不能耐劳，大便溏薄或次数增多；舌胖大，质淡，脉虚。病之者多为风寒湿痹。阴血不足之体，多呈瘦削体型，面色苍黑，或面黄颧赤，潮热盗汗，失眠多梦，大便常干结，舌瘦，质红，脉细数。病之者多属风热湿痹。

（三）识病邪特点

风性轻扬，善行，故其疼痛呈游走性，时而在肩，时而在肘，时而在上肢，时而在下肢，无一定固定部位，苔薄白，脉浮。寒性凝滞，痛处固定，拘引，疼痛剧烈，往往如刀割针扎，因寒加剧，得温则痛减，舌苔白，脉紧。湿性黏滞缠绵，酸痛重者，湿留关节则肿，苔白腻，脉濡，其发病多在下肢腰膝。热性急迫，最易熏灼津液，使之留聚成邪，同时因正常津液不行，筋脉失养拘挛，故证见关节红肿热痛，疼痛剧，手不能触，患者多兼高热口渴全身症状，舌红，苔黄干，脉滑数。

（四）识痰瘀特征

关节肿痛多为痰瘀交阻的病变。关节肿大，多为有形之邪留注其间，湿未成痰者，多见漫肿，按之柔软；而疼痛一般并不剧烈；痰瘀互结，则按之稍硬，肢体麻木，疼痛剧烈。瘀血证脉象细涩，舌有紫色瘀斑；痰浊证脉象濡缓，舌苔白腻。

四、确立治疗方略

痹证的治疗原则，大法不外寒者温之，热者清之，留者（湿，痰，瘀等有形之邪）去之，虚者补之，但须分新久虚实。如初起或病程不长，全身情况尚好，当用温药者，以温散温通为主；久病正虚邪恋，其证多属虚寒，以温补为主；实热用甘寒、苦寒之剂清之，湿热则清热而兼分利，虚热滋阴清热，去实须考虑正气盛衰，不可更虚其虚，补虚要考虑是否留邪，不可误实其实。

痹证是以疼痛为主要表现，其病机是气血阻闭不通，不通则痛，所以"宣通"是各型痹证的共同治法。气血流通，营卫复常，则痹痛自可逐渐痊愈，风寒湿痹，辛而温之，使阳气振奋，驱邪外出；风热湿痹，疏风清热化湿，使风散热清湿去；顽痹痰瘀胶结，去瘀化痰，或兼以虫蚁搜剔，皆寓宣通之义于其内。而虚人久痹，阳虚者用温补须参之以温通、温散；阴虚者，阴柔剂中亦须体现静中有动。

不少痹证往往呈不规则的发作性，一般地说，在发作期间，以祛邪为主；在静止期，则以调营卫，养气血，补肝肾为主。

五、辨证论治

（一）实痹证

1. 风痹证

（1）抓主症：肢体关节、肌肉疼痛酸楚，屈伸不利，痛处游走。

（2）察次症：疼痛多伴恶风发热。

（3）审舌脉：舌苔薄白，脉浮或浮缓。

（4）择治法：祛风通络、散寒除湿。

（5）选方用药思路：风邪侵袭，可选用蠲痹汤配合防风汤治疗，蠲痹汤羌活、独活、桂枝、秦艽等祛风散寒胜湿；辅以当归、川芎、木香、乳香理气养血活血；全方温而不燥，通而不伤。配合防风汤共奏祛风通络、散寒除湿之功效。

2. 寒痹证

（1）抓主症：肢体关节疼痛，痛势较剧，部位固定，遇寒则甚，得热则缓。

（2）察次症：疼痛伴屈伸不利，形寒怕冷。

（3）审舌脉：舌质淡，苔薄白，脉弦紧。

（4）择治法：散寒通络，逐痹止痛。

（5）选方用药思路：感受寒邪，选用蠲痹汤配合乌头汤治疗，蠲痹汤羌活、独活、桂枝、秦艽等祛风散寒胜湿；辅以当归、川芎、木香、乳香理气养血活血；全方温而不燥，通而不伤。乌头汤中乌头配麻黄，能搜剔入骨之风寒，为方中主药，辅以黄芪益气固卫，芍药养血，甘草、蜂蜜缓痛解毒，两方合用共奏散寒通络、逐痹止痛之功效。

3. 湿痹证

（1）抓主症：肢体关节、肌肉酸楚、重着、疼痛，肿胀散漫。

（2）察次症：同时伴有关节活动不利，肌肤麻木不仁。

（3）审舌脉：舌质淡，苔白腻，脉濡缓。

（4）择治法：除湿通络，祛风散寒。

（5）选方用药思路：久居湿地，或湿邪浸淫，选用蠲痹汤配合薏苡仁汤治疗，蠲痹汤中羌活、独活、桂枝、秦艽等祛风散寒胜湿；辅以当归、川芎、木香、乳香理气养血活血；全方温而不燥，通而不伤。两方合用共奏除湿通络、祛风散寒之功效。

4. 顽痹证

（1）抓主症：痹证日久，关节刺痛，固定不移，按之较硬，或僵硬变形。

（2）察次症：形体顽麻，屈伸不利，或硬结、瘀斑，面色暗黧。

（3）审舌脉：舌质紫暗或有瘀斑，舌苔白腻，脉弦涩。

（4）择治法：化痰行瘀，蠲痹通络。

（5）选方用药思路：痹证日久，选用蠲痹汤配合双合汤或桃红饮加减进行治疗，蠲痹汤中羌活、独活、桂枝、秦艽等祛风散寒胜湿；辅以当归、川芎、木香、乳香理气养血活血；全方温而不燥，通而不伤。共奏化痰行瘀、蠲痹通络之功效。

（二）虚痹证

1. 气血虚痹证

（1）抓主症：痹证日久不愈，骨节酸痛；时轻时重，而以屈伸时为甚，或筋肉时有惊掣跳动。

（2）察次症：面黄少华，心跳乏力，短气，自汗，肌肉瘦削，食少，便溏。

（3）审舌脉：舌淡，苔白或无苔，脉象濡弱或细微。

（4）择治法：调补气血，除痹止痛。

（5）选方用药思路：气血亏虚致病者，可选用黄芪桂枝五物汤加当归。本方和营之滞，助卫之行，《时方妙用》称之为痹证属虚者之总方，加当归更增强养血活血的功效，即所谓"补中有动，行中有补""治风先治血，血行风自灭"。芪归相配又能益气生血。

2. 阳虚痹证

（1）抓主症：痹证日久不愈，骨节疼痛，关节僵硬变形，冷感明显，筋肉萎缩。

（2）察次症：面色淡白无华，形寒肢冷，弯腰驼背，腰膝酸软，尿多便溏，或五更泻。

（3）审舌脉：舌淡白，脉沉弱。

（4）择治法：温阳益气，除痹止痛。

（5）选方用药思路：病久，阳虚者可以选用真武汤进行治疗，方中附子、生姜温经散寒；茯苓、白术健脾除湿；白芍养血止痛，并能缓和附子峻烈之性。

（6）据兼症化裁：气虚者去生姜加人参，即为附子汤，参附相合，温补元阳。再加桂心、干姜、甘草，即附子八物汤，治阳气而阴寒盛，肢体痛如针锥刀刺不可忍。

3. 阴虚痹证

（1）抓主症：痹证日久不愈，骨节疼痛，筋脉拘急牵引，往往在运动时加剧。

（2）察次症：形疲无力，烦躁，盗汗，头晕耳鸣，面赤火升，或持续低热，日晡潮热，腰酸膝软无力，关节或见红肿灼热，或变形，不可屈伸，日轻夜重。口干心烦，纳少，大便干结。

（3）审舌脉：舌质红少苔，脉细。

（4）择治法：滋养肝肾，除痹止痛。

（5）选方用药思路：痹证日久，阴虚为主者，可以选用六味地黄汤加当归、白芍。方用六味地黄汤滋肾阴，加归、芍养肝血。

（6）据兼症化裁：兼阴虚阳亢，肝风内动者，加石决明、牡蛎、桑叶、钩藤、菊花、二至丸等，以平肝潜阳；筋脉肌肉有跳动感，加刺蒺藜、天麻以疏风；关节疼痛选加丹参、鸡血藤、络石藤、木瓜、穿山龙、桑枝、伸筋草、海风藤，以活血通络。

六、中成药选用

舒筋健腰丸：治肾虚痹证。组成：狗脊、金樱子、鸡血藤、千斤拔、牛大力、女贞子、桑寄生、菟丝子、延胡索、两面针、乳香、没药。用法：口服，每次 5g，每日 3 次。

七、单方验方

（一）内服方

（1）老鹳草、豨莶草各 30g，水煎服。

（2）骨碎补 60g，狗肉适量，炖服。

（3）鸡血藤 18～24g，生地 18～30g，防风 9g，秦艽 9g，没药 9g，益母草 12～18g，威灵仙 12g，独活 9g，防己 12g，乳香 9g，水煎服。

（4）宽筋藤、络石藤、鸡血藤、忍冬藤、海风藤各 15g，水煎服。

（二）外治方

（1）艾叶 200g，煎汤热浴。

（2）石菖蒲 120g，小茴香 60g，食盐 500g，同炒热布包外熨患处。

（3）干姜 3g，桂枝、赤芍、当归各 2g，羌活、葛根、川芎、海桐皮、姜黄、乳香各 1g，分装于 25 厘米×15 厘米的布袋中缝口，置蒸锅中加热，至蒸气透出布袋，取出稍微降温至 40～42℃，热敷患处，或加直流电导入。

八、中医特色技术

在股外侧皮神经炎治疗过程中，传统的中医治疗方法，操作简单方便且具有独特的疗效而得到广泛的应用，尤其是针灸疗法治疗本病，其临床疗效为人们所接受。

（一）针刺治疗

1. 火针治疗

火针治疗又被称为"烧针"等，是将针体在火的外焰上烧至通红透亮后，运用轻巧之力迅速刺入腧穴治疗疾病的针刺方法。寒湿均为阴邪，而火能助阳使经络通畅，痹阻于经络的寒湿之邪则易被正气祛除于外。杨翊根据火针温经通络的原理，采用火针刺法治疗该病，取得了良好的疗效。令患者侧卧位，对其皮肤感觉异常部位标记。将火针针体烧通红至透亮，迅速点刺标记区，轻巧快速进出，多点密集成片散刺，直至标记区域被点刺完成为止。杨翊提出进行火针施术时除了熟练掌握手法轻巧、疾进疾出、不可深刺外，还必须注意应把火针烧至红亮使进针阻力小，穿透力强的时候进针，以减轻患者疼痛，达到最佳疗效。

2. 扬刺法治疗

扬刺法有浅刺使邪气扬散出体外之义，可改善病变部血液循环，为病变局部提供丰富血运，促进组织代谢，使疼痛、麻木等症状减轻。崔丽媛等采用此法治疗本病，患者症状明显减轻。

3. "浅刺多针法"治疗

杨翊等凭借丰富的临床经验，参考《黄帝内经》（简称《内经》）中阐述的浅刺法，逐步试探出"浅刺多针法"治疗本病。杨翊等认为股外侧皮神经炎为"络病""皮部病症"，而"浅刺多针法"正符合本病病机，调和营卫之气，激发正气，疏通经脉。治疗组施针时，选取大腿前外侧病变区域，快速多针浅刺，不进行补泻操作，留针30分钟，每日1次。

4. 循经排刺法治疗

吕东沿足胃经、足胆经由上向下浅刺（进针角度以15°为宜），毫针相距3cm，留针过程中配合特定电磁波谱照射治疗，留针半小时，每日1次，10日为1个疗程。

（二）针罐疗法

1. 拔罐法

拔罐法具有管控血管舒张、收缩和调节血管表皮的通透性，促进局部血液的运行的作用；还可调节微循环，加快新陈代谢。针罐疗法可达到行气活血，祛风除湿的治疗作用。吴威等运用沿皮透刺法结合走罐法治疗本病，取穴：髀关、阴市、风市、中渎穴。操作方法：患者仰卧，消毒后，急速进针，针体与皮肤表面成15°沿皮肤浅层透刺，并缓缓地大幅度捻转1分钟，即髀关透阴市2寸；同前，风市透中渎2寸。走罐操作：病变区域常规消毒后，均匀涂抹红花油并按揉数分钟至患者自觉患处发热。根据患者胖瘦，选择合适的火罐，在病变部位来回反复地直线推行火罐，使施术部位的皮肤完全泛红为止。隔日1次，7次为1个疗程。

刘雪芳等运用针罐结合的方法治疗股外侧皮神经炎，取其疗法行气活血、温经通脉之功效，获得了满意的疗效。

2. 叩刺拔罐法

叩刺拔罐法通过刺络法将病变处痹阻的血脉刺破，并用拔罐法祛瘀滞，使其中的血块或致病产物排出体外，起到活血通络的作用。中医认为，不通则痛、通则不痛。现代研究表明，刺络放血可提高病变局部周围的血液流动，增加其对周边组织的营养供应。李月红等采用叩刺拔罐法治疗异常性股痛症，治疗组取穴：阿是穴（感觉异常区）。操作方法：患者侧卧，感觉异常最明显的部位为中心由内向外消毒，用皮肤针进行叩刺，皮肤针的多个针尖均对准叩刺部，运用灵活轻巧的腕部使梅花针针尖与皮肤成90°角进行叩刺，并立刻弹起，如此多次反复进行，在病变局部由外圈向内圈叩刺，直至局部潮红，可见极微量出血。然后根据皮损面积选用不同规格及数目的火罐，快速地将玻璃罐拔在叩刺处，留罐10～15分钟。一般负吸出的血体积为3～5ml，取罐后对叩刺区域清理及消毒。嘱患者施术当天不可清洗叩刺区域，注意对其保护，以免感染影响疗效。《灵枢·官针》云："毛刺者，刺浮薄皮肤也。""毛刺法"为刺皮之法，用于治疗表浅部位感觉异常等病症。梅花针起源于"毛刺"等针法。梅花针配合火罐治疗股外侧皮神经炎，可使病变区域经气受到激发，加快血液流动，改善末梢神经血供，调和营卫，祛风寒湿之邪气。

（三）灸法治疗

灸法是中医针灸学中的重要内容。艾灸疗法是通过温热等物理刺激的作用，进行扶正安邪，平衡阴阳，防病治病，康复保健。《本草纲目》认为艾叶口服可入经络起到祛寒利湿的作用；当用蕾叶施用灸法时，其效力可渗达经脉，治疗百病，可使久病大病之人转危为安。生姜性辛温，可解表散寒，调和营卫，温经通络。姜艾结合施灸，药效直达病变局部，使风寒湿邪升散，经络通，气血行。付蕾应用隔姜灸治疗异常性股痛症，取穴：病变侧环跳、风市、阿是穴等。操作方法：将加工为厚度 3mm 的新鲜姜片用针扎数个细孔，将处理过的姜片放在施灸穴位上，使适中的艾炷燃烧后放在姜片上进行施灸。若患者有烧灼疼痛感可用镊子将姜片移走片刻，再放下进行灸治，如此反复直至艾炷燃尽。每次施灸 3 壮，感觉异常部位有热感，皮色泛红为度。每日 1 次，10 日为 1 个疗程。

（四）穴位注射疗法

本法是依据祖国传统医学理论，在与疾病相关腧穴或特殊体表位置上，注入适量现代药品防病治病的方法。此方法能够将穴位刺激与药物药理作用相结合，临床疗效优于肌内注射等量药物或单纯针刺。孙巧以股外侧皮神经走行最易受到卡压处为进针点，推入川芎注射液 2ml。每周 2 次，4 周为 1 个疗程。川芎为血中气药，可活血行气祛风止痛，用于疏通经络气血瘀滞，恰符合股外侧皮神经炎的病机。川芎药理研究显示，其能加快微循环，使微动、静脉的血流量增加并使流速提高。本法使针刺效力与现代药物的药理作用相配合，直达患病区域，见效快，疗程短。

（五）浮针疗法

浮针疗法是传统针灸学和现代西医相结合的产物，具有适合多种病症、显效快、治愈率高、施术方法简捷、无毒副作用等优势。浮针疗法对于机体的疼痛等感觉异常有很好的疗效。它主要选用特制针具，以患病部位为基础，在病变周围进针，针尖先瞄准病灶，针体沿皮下组织行进，与传统针刺比较，本法需长时间留针。曾继平等嘱患者平卧，消毒后，在距病变区中点 6cm 处与皮肤成 15°～25°角进针，进针深度宜浅不宜深，运针时应保持在 2.5～3.5cm。运针时以进针部位为支撑，手持针座并使其摇摆使针作扇形运动，扫散完毕，拔出针，再用医用胶布将针座平贴于皮肤固定套管，24 小时后起针。

（六）综合疗法

除以上治疗方法外，尚有临床医生将针灸与穴位注射、针灸与刺络拔罐等其他多种综合疗法结合治疗本病。恭国胜等采用皮肤针叩刺与皮下注射两法共同治疗本病。操作方法：患者取侧卧位，常规碘伏无菌消毒后，进行浸润麻醉，2 分钟后麻醉药物作用起效，术者使用皮肤针在患病区域叩刺，以皮色泛红或呈出血点为度。叩刺术结束后冲洗创面。术者无菌操作，使用牙科针头循疼痛麻木区，将按比例混合的利多卡因注射液、麝香注射液、当归注射液推进皮下。之后将推药处用无菌纱布包裹好的热水袋进行熨烫 30 分钟，促进药物循环加强吸收。每 5 日 1 次，4 次为 1 个疗程。

九、各家发挥

（一）孙申田针灸治疗股外侧皮神经炎经验

（1）取穴：髀关、伏兔、风市、血海、$L_1 \sim L_3$ 夹脊穴，配以病变局部选穴、梅花针叩刺法。

（2）手法：浅刺，丛刺法；梅花针叩刺法，以皮肤潮红为佳。

按语：选穴的依据建立在现代解剖生理学股外侧皮神经损伤的分布部位，局部选穴为主。

（二）高维滨治疗股外侧皮神经炎经验

1. 中医药治疗

中医认为外伤瘀血，闭阻经络，气血运行不畅，不通则痛，筋肉失养，萎废不用。

（1）瘀血闭阻

1）主症：肢体瘫痪，烧灼样痛，肢冷发绀，脉细无力。

2）治法：温经活血。

3）方药：复元活血汤加减。

黄芪、桂枝、当归、赤芍、丹参、延胡索、木瓜、姜黄。

（2）筋肉萎废

1）主症：肢体不温，肌肉萎缩，运动无力，脉弱无力。

2）治法：温经益气，生肌起萎。

3）方药：黄芪桂枝五物汤加味。

黄芪、桂枝、当归、赤芍、白术、何首乌、肉苁蓉、枸杞、延胡索、女贞子。

4）辨病论治：疼痛加延胡索、姜黄；寒凉加肉桂、附子；肢热加虎杖、金银花；肌无力、肌萎缩加黄芪、血藤。

2. 针灸治疗

（1）电针疗法

1）处方：$L_1 \sim L_3$ 夹脊穴、肾俞、风市、中渎。

2）操作：针刺时使夹脊穴针感气至病所。将 3 对导线分别连接 3 对夹脊穴，选疏波，电流量以腰部跳动为佳，通电 30 分钟，每日 1 次，6 次后休息 1 日。

（2）水针疗法

1）处方：肾俞、风市。

2）操作：用维生素 B_1 100mg，病重者用 1%～2%盐酸普鲁卡因 1ml，或再加醋酸可的松 1mg，注入穴位内。每周 3 次，6 次为 1 个疗程，休息 1 周。

（王德龙）

第四章　脊　髓　疾　病

第一节　急性脊髓炎

急性脊髓炎（acute myelitis）又称急性横贯性脊髓炎（acute nonspecific myelitis，ANM），是指各种感染后引起的急性横贯性脊髓炎性病变，以病损水平以下肢体瘫痪、传导束性感觉障碍和尿便障碍为特征。本病病因不明，包括不同的临床综合征，可分为感染后脊髓炎、疫苗接种后脊髓炎、脱髓鞘性播散性脊髓炎、坏死性脊髓炎和副肿瘤脊髓炎等。多数患者出现脊髓症状前 1～4 周有上呼吸道感染、发疹、腹泻等病毒感染症状，但在病变神经组织未分离出病毒，脑脊液亦未检出抗体。因此，一般认为，与病毒感染直接致病相比，免疫反应诱发起病可能更为重要。

本病在中医文献中并无相对应的病名，在《内经》虽然已有"痿证""不仁""癃闭"等证名，但并未综合形成急性脊髓炎的概念。目前多基于脊髓炎以痿废不用为临床主要表现，多数医家以"痿证"作为急性脊髓炎的病名。

一、临床诊断要点与鉴别诊断

（一）诊断要点

按 2002 年横贯性脊髓炎联合研究小组（transverse myelitis consortium working group，TMCWG）提出的急性脊髓炎诊断标准：

（1）由于脊髓损伤所导致的进行性的感觉、运动、尿便障碍。

（2）有双侧受累的症状或体征（不一定要双侧对称）。

（3）有确切的感觉平面。

（4）通过影像学检查除外脊髓受压。

（5）脑脊液中细胞增多证明炎症反应，如果没有炎症反应，有 MRI 上的表现并且细胞数在（2～7）×10^6/L 也符合诊断。

（6）病情进展在 4 小时至 21 天达高峰。

（7）排除以下诊断：脊髓血管病，血清学检查或临床证实为结缔组织病，梅毒、HIV、淋巴瘤、HTLV[21]，支原体感染或特殊病毒（如 HSV，VZV 等）所致脊髓炎，头部 MRI 异常，诊断为多发性硬化，曾经诊断为视神经炎。

（二）鉴别诊断

需与以下引起急性肢体瘫痪的疾病鉴别：

1. 视神经脊髓炎

视神经脊髓炎除有脊髓炎的症状外，还有视力下降或视诱发电位异常，视神经病变可出现在脊髓症状之前、同时或之后。

2. 脊髓血管病

①缺血性：脊髓前动脉闭塞综合征容易和急性脊髓炎相混淆，病变水平相应部位出现根痛，短时间内出现截瘫、尿便障碍，但感觉障碍表现为痛温觉缺失、深感觉保留；②出血性：脊髓出血，多由外伤或脊髓血管畸形引起。起病急骤，迅速出现剧烈背痛、截瘫和括约肌功能障碍。CSF 为血性，脊髓 CT 可见出血部位高密度影，脊髓数字减影血管造影（DSA）可发现脊髓血管畸形。

3. 急性脊髓压迫症

脊髓结核或转移癌，均可引起病变椎体骨质破坏、塌陷，压迫脊髓出现急性横贯性损害。病变脊柱棘突常有明显突起或后凸成角畸形，脊柱结核常有低热、纳差、消瘦、精神萎靡、乏力等全身中毒症状及其他结核病灶，脊柱 X 线可见椎体破坏、椎间隙变窄及椎旁寒性脓肿阴影等典型改变。转移性肿瘤以老年人多见，X 线可见椎体破坏，能找到原发灶可确诊。

4. 急性炎症性脱髓鞘性多发神经根神经病

急性炎症性脱髓鞘性多发神经根神经病肢体呈弛缓性瘫痪，末梢型感觉障碍，可伴脑神经损害，括约肌功能障碍少见，即使出现一般也在急性期数天至 1 周内恢复。

二、审析病因病机

（一）感受温热之毒

感受温热毒邪，高热不退，或病后余热燔灼，伤津耗气，令"肺热叶焦"，津液不布不能润泽五脏，遂成四肢肌肉筋脉失养，痿弱不用。此即《素问·痿论》"五脏因肺热叶焦，则皮毛虚弱急薄，著则生痿躄"之谓也。

（二）湿热浸淫

外感湿热之邪，或久居湿地，冒受雨露，感受寒湿之邪郁遏化热，或饮食不节，生冷肥甘太过，损伤脾胃，脾不能运化水湿而内生湿热，若湿热未及清除，濡滞肌肉，浸淫经脉，气血不运，肌肉筋脉失养而发为痿病。此即《素问·生气通天论》所谓"湿热不攘，大筋软短，小筋弛长，软短为拘，弛长为痿"之义。另外，湿热留滞不化，下注于肝肾，久则亦能损伤，导致筋骨失养。《脾胃论》中"夫痿者，湿热乘肾肝也，当急去之，不然则下焦元气竭尽而成软瘫"，即指这种情况。

（三）饮食毒物所伤

脾胃为后天之本，气血生化之源，五脏六腑，四肢百骸赖以温煦滋养。若素体虚弱，或久病成虚，中气受损，脾胃受纳、运化、输布水谷精微的功能失常，再加饮食不节，过食肥甘，嗜酒辛辣，误食毒物，导致脾胃受损，脾胃既不能运化水谷以化生气血而精血产生不足，也不能转输精微，五脏失其润养，筋脉失其滋煦，以致筋骨肌肉失养故发为痿病。脾胃虚弱，不能运化水湿，聚湿生痰，痰湿内停，客于经脉，经气运行不畅，脉道失畅，亦可导致痿证。正如《医宗必读·痿》所云："阳明者胃也，主纳水谷，化精微以滋养表里，故为五脏六腑之海，而下润宗筋……主束骨而利机关""阳明虚则血气少，不能润养宗筋，故弛纵，宗筋纵则带脉不能收引，故足痿不用"。

（四）久病房劳

先天不足，或久病体虚，肝肾亏损；或因房色太过，乘醉入房，精损难复；或因劳役太过而致肝肾亏损；或五志失调，火起于内，耗灼精血，均可致肝肾亏损。肝血不足，肾精亏虚，肝不主筋，肾不主骨，髓枯筋痿，肌肉也随之不用，发为痿病。《素问·痿论》有曰："大经空虚，发为肌痹，传为脉痿。思想无穷，所愿不得，意淫于外，入房太甚，宗筋弛纵，发为筋痿。"

（五）血脉瘀阻

素体虚弱，虚久气血运行不畅，气机阻滞，导致血脉瘀阻，同时外感或内生湿热、湿邪，内生痰湿，死血、饮食积滞阻遏气机，亦导致血脉瘀阻。血脉瘀阻，新血不生，经气运行不畅，脑失神明之用，发为痿证；瘀血流于腰膝，以致气血瘀阻不畅，脉道不利，四肢失其濡润滋养，发为痿证。

痿证病位虽在肌肉筋脉，但关乎五脏，尤以肺胃肝肾最为密切，因肺通调布散津液，津生于胃，肝藏血主筋，肾藏精生髓。故《临证指南医案·痿》强调本病为"肝肾肺胃四经之病"。其病机则为热伤肺津，津液不布；湿热浸淫经络，气血不运；脾胃受损，气血精微生化不足；肝肾亏损，髓枯筋痿。而且这些病机常可互相传变，如肺热叶焦，津失敷布，则五脏失濡，内热互起；肾水不亏，水不制火，则火灼肺金，导致肺热津伤；脾虚与湿热更是互为因果，湿热亦能下注于肝肾，伤及肝肾之阴。归根结底，痿病是由五脏内伤，精血受损，肌肉筋脉失于滋养所致。故其病理性质有虚有实，一般是热证、虚证居多，虚实夹杂者亦不少见。热证以虚热为多，湿热为患则多属实证，虚证为精血亏虚，亦有气虚者；因虚不运，痰湿、死血、湿热、湿邪、积滞等，都可兼夹发生。故《证治汇补》说："内热成痿，此论病之本也，若有感发，必因所挟而致。"

三、明确辨证要点

（一）知晓病因，权衡轻重缓急

首先辨析外感或内伤致病，同时发病尚与岁月变化有关。《素问·气交变大论》曰："岁土太过，雨湿流行，肾水受邪，民病腹痛……足痿不收，行善瘛，脚下痛。"《素问·气交变大论》曰："阳明司天……筋痿不能久立。"外邪感发或内热如温邪、湿邪、湿热、积滞、顽痰、死血成痿，可起病急骤，由肢体力弱或拘急麻木迅速发展致肌肉萎缩，胸闷憋气，呼吸、吞咽困难，为心肺脾气将绝，为"急痿""热痿"之属。内伤成痿，渐至于百节缓纵不收，脏器损伤已可概见，故沉疴难治。

（二）明辨脏腑，审查标本虚实

痿证辨证，重在辨脏腑病变，审标本虚实。

痿证初起，症见发热，咳嗽，咽痛，或在热病之后出现肢体软弱不用者，病变多在肺；凡见四肢痿软，食少便溏，面浮，下肢微肿，纳呆腹胀，病变多在脾胃；凡以下肢痿软无力明显，甚则不能站立，腰脊酸软，头晕耳鸣，遗精阳痿，月经不调，咽干目眩，病位多在肝肾。

痿证以虚为本，或本虚标实。因感受温热毒邪或湿热浸淫者，多急性发病，病程发展较快，属实证；热邪最易耗津伤正，故疾病早期就常见虚实错杂。内伤积损，久病不愈，主要为肝肾阴虚和脾胃虚弱，多属虚证；但又常兼夹郁热、湿热、痰浊、瘀血，而虚中有实。

四、确立治疗方略

（1）痿证应辨缓急：若"急痿""热痿"，起病急骤，发展迅速，适当使用清开灵注射液、参麦注射液等静脉滴注。必要时辅助呼吸，及时救治。

（2）独取阳明即指治痿病应重视调理脾胃：因脾胃为后天之本，肺之津液来源于脾胃，肝肾的精血来源于脾胃的生化，只有脾胃健运，津液精血之源生化，才能充养肢体筋脉，有助于痿病的康复。所谓调理不尽属于补益，脾胃虚弱者固当健脾益胃，而脾胃为湿热所困者，又当清胃火去湿热，皆属治阳明调理之法。所谓"独取"，乃重视之意，不应理解为"唯独"之法。

（3）泻南补北：南方属火，北方属水，即指治痿病应重视滋阴清热，因肝肾精血不足，不能濡养筋脉，且阴虚则火旺，火旺则阴更亏，故滋阴可充养精血以润养筋骨，且滋阴有助降火；外感热毒，当清热解毒，火清热去则不再灼阴耗精，有存阴保津之效。若属虚火当滋阴以降火。若湿热当清热化湿而不伤阴。

（4）治兼夹证：在调理脾胃、滋阴清热的基础上，对痿病的兼夹证要予以兼顾治疗，视其所夹湿热、痰湿、瘀血、积滞等，分别治以清湿热、化痰浊、祛瘀血、消积滞或清郁热等，辨证论治，才能收效。

（5）慎用风药：因治风之剂，皆发散风邪，开通腠理之药，若误用之，阴血愈燥酿成坏病。至于因七情六欲太过而成痿者，必以调理气机为法，盖气化改善，百脉皆通，其病可愈。即吴师机所谓"气血流通即是补"之理。

五、辨证论治

（一）急性期

1.肺热津伤证

（1）抓主症：发病急，病起发热，或热后突然出现肢体软弱无力，可较快发生肌肉瘦削。

（2）察次症：皮肤干燥，心烦口渴，咳呛少痰，咽干不利，小便黄赤或热痛，大便干燥。

（3）审舌脉：舌质红，苔黄，脉细数。

（4）择治法：清热润燥，养阴生津。

（5）选方用药思路：本证为肺燥伤津，五脏失润，筋脉失养。故选用清燥救肺汤加减。北沙参、西洋参、麦冬、生甘草甘润生津；阿胶、胡麻仁养阴血以润燥；生石膏、桑叶、苦杏仁、炙枇杷叶清热宣肺。

（6）据兼症化裁：身热未退，高热，口渴有汗，可重用生石膏，加金银花、连翘、知母以清气分之热，解毒祛邪；咳嗽痰多，加瓜蒌、桑白皮、川贝母宣肺清热化痰；咳呛少痰，咽喉干燥，加桑白皮、天花粉、芦根以润肺清热；身热已退，兼见食欲减退、口干咽干较甚，此胃阴亦伤，宜用益胃汤加石斛、薏苡仁、山药、麦芽。

2. 湿热浸淫证

（1）抓主症：起病急，肢体困重，痿软无力，尤以下肢为甚。

（2）察次症：兼见微肿，手足麻木，扪及微热，喜凉恶热，或有发热，胸脘痞闷，小便赤涩热痛。

（3）审舌脉：舌质红，舌苔黄腻，脉濡数或滑数。

（4）择治法：清热利湿，通利经脉。

（5）选方用药思路：本证为湿热浸渍，壅遏经脉，营卫受阻。故选用加味二妙散加减。苍术、黄柏清热燥湿；萆薢、防己、薏苡仁渗湿分利；蚕沙、木瓜、牛膝利湿，通经活络；龟板滋阴益肾强骨。

（6）据兼症化裁：湿邪偏盛，胸脘痞闷，肢重且肿，加厚朴、茯苓、枳壳、陈皮以理气化湿；夏令时节，加藿香、佩兰芳香化浊，健脾祛湿；热邪偏盛，身热肢痛，小便赤涩热痛，加金银花、连翘、蒲公英、赤小豆清热解毒利湿；湿热伤阴，兼见两足焮热，心烦口干，舌质红或中剥，脉细数，可去苍术，重用龟板，加玄参、山药、生地；若病史较久，兼有瘀血阻滞者，肌肉顽痹不仁，关节活动不利或有痛感，舌质紫暗，脉涩，加丹参、鸡血藤、赤芍、当归、桃仁。

（二）缓解期

1. 脾胃虚弱证

（1）抓主症：肢体软弱无力，神疲肢倦，肌肉萎缩。

（2）察次症：少气懒言，纳呆便溏，面色㿠白或萎黄无华，面浮。

（3）审舌脉：舌淡苔薄白，脉细弱。

（4）择治法：补中益气，健脾升清。

（5）选方用药思路：本证为脾虚不健，生化乏源，气血亏虚，筋脉失养。故选用参苓白术散合补中益气汤加减。人参、白术、山药、扁豆、莲肉、甘草、大枣补脾益气；黄芪、当归益气养血；薏苡仁、茯苓、砂仁、陈皮健脾理气化湿；升麻、柴胡升举清阳。

（6）据兼症化裁：脾胃虚者，易兼夹食积不运，酌佐谷麦芽、山楂、神曲；气血虚甚者，常用黄芪、党参、当归，加阿胶；气血不足兼有血瘀，唇舌紫暗，脉兼涩象者，加丹参、川芎、川牛膝；肥人痰多或脾虚湿盛，可用六君子汤加减。

2. 肝肾亏损证

（1）抓主症：四肢痿弱无力，腰脊酸软，不能久立。

（2）察次症：或伴眩晕、耳鸣、遗精早泄，或月经不调，甚至步履全废，腿胫大肉渐脱。

（3）审舌脉：舌红少苔，脉沉细数。

（4）择治法：补益肝肾，滋阴清热。

（5）选方用药思路：本方为肝肾亏虚，阴精不足，筋脉失养，故选用虎潜丸。方中虎骨（可用狗骨代）、牛膝壮筋骨利关节；锁阳温肾益精；当归、白芍养血柔肝荣筋；黄柏、知母、熟地、龟板滋阴补肾清热；少佐陈皮以利气，干姜以通阳。本方治肝肾阴亏有热的痿病，为肝肾亏损证的基本方。

（6）据兼症化裁：热甚者去锁阳、干姜，或用六味地黄丸加牛骨髓、猪骨髓、鹿角胶、枸杞子、砂仁治之。若兼见面色萎黄不华，心悸，舌淡红，脉细弱者，加黄芪、党参、当归、鸡血藤以补养气血。若久病阴损及阳，症见怕冷，阳痿，小便清长，舌淡，脉沉细无力者，不可用凉药以伐生气，虎潜丸去黄柏、知母，酌加鹿角片、补骨脂、肉桂、附子等补肾壮阳。

3. 血脉瘀阻证

（1）抓主症：久病体虚，四肢瘦削，手足麻木不仁，四肢青筋显露。

（2）察次症：可伴有肌肉活动时隐痛不适，舌痿不能伸缩。

（3）审舌脉：舌质暗淡或有瘀斑、瘀点，脉细涩。

（4）择治法：益气养营，活血行瘀。

（5）选方用药思路：本证由于气虚血瘀，阻滞经络，筋脉失养所致，故选用圣愈汤合补阳还五汤加减。人参、黄芪益气；当归、川芎、熟地、白芍养血和血；川牛膝、地龙、桃仁、红花、鸡血藤活血化瘀通脉。

（6）据兼症化裁：手足麻木，舌苔厚腻者，加橘络、木瓜；下肢痿软无力者，加杜仲、锁阳、桑寄生。若见肌肤甲错，形体消瘦，手足痿弱，为瘀血久留，可用圣愈汤送服大黄䗪虫丸，补虚活血，以丸图缓。

六、中成药选用

（1）参茸强肾胶囊：用于肝肾亏虚证。组成：人参、鹿茸、黄芪、何首乌、杜仲、续断、乌梢蛇、鸡血藤等。用法：每次6粒，每日3次。

（2）扎冲十三味丸：用于血脉瘀阻证。组成：诃子、制草乌、木香、石菖蒲、沉香、甘草、禹粮土、麝香、珊瑚、丁香、磁石、肉豆蔻、珍珠等。用法：每晚睡前口服，每次9粒。

（3）马钱子胶囊：用于血脉瘀阻证。组成：马钱子炒炮去毛，研细末装入胶囊。用法：口服，每次1粒，每日1次。

（4）四妙丸：用于湿热浸淫证。组成：苍术、牛膝、黄柏（盐炒）、薏苡仁。用法：口服，每次6g，每日2次。

七、单方验方

（1）加味补阳还五汤：忍冬藤30g，玄参15g，生黄芪30g，当归15g，地龙15g，桃仁15g，红花10g，川芎10g，赤芍30g，牛膝15g，奏清补凉润、益气生血、化瘀通络之功。其标本兼治，通补兼施，对急性脊髓炎及其恢复期的治疗，有较佳疗效。

（2）中药健脾利湿活血汤：党参15g，茯苓20g，白术15g，陈皮10g，法半夏10g，苍术10g，黄柏10g，龟板10g，牛膝15g，全蝎粉6g（冲服），当归15g，赤芍10g，川芎10g，红花5g，土鳖虫10g，甘草5g，共奏健脾利湿、活血通络、强筋振痿之功，能明显减轻激素的不良反应。

（3）黄芪赤风汤：生黄芪 60g，赤芍 9g，防风 6g，丹参 12g，当归 12g，川芎 6g，川牛膝 9g，地龙 9g，黄柏 6g，苍术 6g，川牛膝 9g，地龙 9g，黄柏 6g，苍术 6g，薏苡仁 12g，桑枝 12g，伸筋草 12g，豨莶草 12g，每日 1 剂。治疗气虚血瘀，兼夹湿热的痿证。

（4）加味玉女煎：石膏、板蓝根各 30g，知母、牛膝、牡丹皮、木瓜各 10g，麦冬 12g，生地 40g，制首乌、鸡血藤、钩藤各 15g，每日 1 剂，水煎服，分 2 次服。

（5）地黄饮子加减：生熟地各 9g，山茱萸 9g，肉苁蓉 9g，巴戟天 6g，黑附子 3g，肉桂 2g，天麦冬各 6g，石斛 9g，制首乌 9g，全当归 12g，白芍 9g，黄精 9g，牛膝 9g，丝瓜络 9g，每日 1 剂，睡前服。

八、中医特色技术

（一）针灸

急性期的针灸治疗，重在通闭开窍，缩短脊髓休克时间，可选用徐氏十三鬼穴治疗。恢复期则重用督脉、华佗夹脊电针与膀胱经、阳明经穴，配合运用芒针、穴位注射等；久病患者则多重用灸法或火针疗法，可使肢体肌力、感觉及括约肌功能明显改善，促进患者的康复。

1. 十三鬼穴刺法

十三鬼穴刺法应用于急性脊髓炎急性期治疗。《千金翼方》有云"百邪所病者，针有十三穴"。十三鬼穴中，督脉三穴，任脉二穴，心包经二穴，肺、大肠、脾、胃、膀胱经各一穴，经外奇穴一穴。人中别名鬼宫，上星别名鬼堂，风府别名鬼枕，水沟、少商别名鬼信，会阴别名鬼藏，承浆别名鬼市，大陵别名鬼心，劳宫别名鬼窟，曲池别名鬼腿、鬼巨，隐白别名鬼垒、鬼眼，颊车别名鬼眯，申脉别名鬼路，海泉（舌下中缝）别名鬼针。针刺方法在杨继洲《针灸大成》中得到了详尽的叙述，如首针水沟、左入右出，次针少商、刺入三分，三针隐白、刺二分，四针大陵入五分，五针申脉、火针三下，六针风府、刺入一寸，七针颊车、温针刺，八针承浆、横针刺，继针间使、上星、会阴，十二针曲池、火针刺，十三刺舌下中缝（海泉）。且如遇双穴，男从左起，女从右起，并且针刺时方向应相对而针，单穴由左刺向右。

2. 常规毫针刺法

急性脊髓炎属于"痿证"范畴，恢复期可采用针灸治疗痿证的方法进行治疗。以针刺手、足阳明经穴和华佗夹脊穴为主。阳明经多血多气，选上、下肢阳明经穴位，可疏通经络、调理气血。夹脊穴为督脉之旁络，又与膀胱经第一侧线的脏腑背俞穴相通，可调脏腑阴阳、行气血。治法为祛邪通络，濡养筋脉。

（1）主穴：选取上肢的肩髃、曲池、合谷、颈胸部夹脊穴，下肢的髀关、伏兔、足三里、阳陵泉、三阴交、腰部夹脊穴。

（2）辨证加减：肺热津伤加尺泽、肺俞、二间；湿热袭络加阴陵泉、大椎、内庭；脾胃虚弱加太白、中脘、关元；肝肾亏损加太溪、肾俞、肝俞。上肢肌肉萎缩加手阳明经排刺；下肢肌肉萎缩加足阳明经排刺。二便功能障碍加中髎、次髎、会阳为主穴，尿频、多尿者，加肾俞、命门。大便干燥者，加阳池、支沟、合谷，排便排尿无力者，加气海、足三里、三阴交。

3. 盘龙针法

盘龙针法即从上至下沿脊柱两侧左右交替针刺相应华佗夹脊穴，视之犹如一条长龙盘踞于背部，故名"盘龙针法"。华佗夹脊穴始见于晋代葛洪的《肘后备急方》，位于脊椎棘突间两侧背部正中线外侧 0.5 寸处，自 T_1～L_5，左右共 34 穴。"盘龙针法"是选取 1.5～2 寸的针灸针，浅刺华佗夹脊穴约 0.5 寸，达到预定深度时，患者有沉困、走窜、触电样等感觉，术者也会感到手下沉紧，可配合电针，以醒脑开窍针刺法治疗。

4. 电针

在瘫痪肌肉处选取穴位，针刺得气后接电针仪，用断续波中强度刺激，以患肢出现规律性收缩为佳。每次 20～30 分钟。还有采取夹脊电针的方法治疗恢复期急性脊髓炎，主穴督脉上病灶上、下椎间隙各取 1 穴，病灶上夹脊穴两针，病灶下夹脊穴两针，以毫针直刺 0.5 寸，督脉两穴接通电针仪，同侧夹脊穴上下接通电针仪，上方接正极，下方接负极，电针仪的输出波型选用疏密波，刺激时间 15～20 分钟，15 次为 1 个疗程。

5. 皮肤针

用皮肤针反复叩刺背部肺俞、脾俞、胃俞、膈俞和手足阳明经。隔日 1 次。

6. 芒针

取大椎透长强，肩髃透曲池，足三里透悬钟，用插刺法进针，循经引向法运针，留针 30 分钟，隔日 1 次。芒针治疗通过循经沿皮横刺，既可取得针刺穴位的治疗作用，又可取得透刺经过部位穴位的治疗作用，调节脏腑的功能，调整机体的阴阳平衡，疏通经脉的气血运行，增加筋脉的濡养，使机体得以康复。

7. 艾灸

徐鹏斐在实施常规的治疗护理外，在留置尿管的第 1 天开始对患者的关元穴、气海穴、中极穴、三阴交穴进行施灸，每穴 15～20 分钟，每日 1 次，艾灸 5～7 天后，患者有尿意时开放导尿管，若流出尿液达 300ml，可遵医嘱试拔除导尿管，于膀胱充盈时拔管，随后即协助患者排尿，可取坐位，嘱患者做用力排尿动作，并给患者听流水声以诱导排尿。拔除导尿管自行排尿后继续穴位艾灸 5～7 天。

（二）推拿

徐氏运用上肭手法救治痿证，操作讲究手法纯熟、准确、灵活、迅捷、到位，在很短的时间内使相关关节骨缝打开，人体关节处为肾气及骨之精气流行，散发于周围筋脉肌皮，在维持周身筋肉气血营养方面有重要作用，将"锈"住的关节"醒"过来，之后骨中肾气及骨之精气等元气流行而出，充养周围组织肌肉不治而愈。

九、各家发挥

（一）孙申田针灸经验

全国名老中医孙申田取大椎、命门、夹脊穴（损伤节段）、双侧运动区（中央后回区），局部按"痿证"选穴，双侧上肢的肩髃、曲池、手三里、合谷，下肢的髀关、伏兔、足三里、阳陵泉、三阴交。大椎穴针刺 2～2.5 寸深，达到硬膜外，命门穴针刺 2～2.5 寸深，应用"督脉电针疗法"通以电针,通电后以双下肢不自主抽动效果佳。损伤节段夹脊穴通以电针(断续波)。运动区应用"经颅重复针刺法"配以电针。经颅重复针刺手法要求捻转稍加提插,由徐到疾,捻转速度在 200 转/分钟以上,连续 3～5 分钟。休息 5 分钟后再重复刺激,一般施术 3 次。大椎、命门穴通以电针,通过脊髓损伤节段促进脊髓损伤的修复,夹脊穴得气后通电针也可以促进修复损伤的脊髓节段;运动区(中央后回区)应用"经颅重复针刺法"达到兴奋大脑皮质细胞的作用,并促进脊髓修复;根据"治痿独取阳明"的原则在瘫痪部位局部选取阳明经穴,同时配以系统康复治疗更增加针灸的疗效(针刺对不完全损伤的截瘫患者有一定的疗效,对横贯完全损伤则无效,所以病例选择很重要)。

对于急性脊髓炎引起的二便失禁,孙申田针刺取穴足运感(中央旁小叶区)(双侧)。足运感(中央旁小叶区)应用"经颅重复针刺法","经颅重复针刺法"刺激达到一定量可以作用于中央旁小叶,调节大脑对二便的控制功能。

(二)高维滨针灸经验

1. 夹脊电场疗法

夹脊电场疗法取脊髓病变节段上下两侧各一对夹脊穴。针柄接电针仪导线,同 1 组导线连同侧 1 对夹脊穴,正极在上,负极在下。弛缓性瘫者用疏密波,输出强度(电流量)以双下肢瘫痪肌肉出现有节律的收缩为度;痉挛性瘫者用密波,输出频率 100Hz,输出强度以针刺局部的肌肉出现轻微痉挛为度。每日 1～2 次,每次 30 分钟,6 次后休息 1 日,或 12 次后休息 3 日。线连接同侧夹脊穴,通电后形成电场,脊髓神经在电场中可以再生。

2. 电针疗法

电针疗法上肢用扶突(臂丛神经)、曲池(桡神经),下肢用冲门(股神经)、阳陵泉(腓总神经)、腰俞(马尾神经)穴。棘突之间各 1 穴均刺入 4～6cm,针尖达神经干根部。腰俞穴针尖向上,用针灸仪,痉挛性瘫用密波,弛缓性瘫用疏波,每次 10 分钟,每日 1 次,6 次后休息 1 日。取神经干的腧穴,通以电流,有利于防止神经支配区的肌萎缩。

3. 毫针疗法

毫针疗法主穴取环跳、足三里。配穴:委中、风市、阳陵泉、太冲穴。用泻法。主穴先刺入 1 针,产生针感后,在原穴位上再刺入 1 针,以增强针感,医者双手各持 1 针,捻转同时观察患者反应,防止晕针,行针 1～2 分钟。其他穴位针用普通针法,每日 1 次,每次留针 30 分钟,其间行针 2 次,3 日后休息 1 日。针刺上述腧穴有减轻肌肉萎缩作用。

对于急性脊髓炎引起的神经源性排尿障碍,临床上根据膀胱逼尿肌张力的变化情况可分为低张力性膀胱和高张力性膀胱,治疗方法上完全不同,根据黑龙江中医药大学高维滨针灸经验,有以下针法:

(1)治法 1

1)取穴:远近配穴法。四神聪、肾俞、会阳穴。

2)操作:补法。次髎、会阳针感传向阴部。每日 1 次,留针 30 分钟,其间行针 2 次,6 次后休息 1 日。

3)方解:四神聪穴的颅内为中央旁小叶是高级排尿中枢,可以调整排尿功能,肾俞穴有交感神经纤维,可以使尿道外括约肌收缩,会阳穴有阴部神经,可以使尿道外括约肌收缩而抑制排尿,应用于尿失禁。

（2）治法2

1）取穴：会阳、肾俞。

2）操作：用电针治疗仪，正极接肾俞，负极接会阳，选疏波，留针30分钟，每日1次，10次为1个疗程，对尿失禁有效。

（3）治法3

1）取穴：近部取穴法。关元透中极、水道透中极、三阴交、阴陵泉。

2）操作：针感达腹部、会阴者佳。补法，每日1次，每次均达到排尿时为止。电针疗法。

3）方解：针刺关元、中极、水道穴可以使膀胱逼尿肌收缩，针刺三阴交、阴陵泉可以使尿道外括约肌松弛而排尿。本法适用于尿潴留。

（4）治法4

1）取穴：关元透中极、水道透中极、三阴交、阴陵泉。

2）操作：针刺得气后，接脉冲电针机用疏波，电流量由小到大。正极接中极、关元或水道，负极接三阴交、阴陵泉，每日1次，直至排尿为止，适用于尿潴留。

（田洪昭）

第二节　脊髓空洞症

脊髓空洞症（syringomyelia）是慢性进行性脊髓变性疾病，病变多位于颈、胸髓；亦可累及延髓，称为延髓空洞症（syringobulbia），两者可单独发生或并发，典型临床表现是截断性分离性感觉障碍，病变节段支配区肌萎缩及营养障碍。脊（延）髓空洞症病因尚不清楚，多数学者认为脊（延）髓空洞症不是一种单独病因所引起的一种独立疾病，而是多种致病因素所致的综合征。其病因为先天性发育异常、机械因素、脊髓血液循环异常等。

中医将脊髓空洞症多归于痿证、痹证范畴，根据临床表现不同，又有风痹、虚劳、肾劳等命名。

一、临床诊断要点与鉴别诊断

（一）临床诊断

病损节段相应皮区痛觉缺失而触觉保留是诊断的主要依据。空洞症常始于中央管背部灰质的一侧或双侧后角底部，常见症状是单侧手部、臂部痛温觉减退。侵犯前联合时可有双侧手部、臂部或颈胸段痛温觉减退。前角细胞损伤引起肌肉萎缩、肌束颤动，病损相应节段腱反射减低或消失。病损扩大，损伤皮质脊髓侧束引起下肢无力，呈现不完全性痉挛性轻瘫。

侧角损害可见皮肤角化，指甲发脆，易致溃疡，骨质脱钙产生夏-科关节等。重者可有神经源性膀胱及大便失禁现象。

常伴有平底颅、颈肋、脊柱侧弯、后突畸形、脊柱裂、弓形足等。

空洞处椎管梗阻时脑脊液蛋白可增高。脊髓CT、MRI扫描可见病变部位脊髓肿胀。磁共振检查可明显显示脊髓内有条形囊腔。病变肢体肌电图检查有失神经性损害。

（二）鉴别诊断

1. 脊髓内肿瘤

脊髓内肿瘤梗阻时 CSF 蛋白量可增高。但肿瘤病变节段短，进展较快，膀胱功能障碍出现较早，锥体束征多为双侧，可发展为横贯性损害，营养性障碍少见，MRI 可确诊。

2. 脊髓型颈椎病

脊髓型颈椎病亦可出现手及上肢肌萎缩，但不显著。常见根痛、感觉障碍呈根性分布，颈部活动受限。颈椎 X 线片、CT 和 MRI 检查可资鉴别。

3. 肌萎缩性侧索硬化症

肌萎缩性侧索硬化症多中年起病，为上、下运动神经元同时受累，严重肌无力，肌萎缩与腱反射亢进、病理反射并存，无感觉障碍和营养障碍，MRI 检查无异常。

4. 脑干肿瘤

延髓空洞症应与脑干肿瘤鉴别，后者多为青少年发病，病程较短，早期临床常见脑神经损害的症状，晚期可出现交叉瘫等脑桥病变特征，一般无延髓症状、体征。MRI 检查可鉴别。

二、审析病因病机

（一）肝肾不足

肝藏血，主筋，为罢极之本；肾藏精，主骨，为先天之本，作强之官。肾精肝血充盛，则筋骨坚强，活动正常，如因房劳、久病导致精血亏损，精虚则不能灌溉，血虚不能营养，复因阴虚内热，灼液伤津，筋骨经脉因而失去濡养，致成本病。先天之气未充，父母精血虚衰，胎元失养，以致先天肾精不足，髓海失充，发育异常是本病发生的根本病因，同时，肝的疏泄促进脾胃的运化，《素问·宝命全角论》说"土得木而达"，肌肉筋脉失养而发为痿，如肝的疏泄功能异常，影响脾的升清和降浊功能，气血运化失常，所以治疗应补益肝肾为先。

（二）脾胃虚弱

脾胃为"后天之本"，如李东垣在《脾胃论·脾胃盛衰论》中说："百病皆由脾胃衰而生也。"脾的运化水谷精微功能旺盛，则机体的消化吸收功能才能健全，才能为化生精、气、血、津液提供足够的养料，才能使脏腑、经络、四肢百骸，以及筋肉皮毛等组织得到充分的营养。素体脾弱或因病致虚，使脾胃受纳运化功能失常，气血生化之源不足则脊髓肌肉筋脉失养，肌肉萎缩，肢体废用等。若过食肥甘厚味，饮食不节，损伤脾胃，以致湿热蕴积，壅滞络脉，影响气血运行，亦可渐致成痿。

（三）瘀血阻络

肝肾不足，髓海空虚，筋骨失养；脾胃虚弱，生化无源，后天失养属病之本。气不畅达，血不盈脉，瘀血内停，痰瘀胶结，经络阻滞，气血失和为病之标。脊髓空洞症病变多损伤脊髓后角，患者出现偏侧肢体或躯干疼痛。《素问·举痛论》曰："经脉流行不止，环周不休……泣而不行，客于脉外则血少，客于脉中则气不通，故卒然而痛。"叶天士曾言："邪与气血而凝，结聚络脉。"脊髓空洞症患者可因奇经之阳匮乏，温煦推动无力，气血运行不畅，络脉瘀阻，"不通则痛"。亦可因肾阳不足，络脉失于温煦，或因寒邪外伤脊络细急，而见自发性疼痛，正所谓"寒气客于脉外则脉寒，脉寒则缩蜷，缩蜷则脉细急，细急则外引小络，故卒然而痛"。

（四）督脉空虚

从经络方面，本病病因为督脉空虚，髓海不足，脊髓为脊椎中央的结构，具有神经中枢功能。现代解剖学中脊髓的部位和功能，大多与中医督脉的循行和作用相吻合。《奇经八脉考·督脉》曰："督脉为阳脉之海，其脉起于肾下胞中，至于少腹，以下行于腰横骨之中央……在骶骨端与少阴会，并脊里上行。"《灵枢·本输》说："颈中央之脉，督脉也。"督脉是阳脉之海，"阳气者，精则养神，柔则养筋"。奇经阳气在推动气血运行、温煦濡养筋脉中具有重要作用，督脉虚乏，髓海不足，精亏而气血不足，肌肉百骸失于温煦濡养则表现为肌肉萎缩无力、腰膝酸软，故《灵枢·海论》说："髓海有余，则轻劲多力，自过其度，髓海不足……胫酸眩冒，目无所见，懈怠安卧。"阳气失于温煦之职，故见畏寒肢冷；膀胱气化失司，故小便频数；髓海不足，督脉空虚，则有眩晕、眼球震颤、平衡障碍及步态不稳，故《灵枢·海论》曰："髓海不足，则脑转耳鸣。"《灵枢·经脉》云："督脉之别……实则脊强，虚则头重，高摇之。"因此，脊髓空洞症原因之一在于督脉空虚，髓海不足，而肝肾不足，髓海失养又是导致督脉空虚的根本原因。

脊髓空洞症属于中医的痿证，病变部位主要在肝脾肾，按照经络分析为督脉病变。肾在体为骨，肝在体合筋，脾合肌肉四肢。肾精亏损、肝肾不足、督脉空虚是脊髓空洞症的基本病机。此外气虚、血瘀、痰阻也会导致髓海失养、肾精空虚。故此病可分为肝肾亏虚、脾胃虚弱、瘀血阻络三型。此病以腰膝酸软、倦怠乏力、肌肤麻木而不知温痛、肌肉萎缩、多汗或无汗、二便障碍为主症，由于此病症状复杂多样，可出现五脏受损的临床表现，但以先天肾精亏虚，髓海不足而脏腑失于温养，功能衰减，出现肌肤麻木不知温痛、肌肉萎缩、无力为辨证关键。其病根在肾，病性主虚。

三、明确辨证要点

（一）辨脏腑病变，审标本虚实

痿证辨证，重在辨脏腑病变，审标本虚实。本病以虚为本，或本虚标实。凡见四肢痿软，食少便溏，面浮，下肢微肿，纳呆腹胀，病变多在脾胃；凡以下肢痿软无力明显，甚则不能站立，腰脊酸软，头晕耳鸣，遗精阳痿，月经不调，咽干目眩，病位多在肝肾。肝肾不足，脾胃虚弱导致的痿证多属虚症，但又常兼夹瘀血、湿热、痰浊，为虚实夹杂。

（二）辨所归经络

按照经络辨证，病为奇络，本在奇经，标在络脉，本为奇经督脉空虚，髓海不足；标为络脉细急、瘀阻，络虚不荣。

四、确立治疗方略

痿证的治疗，虚证宜扶正补虚为主，肝肾亏虚者，宜滋阴清热，补益肝肾；脾胃虚弱者，宜益气健脾；血脉瘀阻者，宜活血行瘀。虚实兼夹者，又当兼顾之。

明代吴崑在《医方考》中指出："肾主督脉，督脉者行于脊里，肾坏则督脉虚，故令人腰不举，骨枯髓减者，枯涸之极也。"肾虚则脾失温煦，运化失常，水谷精微不布，肌肉筋脉失养而致四肢无力、肌肉萎缩肾虚，日久，子病及母，肺失宣降，肌腠失养，出现肌肤麻木不仁。结合脊髓空洞症临床表现，如受损节段内的分离性感觉障碍，病变节段支配区肌肉萎缩等均以四末多见，但病变在脊髓，病机根于精气亏损，督脉空虚，髓海不足。因此，益髓助督、扶元起痿是治疗的根本。在临床上应选走奇经、入八脉、温督脉、补元气之药，如人参、熟地黄、鹿茸、何首乌、淫羊藿、紫河车等，填精益髓，温助督阳，才能取效明显。除配合内服药物外，配合针灸是治疗本病的重要原则。《素问·痿论》曰："各补其荥而通其俞，调其虚实，和其顺逆。"

五、辨证论治

1. 肝肾亏虚证

（1）抓主症：起病缓慢，渐见肢体痿软无力，腰膝酸软，不能久立，甚至步履全废，腿胫大肉渐脱。

（2）察次症：或伴有眩晕耳鸣，舌咽干燥，遗精，早泄，遗尿，或妇女月经不调。

（3）审舌脉：舌质红绛或舌红少苔，脉细数。

（4）择治法：补益肝肾，滋阴清热。

（5）选方用药思路：本证为肝肾亏虚，阴精不足，筋脉失养。选用虎潜丸加减，方中虎骨（用狗骨代）、牛膝壮筋骨利关节；熟地、龟板、知母、黄柏填精补髓，滋阴补肾，清虚热；锁阳温肾益精；当归、白芍药养血柔肝；陈皮、干姜理气温中和胃，既防苦寒败胃，又使滋补而不滞。

（6）据兼症化裁：若久病阴损及阳，症见怕冷，阳痿，小便清长，舌淡，脉沉细无力者，不可用凉药以伐生气，虎潜丸去黄柏、知母，酌加鹿角片、补骨脂、肉桂、附子等补肾壮阳。若证见面色无华或萎黄，头昏心悸，加黄芪、党参、何首乌、龙眼肉、当归以补气养血；腰膝酸软，加续断、补骨脂、狗脊补肾壮腰。热甚者，服用六味地黄丸加牛骨髓、鹿角胶、枸杞子滋阴补肾，以去虚火；阳虚畏寒，脉沉弱，加右归丸加减。

2. 脾胃虚弱证

（1）抓主症：起病缓慢，肢体软弱无力逐渐加重，神疲肢倦，肌肉萎缩。

（2）察次症：少气懒言，纳呆便溏，面色㿠白或萎黄无华，面浮。

（3）审舌脉：舌淡苔薄白，脉细弱。

（4）择治法：补脾益气，健运升清。

（5）选方用药思路：本证为脾虚不健，生化乏源，气血亏虚，筋脉失养。故选用参苓白术散合补中益气汤加减。人参、白术、山药、扁豆、莲肉、甘草、大枣益气健脾；黄芪、当归益气养血；薏苡仁、茯苓、砂仁、陈皮健脾理气化湿；升麻、柴胡升举清阳；桔梗载药上行，输注于肺。

（6）据兼症化裁：脾胃虚者，易兼夹食积不运，酌佐谷麦芽、山楂、神曲；气血虚甚者，常用黄芪、党参、当归，加阿胶；气血不足兼有血瘀，唇舌紫暗，脉兼涩象者，加丹参、川芎、川牛膝。肥人痰多或脾虚湿盛，可用六君子汤加减。

3.脉络瘀阻证

（1）抓主症：久病体虚，四肢瘦削，手足麻木不仁，四肢青筋显露，唇紫舌青。

（2）察次症：可伴有经络间抽掣作痛，或有痛点，舌痿不能伸缩。

（3）审舌脉：舌质暗淡或有瘀斑、瘀点，脉细涩。

（4）择治法：益气养营，活血行瘀。

（5）选方用药思路：本证由气虚血瘀，阻滞经络，筋脉失养所致，选用圣愈汤合补阳还五汤加减。方中人参、黄芪益气；当归、川芎、熟地、白芍养血和血；川牛膝、地龙、桃仁、红花、鸡血藤活血化瘀通脉。

（6）据兼症化裁：手足麻木，舌苔厚腻者，加橘络、木瓜；下肢痿软无力者，加杜仲、锁阳、桑寄生。若见肌肤甲错，形体消瘦，手足痿弱，为瘀血久留，可用圣愈汤送服大黄䗪虫丸，补虚活血，以丸图缓。

六、中成药选用

（1）三才封髓丸：出自《卫生宝鉴》，用于肝肾亏虚证。组成：天冬、人参、地黄、砂仁、黄柏、甘草、制砂仁。用法：口服，每次9g，每日2次。

（2）益髓灵胶囊：用于肝肾亏虚证。组成：人参、鹿茸、菟丝子、何首乌、枸杞子、全蝎、水蛭、鸡血藤等。用法：每次8粒，每日3次，1个月为1个疗程，服用3个疗程。

（3）龟鹿益髓胶囊：用于肝肾亏虚证。组成：人参、鹿茸、龟甲、菟丝子、何首乌、羊脊髓、全蝎、鸡血藤等。用法：每次10粒，每日3次。

（4）枸杞丸：用于肝肾亏虚证。组成：枸杞子、黄精各等量。将上药择净，研为细末，炼蜜为丸如梧子大。用法：空腹温水送下，每次50丸，每日2次。

（5）振颓丸：用于脉络瘀阻证。组成：人参、白术（炒）、当归、马钱子（酒制）、乳香、没药、全蜈蚣（大者不用炙）、穿山甲（蛤粉炒）。用法：温酒送下，每次6g，日再服。

七、单方验方

（1）增髓饮方：黄芪30g，柴胡、䗪虫、桔梗各10g，熟地、淫羊藿、菟丝子各15g，金毛狗脊、太子参各20g，甘草7.5g，升麻5g。温阳益气，补肾填精。

（2）补阳还五汤：生黄芪120g，当归尾15g，赤芍15g，地龙8g，川芎10g，红花8g，桃仁10g，补阳还五汤用于脊髓空洞症之所以取得良好的疗效，主要有以下两方面的原因：其一，对神经胶质的病理性增生有抑制作用，减少粘连。其二，可以改善脊髓的营养，促进神经损伤的修复。

（3）补肾活血汤：何首乌、肉苁蓉、续断、黄芪、党参、当归、丹参、桑枝。补肾活血、益气生肌。

（4）张锡纯《医学衷中参西录》中振颓汤治疗痿废：生黄芪、知母、野台参、白术、当归、生乳香、生没药、威灵仙、干姜、牛膝。热者加生石膏，寒者去知母加乌附子；筋骨受风者加明天麻；脉弦硬而大者，加龙骨、牡蛎，或加山萸肉亦佳；骨痿废者加鹿角胶、虎骨胶；手足痿者，加桂枝尖。

（5）治痿汤（赵锡武方）：淫羊藿30g，熟地黄18g，巴戟天12g，附片18g（先煎），龙骨 18g（先煎），天麻 12g，杜仲 12g，白蒺藜 30g，茯苓 18g，桂枝 15g，白术 24g，山药 18g。功效培补肝肾，健脾利湿。

（6）紫河车粉：每服 3g，每日 2 次。用于气血不足，肾精亏虚之痿病。

八、中医特色技术

（一）针灸

中医认为本病的病因病机多由肝、肾、脾三脏亏虚，气血不足，髓海不充，肌肉筋脉失养所致。针灸治疗取背俞穴、夹脊穴及手足阳明经穴为主，针刺多用补法。脾肾阳虚型可加灸法，瘀血阻络型可加梅花针浅刺。

1. 常规毫针刺法

常规毫针刺法以手、足阳明经穴和华佗夹脊穴为主。阳明经多血多气，选上、下肢阳明经穴位，可疏通经络、调理气血。夹脊穴为督脉之旁络，又与膀胱经第一侧线的脏腑背俞相通，可调脏腑阴阳、行气血。治法为祛邪通络，濡养筋脉。

主穴：选取上肢的肩髃、曲池、合谷、颈胸部夹脊穴，下肢的髀关、伏兔、足三里、阳陵泉、三阴交、腰部夹脊穴。

辨证加减：脾胃虚弱者，加脾俞、胃俞、章门、中脘以补益脾胃；肝肾亏虚者，加肝俞、肾俞、太冲、太溪以补益肝肾；脉络瘀阻者，加内关、血海。上肢肌肉萎缩加手阳明经排刺；下肢肌肉萎缩加足阳明经排刺。足三里、三阴交用补法，余穴用泻法或平补平泻法，夹脊穴用平补平泻法。

2. 针刺以进火补法

夹脊穴配以大椎、命门、腰阳关、肝俞、脾俞、肾俞（双侧）。痰湿阻络加阴陵泉、丰隆；气血虚弱加足三里、血海。以右手持针，迅速刺入或者捻转刺入穴位。由浅入深、紧按慢提、三退三进。当患者感觉酸胀感的时候，令患者用鼻吸气、以口呼气 3 次。以此用拇指向前小幅度捻转针柄。患处随即会感觉到热胀感。若无热胀感，可按照前法再做 2～3 次，多数患者可感觉到热胀感。若针刺过程中，感觉入针迟钝，可用拇指向下弹刮针柄 1 分钟，以达到取热的目的。每次 50 分钟，头针配合针刺夹脊穴以进火补法的方式可更好地增强治疗效果，并对神经系统功能恢复有一定的作用。

3. 电针治疗

电针治疗取穴为肩髃、曲池、手三里、合谷、病变相应节段夹脊穴。常规针刺，肩髃向下斜刺 0.8～1.5 寸，其他穴位直刺 0.5～1 寸，夹脊穴成 75°向脊柱方向斜刺。得气后，选取曲池、手三里及病变节段同侧两个夹脊穴，用断续波中强度刺激，使患者出现酸、胀、热等感觉或局部肌肉作节律性收缩，留针 20 分钟。根据"治痿独取阳明"，取阳明经穴肩髃、曲池、手三里、合谷；督脉为阳脉之海，循行于脊里，"阳气者，精则养神，柔则养筋"，选用病变相应节段夹脊穴，即现代解剖学中脊髓的部位，采用电针治疗，其频率、波形、强度、刺激时间等相对固定，具有疏通经络、调和气血的作用。

4. 梅花针叩刺

用梅花针叩刺颈椎直至尾椎两侧皮肤，运动障碍加足三里、大椎、风池叩打以发红或微出血为度。每日 1 次，10 次为 1 个疗程。梅花针叩刺患部皮肤，具有疏通经络、调和气血的作用，可改善局部血液循环，加快术后患者运动和感觉功能的恢复。

5. 艾灸治疗

督脉长蛇大灸治疗，大灸粉用陈醋和蜂蜜按 7 : 3 比例适量调和，制成厚约 1.0cm，宽约 4.0cm，长约 10.0cm 的药饼，置于患者脊柱正中（督脉循行部位），将艾绒捏紧呈长条状，放置药饼上，点火燃尽即可，2 日 1 次。

（二）综合疗法

根据病症情况可考虑多种方法综合治疗。以下为针药结合二例。

（1）华佗夹脊穴结合地黄饮子对于脊髓空洞症感觉分离的改善有一定的疗效。取穴以华佗夹脊穴为主。选用病变相应节段的穴位，一般 6～8 个即可。根据病变节段累及上下肢的症状辨证取穴。如上肢多用肩髃、曲池。下肢用秩边。留针 30 分钟，不捻转，不提插。结合地黄饮子加减，方中熟地 15g，黄芪 30g，菟丝子 10g，女贞子 10g，巴戟天 15g，五味子 6g，茯苓 10g，麦冬 10g，枸杞子 10g，鸡血藤 20g，阿胶 6g，甘草 6g，症偏重于气虚血滞者可加活血祛瘀药如桃仁、红花、丹参等。偏重于脾虚肌萎缩可加健脾生肌药如白术、党参等，偏重于阳虚寒盛者可加制附子、肉桂等。

（2）口服龟鹿益髓胶囊配合针灸治疗脊髓空洞症。方由人参、鹿茸、龟甲、菟丝子、何首乌、羊脊髓、全蝎、鸡血藤等组成，每次 10 粒，每日 3 次。以华佗夹脊穴为主，配以脾俞、肾俞、肝俞，采用补法，每次留针 30 分钟，每日 1 次。

九、各家发挥

（一）孙申田针灸经验

国家级名老中医孙申田取大椎配命门穴，可不拘于穴位，以感觉损害平面的上下界为取穴标志。选择侧卧位或俯卧位（把腹部垫高），穴位与针具严密消毒，无菌操作进针，将针沿两椎间隙刺入，达 2～2.5 寸深（约相当于硬脊膜处），出现麻木或电击感，再加用国产 57—6 型电针治疗仪。随患者耐受程度不同而逐渐增大电流量，留针 20～30 分钟，一般 15 次为 1 个疗程。

脊髓空洞症多属肾气不足，先天亏损。中医认为肾主骨，骨生髓，诸髓皆通于脑。"显然与脑相通的髓"无疑是脊髓。所以补肾填精益髓是治疗本病的基本原则。而脊髓又属督脉分布，督脉为诸阳之海，有统调一身诸阳之功能。针刺督脉穴位，不仅能统调全身的功能，并能直接作用于"髓海"。尤其穴位（命门）选择更增加了补肾助阳填精益髓的作用。

（二）高维滨针灸经验

黑龙江中医药大学附属二院高维滨运用西医思维针刺治疗脊髓空洞症。

1. 电项针疗法

电项针疗法选风池、供血穴，一对导线上下连接，正极在上，负极在下，选用疏波以头部轻度搬动为宜，每次 30 分钟，每日 1 次。6 次后休息 1 日。在电流作用下，项部肌肉的跳动可以拉动第四脑室正中孔及侧孔加大，使脑水进入脊髓蛛网膜下腔，而防止夹脊中央管扩大，形成空洞。

2. 毫针疗法

毫针疗法采用远近配穴法，补法。选风池、天柱、曲池、外关、合谷、后溪、阳陵泉、足三里、三阴交、太溪、相应节段夹脊穴。每日 1 次，留针 30 分钟，10 次为 1 个疗程，休 3 个月。

（三）孙忠人针药结合治疗脊髓空洞症

黑龙江中医药大学孙忠人采用针药并用治疗脊髓空洞症。治疗脾肾不足型脊髓空洞症采用制附子 15g，熟地黄 30g，山茱萸 30g，龟板 25g，巴戟天 25g，山药 30g，牡丹皮 25g，泽泻 20g，云苓 25g，黄芪 30g，狗脊 30g，水牛角 30g，薏苡仁 30g，怀牛膝 30g，丹参 25g，白术 25g，7 剂，每日 1 剂，水煎，分 2 次早晚服。取穴百会、风池、夹脊穴（颈胸段）、脾俞、肾俞、承扶、委中、承山、足三里、阴陵泉、阳陵泉、三阴交、昆仑等穴位无菌针刺，针灸以得气为度，每日 1 次，每次 30 分钟。诸穴并用，配合中药，补充精血，强健筋骨，疏通经络，终取得满意疗效。

（田洪昭）

第三节　脊髓亚急性联合变性

脊髓亚急性联合变性（subacute combined degeneration of the spinal cord，SCD）是由于维生素 B_{12} 的摄入、吸收、结合、转运或代谢障碍导致体内含量不足而引起的中枢和周围神经系统变性的疾病。病变主要累及脊髓后索、侧索及周围神经等，临床表现为双下肢深感觉缺失、感觉性共济失调、痉挛性瘫痪及周围性神经病变等，常伴有贫血的临床征象。

本病属中医学"痿证"范畴，也可归于"血虚"范畴。少数有精神症状者，则与"郁证"有关。

一、临床诊断要点与鉴别诊断

（一）诊断标准

根据中年以后发病，脊髓后索、锥体束及周围神经受损的神经系统症状与体征，合并贫血，结合辅助检查，维生素 B_{12} 治疗后神经症状改善可确诊。

（1）多见于 50 岁前后。

（2）可合并消化道疾病及贫血。

（3）呈亚急性或慢性发病。

（4）早期出现双下肢或四肢远端感觉异常，如麻木、刺痛、踩棉花感等。

（5）明显的深感觉障碍，如步行不知深浅，丢鞋不知道，出现感觉性共济失调，走路不稳，闭目难立征阳性。

（6）出现锥体束征，双下肢无力，伴有末梢型感觉减退或消失；可有轻度尿便障碍，可有视力减退，可有精神症状。

（7）胃液、血常规、骨髓检查可有改变，脑脊液检查多正常。

（二）鉴别诊断

缺乏贫血的实验室检查证据时，需与非恶性贫血型联合系统变性、脊髓压迫症、多发性硬化及周围神经病鉴别。

1. 非恶性贫血型联合系统变性

非恶性贫血型联合系统变性（combined system disease of non-pernicious anemia type）是一种累及脊髓后索和侧索的内生性脊髓疾病，与恶性贫血无关。本综合征与亚急性联合变性的区别在于整个病程中皮质脊髓束的损害较后索损害出现早且明显，进展缓慢，有关病理和病因所知甚少。

2. 脊髓压迫症

脊髓压迫症多有神经根痛和感觉障碍平面。脑脊液动力学试验呈部分梗阻或完全梗阻，脑脊液蛋白升高，椎管造影及 MRI 检查可作鉴别。

3. 多发性硬化

多发性硬化起病较急，可有明显的缓解复发交替的病史，一般不伴有对称性周围神经损害。首发症状多为视力减退，可有眼球震颤、小脑体征、锥体束征等，MRI、脑干诱发电位有助于鉴别。

4. 周围神经病

周围神经病可类似脊髓亚急性联合变性中的周围神经损害，但无病理征，亦无后索或侧索的损害表现，无贫血及维生素 B_{12} 缺乏的证据。

二、审析病因病机

（一）脾胃虚弱

脾胃为后天之本，气血生化之源。素体脾胃虚弱，或久病成虚，中气受损，则受纳、运化、输布的功能失常，气血津液生化之源不足，无以濡养五脏，运行气血，以致筋骨失养，关节不利，肌肉瘦削，而产生肢体痿弱不用。

（二）肝肾亏虚

肝主筋，为藏血之脏，体阴而用阳，若肝经郁热伤阴，筋失濡养，亦能致痿。素体肾精不足，或因房劳太过，乘醉入房，精损难复，或因劳役太过，罢极本伤，阴精亏损，致肾中水亏火旺，筋脉失其营养，或年过半百，肾精减半，肾阴亏损，致肾中水亏火旺，或久病体虚，伤及肝肾，精损难复，筋脉失于灌溉濡养而产生痿证。或其他病证渐及于肾，亦可致肝肾不足。

（三）湿热浸淫

气血不运，外感湿热之邪，或久居湿地，冒受雨露，感受寒湿之邪郁遏化热，或饮食不节，生冷肥甘太过，损伤脾胃，脾不能运化水湿而内生湿热，若湿热未及清除，濡滞肌肉，浸淫经脉，气血不运，肌肉筋脉失养而发为痿病。

（四）脉络瘀阻

痰湿日久又可化热，出现湿热、痰热内蕴，痰蒙心窍之候。气血虚弱，推运无力，必然"气虚则血瘀"，日久痰瘀交阻，互滞脉络。跌仆负重，瘀血阻络，新血未济，经气运行不利，肢体失养，脑失神明之用；或产后恶露未尽，瘀血流注于腰膝，以致气血瘀阻不畅，脉道不利，四肢失其濡润滋养，发为痿证。

由上可知，痿病的病因病机为脾胃受损，气血精微生化不足；肝肾亏损，髓枯筋痿；湿热浸淫经络，气血不运；气血瘀滞，脉络瘀阻，而且这些病机常可互相传变，脾虚与湿热互为因果，湿热亦能下注于肝肾，伤及肝肾之阴。肝肾阴虚，虚火内炽，灼伤津液，而致津亏血瘀，脉络失畅。综上，痿病是由五脏内伤，精血受损，肌肉筋脉失于滋养所致。故其病理性质有虚有实，一般以虚证居多，虚实夹杂者亦不少见。湿热为患则属实；虚证为精血亏虚，亦有气虚者；因虚不运，痰湿、死血、湿热、湿邪、积滞等，都可兼夹发生。

三、明确辨证要点

（一）辨脏腑病变

痿证凡见四肢痿软、食少便溏、面浮、下肢微肿、纳呆腹胀，病变多在脾胃；凡以下肢痿软无力明显，甚则不能站立、腰脊酸软、头晕耳鸣、遗精阳痿、月经不调、咽干目眩，病位多在肝肾。

（二）审标本虚实

痿证以虚为本，或本虚标实。因感受湿热，脉络瘀阻者，属实证。为肝肾阴虚和脾胃虚弱，多属虚证。同时又常虚实夹杂，而虚中有实，实中有虚。

四、确立治疗方略

（一）辨虚实

虚证宜扶正补虚为主。脾胃虚弱者，宜益气健脾；肝肾亏损者，宜滋养肝肾。实证宜祛邪和络为主。湿热浸淫者，宜清热利湿；瘀阻脉络者，宜活血化瘀。虚实间夹者，又当扶正与祛邪并施。痿证日久，可导致气血不行。治疗时，酌情配合通经活血消瘀之品。若属元气亏损，气虚血滞成痿，又当补气化瘀。

（二）治痿独取阳明

所谓"治痿独取阳明"（《素问·痿论》），一般指补益后天，健脾益气、益胃养阴；或清化阳明湿热而言。《医宗必读·痿》说："足阳明者胃也，主纳水谷化精微，以资表里，故为五脏六腑之海而下润宗筋，宗筋者，前阴所聚之筋也，为诸筋之会，凡腰脊溪骨之筋皆属于此，故主束骨而利机关也。"迄今无论选方用药或针灸取穴都很重视这一原则，却不宜拘泥此法。

（三）慎用发散解表药

"痿病最忌发表，亦恐伤阴""断不可作风治"（《景岳全书·痿证》）。故风药、表药对于本病自当慎用，这是痿病的另一重要原则。痿病肢体松懈瘫软，筋脉迟缓，可使用精制马钱子粉对症治疗。但马钱子有毒，应严格控制剂量，掌握个体差异，从小剂量开始，并备救急措施，待肌肉张力提升即及时变更治疗方案。

（四）综合治疗

药物治疗应配合针灸推拿和康复治疗。

五、辨证论治

1. 脾胃虚弱证

（1）抓主症：肢体软弱无力，神疲肢倦，肌肉萎缩。

（2）察次症：少气懒言，纳呆便溏，面色㿠白或萎黄无华，面浮。

（3）审舌脉：舌淡苔薄白，脉细弱。

（4）择治法：补中益气，健脾升清。

（5）选方用药思路：本证为脾虚不健，生化乏源，气血亏虚，筋脉失养。故选用参苓白术散合补中益气汤加减。人参、白术、山药、扁豆、莲子肉、甘草、大枣补脾益气；黄芪、当归益气养血；薏苡仁、茯苓、砂仁、陈皮健脾理气化湿；升麻、柴胡升举清阳；神曲消食行滞。

（6）据兼症化裁：脾胃虚者，易兼夹食积不运，酌佐谷麦芽、山楂、神曲；气血虚甚者，常用黄芪、党参、当归、阿胶、龙眼肉；气血不足兼有血瘀，唇舌紫暗，脉兼涩象者，加丹参、川芎、川牛膝、鸡血藤；肥人痰多或脾虚湿盛，可用六君子汤加减。

2. 肝肾亏损证

（1）抓主症：四肢痿弱无力，腰脊酸软，不能久立。

（2）察次症：或伴眩晕、耳鸣、遗精早泄，或月经不调，甚至步履全废，腿胫大肉渐脱。

（3）审舌脉：舌红少苔，脉沉细数。

（4）择治法：补益肝肾，滋阴清热。

（5）选方用药思路：本方为肝肾亏虚，阴精不足，筋脉失养，选用虎潜丸，方中虎骨（可用狗骨代）、牛膝壮筋骨利关节；锁阳温肾益精；当归、白芍养血柔肝荣筋；黄柏、知母、熟地、龟板滋阴补肾清热；少佐陈皮以利气，干姜以通阳。本方治肝肾阴亏有热的痿病，为治疗肝肾亏损证的基本方。

（6）据兼症化裁：热甚者去锁阳、干姜，或用六味地黄丸加牛骨髓、猪骨髓、鹿角胶、枸杞子、砂仁治之。若兼见面色萎黄不华，心悸，舌淡红，脉细弱者，加黄芪、党参、当归、鸡血藤以补养气血。若久病阴损及阳，症见怕冷，阳痿，小便清长，舌淡，脉沉细无力者，不可用凉药以伐生气，虎潜丸去黄柏、知母，酌加鹿角片、补骨脂、肉桂、附子等补肾壮阳。若证见面色无华或萎黄，头昏心悸，加黄芪、党参、何首乌、龙眼肉、当归以补气养血；腰膝酸软，加续断、补骨脂、狗脊补肾壮腰。热甚者，服用六味地黄丸加牛骨髓、鹿角胶、枸杞子滋阴补肾，以祛虚火；阳虚畏寒，脉沉弱，可用右归丸加减。

3. 湿热浸淫证

（1）抓主症：肢体困重，痿软无力，尤以下肢为甚。

（2）察次症：兼见微肿，手足麻木，扪及微热，喜凉恶热，或有发热，胸脘痞闷，小便赤涩热痛。

（3）审舌脉：舌质红，舌苔黄腻，脉濡数或滑数。

（4）择治法：清热利湿，通利经脉。

（5）选方用药思路：本证为湿热浸渍，壅遏经脉，营卫不和。故选用加味二妙散加减。苍术、黄柏清热燥湿；萆薢、防己、薏苡仁渗湿分利；蚕沙、木瓜、牛膝利湿，通经活络；龟板滋阴益肾强骨。

（6）据兼症化裁：湿邪偏盛，胸脘痞闷，肢重且肿，加厚朴、茯苓、枳壳、陈皮以理气化湿；夏令时节，加藿香、佩兰芳香化浊，健脾祛湿；热邪偏盛，身热肢痛，小便赤涩热痛，加金银花、连翘、蒲公英、赤小豆清热解毒利湿；湿热伤阴，兼见两足焮热，心烦口干，舌质红或中剥，脉细数，可去苍术，重用龟板，加人参、山药、生地；若病史较久，兼有瘀血阻滞者，肌肉顽痹不仁，关节活动不利或有痛感，舌质紫暗，脉涩，加丹参、鸡血藤、赤芍、当归、桃仁、红花等。

4. 脉络瘀阻证

（1）抓主症：久病体虚，四肢瘦削，手足麻木不仁，四肢青筋显露，可伴有肌肉活动时隐痛不适。

（2）察次症：舌痿不能伸缩。

（3）审舌脉：舌质暗淡或有瘀斑、瘀点，脉细涩。

（4）择治法：益气养营，活血行瘀。

（5）选方用药思路：本证由气虚血瘀，阻滞经络，筋脉失养所致，选用圣愈汤合补阳还五汤加减。人参、黄芪益气；当归、川芎、熟地、白芍养血和血；川牛膝、地龙、桃仁、红花、鸡血藤活血化瘀通脉。

（6）据兼症化裁：手足麻木，舌苔厚腻者，加橘络、木瓜；下肢痿软无力者，加杜仲、锁阳、桑寄生。若见肌肤甲错，形体消瘦，手足痿弱，为瘀血久留，可用圣愈汤送服大黄䗪虫丸，补虚活血，以丸图缓。

六、中成药选用

（1）健步虎潜丸：用于肝肾亏虚证。组成：熟地黄、龟板、锁阳、枸杞子、菟丝子、补骨脂、杜仲炭、人参、黄芪、秦艽、防风、当归、白芍、木瓜。用法：成人每日3次，每次4～6粒，16岁以下儿童减半，饭后用温水吞服。

（2）金天格胶囊：用于肝肾亏虚证。组成：人工虎骨粉。用法：口服，每次3粒，每日3次。

（3）加味金刚丸（《赵锡武医疗经验》）：用于肝肾亏虚证。组成：萆薢、杜仲、肉苁蓉、菟丝子、巴戟天、天麻、僵蚕、蜈蚣、全蝎、木瓜、牛膝、乌贼骨、精制马钱子（严格炮制，以解其毒）。用法：每服1～2次，或单用或与汤合用，白开水化服。

七、单方验方

（1）鸡鸣散：槟榔 30g，木瓜 20g，陈皮 15g，紫苏叶 10g，桔梗 6g，吴茱萸 10g，生姜 10g，每日 1 剂，水煎 2 次，每次 30 分钟，共取汁 300ml，分 2 次，早、晚饭后 1 小时温服。诸药共奏祛湿化浊，宣通以散邪，温散寒湿，行气开壅。

（2）理中汤：干姜 20g，党参、白术、黄芪各 15g，吴茱萸 10g，炙甘草 6g，当归、白芍、鸡血藤、山药各 12g，大枣 7 枚。每日 1 剂，水煎服。此方温中健脾，补气养血。

（3）清燥汤：黄芪（钱半），苍术（炒一钱），白术（炒），陈皮，泽泻（五分），人参，茯苓，升麻（三分），当归（酒洗），生地黄，麦冬，甘草（炙），神曲（炒），黄柏（酒炒），猪苓（二分），黄连（一分），五味子（九粒），柴胡（三分）。

（4）杜仲一两。切碎，酒、水各半煎服。

（5）石斛、怀牛膝、桑白皮、甘草水煎服，每日 2 次。用于肺热伤津之痿证。

（6）鹿角片酒浸 1 夜，熟地、附片用大麦蒸熟，焙干为末。上药以大麦粥和为丸，每日 3 次，每次 7g。用于肝肾亏损，阴损及阳之痿病。

八、中医特色技术

（一）针灸

1. 常规毫针刺法

以手、足阳明经穴和华佗夹脊穴为主。治法为祛邪通络，濡养筋脉。主穴选取上肢的肩髃、曲池、合谷、颈胸部夹脊穴，下肢的髀关、伏兔、足三里、阳陵泉、三阴交、腰部夹脊穴。湿热袭络加阴陵泉、大椎、内庭；脾胃虚弱加太白、中脘、关元；肝肾亏损加太溪、肾俞、肝俞。上肢肌肉萎缩加手阳明经排刺；下肢肌肉萎缩加足阳明经排刺。足三里、三阴交用补法，余穴用泻法或平补平泻法，夹脊穴用平补平泻法。阳明经多血多气，选上、下肢阳明经穴位，可疏通经络、调理气血。夹脊穴为督脉之旁络，又与膀胱经第一侧线的脏腑背俞相通，可调脏腑阴阳、行气血。

2. 表里经对刺"烧山火、透天凉"补泻法

此法在近、远期内可有效降低脊髓亚急性联合变性患者下肢肌痉挛，取足五里、箕门、血海、阴陵泉、地机、漏谷、三阴交（脾经），应用透天凉泻法，操作三度；在髀关、阴市、梁丘、足三里、上巨虚、下巨虚、丰隆（胃经）应用烧山火补法，操作三度。留针 30 分钟。

3. 皮肤针

用皮肤针反复叩刺背部肺俞、脾俞、胃俞、膈俞和手足阳明经。隔日 1 次。

4. 电针

在瘫痪肌肉处选取穴位，针刺得气后接电针仪，用断续波中强度刺激，以患肢出现规律性收缩为佳。每次 20～30 分钟。

（二）综合疗法

根据病症情况可考虑多种方法综合治疗。列举以下三例。

（1）针药结合治疗脊髓亚急性联合变性疾病。针刺疗法取主穴关元，双侧足三里，神门，三阴交，华佗夹脊穴；配穴取印堂，四神聪，双侧风池、翳风、曲池、合谷、阳陵泉、丰隆、上巨虚、太溪、太冲。每日 1 次，留针 30 分钟。待起针后，嘱患者俯卧位，针刺华佗夹脊穴，针尖向棘突，进针 1 寸，捻转泻法。每日 1 次，留针 30 分钟。结合中药口服。药物组成为续断 10g，地龙 10g，酒萸肉 15g，盐杜仲 10g，槲寄生 9g，生地黄 9g，赤芍 15g，丹参 9g，当归 10g，白术 12g，木瓜 6g，钩藤 9g，石斛 9g，柴胡 12g，郁金 5g，制远志 9g，炙甘草 9g。每日 1 剂，水煎 200ml，温服。

（2）针康法辅以中西药治疗脊髓亚急性联合变性是一种综合性治疗方法，效果显著。电针治疗病变相应节段夹脊穴为主，配伍取双侧的肾俞、脾俞、胃俞、膈俞、血海、足三里、阳陵泉、气海。患者取侧卧位，常规针刺，然后接电，同侧上、下连线，正极接病变节段上点夹脊穴，负极接病变节段下点夹脊穴，选用密波，强度以患者能耐受为度，每次留针 30 分钟。每日 1 次，10 日为 1 个疗程。

康复训练：①患肢关节负重、手法挤压及 PNF 法的应用。②视觉反馈训练：镜前训练，使关节位置反馈信号的传递和接收通过视觉得到补偿。③感觉训练：将上肢或下肢保持在一定的空间位置，让患者完成动作，并让患者感觉位置，反复刺激训练，直到患者能按照指令完成该动作为止。如有痛温觉丧失的患者还要进行感觉刺激治疗，如在体表进行刷、擦、拍打和冷热刺激等，增加肢体的感觉反应。运动治疗主要进行良姿位摆放，关节活动度训练，对肢体及各关节被动运动，每个关节被动活动 15～20 次，每日 1 次。有主动运动时进行主动与被动相结合的训练，肌力继续增加则采用主动运动等方法训练，肌力增强训练主要训练瘫痪的肢体，对未瘫痪的肢体也要充分训练。训练从卧位开始，逐渐过渡到坐位、立位和行走，应注意训练平衡与协调动作，日常生活能力训练。提高日常生活能力是训练的关键。中药为黄芪、熟地、当归、茯苓、白术、白扁豆各 25g，川芎、白芍各 20g，党参 30g，红花、桃仁各 15g，麻木明显者加蜈蚣 2 条，全蝎 15g。每日 1 剂，水煎服 3 遍，混匀后平均分为 3 份，每次 1 份，每日 3 次。西药给予弥可保 500μg，每日 1 次肌内注射，疗程 1 个月，以后每周注射 1 次，每次 500μg，长期应用，同时口服维生素 C 及 B 族维生素，胃酸缺乏者配服胃酶合剂每次 10ml，饭前服用，每日 3 次，贫血者配硫酸亚铁每次 0.3～0.6g 口服，每日 3 次。

（3）针刺配合穴位注射治疗脊髓亚急性联合变性，取肾俞、肝俞、脾俞、足三里、丰隆、三阴交、曲池、手三里、外关、合谷、关元。得气后留针，接电针仪疏密波治疗 30 分钟，穴位注射取穴脾俞、足三里、曲池；肾俞、手三里、丰隆。每次用药维生素 B_{12} 0.5mg、维生素 B_1 100mg、胎盘组织液 2ml，每穴 0.5ml，两组穴交替，隔日 1 次，10 次为 1 个疗程。治疗 3 个疗程。

取肾俞、肝俞、脾俞健脾养血，滋肾益精，养肝柔筋；上取手阳明原穴合谷、合穴曲池、经穴手三里，下取足阳明合穴足三里、络穴丰隆、足太阴脾经三阴交健脾益气，助气血生化之源；关元补肾益气，强壮宗筋。诸穴共收益气养血，滋补肝肾之功。穴注维生素 B_{12}、维生素 B_1、胎盘组织液营养神经，补充胃肠道维生素 B_{12} 吸收不足。针刺配合穴位注射，起到针刺和药物的双重作用，两法相得益彰。

九、各家发挥

（一）孙申田针灸经验

取穴大椎、命门、夹脊穴（损伤节段）、双侧运动区（中央后回区）。局部按"痿证"选穴，双侧上肢的肩髃、曲池、手三里、合谷；下肢的髀关、伏兔、足三里、阳陵泉、三阴交。大椎穴针刺 2～2.5 寸深，达到硬膜外；命门穴针刺 2～2.5 寸深，应用"督脉电针疗法"通以电针，通电后双下肢不自主抽动效果佳。损伤节段夹脊穴通以电针（断续波）。运动区应用"经颅重复针刺法"配以电针。经颅重复针刺手法要求捻转稍加提插，由徐到疾，捻转速度在 200 转/分钟以上，连续 3～5 分钟。休息 5 分钟后再重复刺激，一般施术 3 次。大椎、命门穴配以电针，通过脊髓损伤节段促进脊髓损伤的修复；夹脊穴得气后通电针也可以促进修复损伤的脊髓节段；运动区（中央后回区）应用"经颅重复针刺法"达到兴奋大脑皮质细胞的作用，并促进脊髓修复；根据"治痿独取阳明"的原则在瘫痪部位局部选取阳明经穴，同时配以系统康复治疗更增加针灸的疗效。

如患者出现精神异常，孙申田取穴百会、情感区（额区）、安眠（双）、太阳（双）、神门（双）、大陵（双）、大钟（双）、三阴交（双）。手法：百会、情感区（额区）应用经颅重复针刺法，其他穴位得气为度。百会、情感区（额区）能调节大脑额叶功能，改善精神障碍，但必须有严格的手法要求，即应用"经颅重复针刺法"，捻转频率每分钟 200 次，捻转时间每次 3～5 分钟，使其达到一定刺激量而作用于大脑，改善大脑的功能。

（二）高维滨针灸经验

1. 夹脊电针疗法

夹脊电针疗法选取脊髓病变节段的上下两侧各 1 对夹脊穴。操作为针柄接电针仪导线，同一组导线连同侧 1 对夹脊穴。正极在上，负极在下。弛缓性瘫者用疏密波，输出频率为 1Hz，输出强度以双下肢瘫痪的肌肉出现节律性收缩为度；痉挛性瘫者用密波，输出频率 100Hz，输出强度以针刺局部的肌肉出现轻度痉挛为度。每日 1～2 次，每次 30 分钟，6 次后休息 1 日。

2. 水针疗法

水针疗法针刺同上，用维生素 B_{12} 500μg，穴位注射，每选 1 对，每日 1 次，10 次后休息 2 日。

（三）盛国滨针灸经验

黑龙江中医药大学盛国滨采用齐刺电针疗法配合穴位注射治疗脊髓亚急性联合变性，这种治法有利于刺激神经纤维的再生，促进脊髓功能恢复。齐刺电针，针法是在脊髓病变节段的上、下点正中即督脉线上各刺入 1 针，并于两旁各刺 1 针，3 针齐用。然后应用电针仪，上、下同侧连线，正极接上点，负极接下点，通以密波，强度以患者能耐受为度，每次留针 30 分钟。上点在脊髓病变节段的上 1 个节段，下点在脊髓病变节段的下 2～3 个节段，即上点距离脊髓损伤平面较近，下点远离脊髓损伤平面。每日 2 次。同时应用穴位注射，选髀关、血海、足三里等穴隔日 7 次穴位注射维生素 B_{12} 或弥可保 500～1000μg。7 日为 1 个疗程。辅以维生素 B_6 等营养神经及改善周围循环，并治疗原发病。

（杨添淞）

第五章　脑血管疾病

第一节　短暂性脑缺血发作

短暂性脑缺血发作（transient ischemic attack，TIA）是由于局部脑或视网膜缺血引起的短暂性神经功能缺损，临床症状一般不超过 1 小时，最长不超过 24 小时，且无责任病灶的证据。凡神经影像学检查有神经功能缺损对应的明确病灶者不宜称为 TIA。传统的 TIA 定义，只要临床症状在 24 小时内消失，不遗留神经系统体征，而不管是否存在责任病灶。近来研究证实，对于传统 TIA 患者，如果神经功能缺损症状超过 1 小时，绝大部分神经影像学检查均可发现对应的脑部梗死小病灶。因此，传统的 TIA 许多病例实质上是小卒中。首次 TIA 后再发缺血性脑卒中的平均年度风险率为 3%～4%，频繁发作者 48 小时内发生缺血性脑卒中率50%，其病情复杂性和风险性极大，被视为缺血性脑血管病和心肌梗死的预警信号，需要及时、有效地进行早期干预治疗。

短暂性脑缺血发作属于中医学的"中风先兆"范畴。中风先兆证古代又称"微风""小中""小中风"等。金代刘完素《素问病机气宜保命集·中风论》记载"中风者，俱有先兆之证"，首先明确提出了中风先兆的概念。明朝时期《景岳全书·杂证谟·眩运》提出了小中风的概念及其特点"至于中风之外，多见眩仆卒倒等——即小中风也"，将中风先兆命名为"小中风"，并且认识到与眩晕、麻木相关，这与现代中风先兆眩晕、麻木为主症的认识吻合。

一、临床诊断要点与鉴别诊断

（一）诊断标准

大多数 TIA 患者就诊时临床症状已消失，所以诊断一般根据病史判断，中老年患者突然出现局灶性的脑功能损害症状，符合颈内动脉或者椎-基底动脉系统及其分支缺血表现，并且在短时间内症状完全恢复，大多不超过 1 小时，应该高度怀疑 TIA。灌注加权成像/磁共振扩散加权成像、CT 灌注技术和单光子发射计算机断层成像术（SPECT）有助于 TIA 的诊断。

（二）鉴别诊断

1. 癫痫的部分性发作

癫痫的部分性发作尤其是单纯部分性发作，常表现为持续数秒到数分钟的肢体抽搐或麻木针刺感，从躯体的一个部位开始，并向周围进行扩散，脑电图常伴有异常，CT/MRI 检查可能会查出伴有脑内局灶性的病变。

2. 梅尼埃病

梅尼埃病出现发作性眩晕、恶心、呕吐等症状时与椎-基底动脉型的 TIA 发作相似，但每次发作持续时间往往超过 24 小时，伴有耳鸣、耳堵塞感、反复发作后听力减退等症状，除眼球震颤外，无其他神经系统定位体征，发病年龄多在 50 岁以下。

3. 心脏疾病

如阿-斯综合征（Adams-Stroke syndrome）伴有严重心律失常症状，可因阵发性全脑供血不足出现头昏、晕倒、意识障碍，但经常不伴有神经系统局灶型症状和体征，动态心电图检测、超声心动图检查常有异常发现。

4. 其他

颅内肿瘤、脓肿、慢性硬膜下血肿、脑内寄生虫等亦可出现类似 TIA 发作症状。原发或继发性自主功能不全亦可因血压或心率的急剧变化出现短暂性全脑供血不足，出现发作性意识障碍。基底动脉型偏头痛，常有后循环缺血发作，应注意排除。

二、审析病因病机

（一）情志所伤

朱丹溪说："五脏有火，五志激之，其火随起。"即长期持久或突然强烈的情志刺激可导致脏腑功能失常，肝阳暴张，引动心火。此外烟、酒嗜好及过食辛辣肥甘又可助生火热，致使体内火热愈加炽盛。

（二）火热内生，气血失常，痰瘀交阻

脏腑阴阳失衡、火热内生的同时必影响气血津液的正常生成、输布，而致气血失常及气机逆乱。张景岳认为："阴亏于前，而阳损于后；阴陷于下，而阳泛于上，以致阴阳相失，精气不交，所以忽而昏愦。"气行则血行，气畅则津布，气失条畅则津血停聚，形成瘀血、痰浊。正如《本草新编》所言："中风未有不成痰瘀者也。"热内生、痰瘀暗伏，相激相助，火热炼液成痰，煎血为瘀。王清任云："血受热则煎熬成块。"痰瘀交阻，相互搏结，气血运行受阻，日久又可郁而化火。如此形成一个火、痰、瘀等并存的病理格局，其间相互促进，形成脑络损伤的恶性循环状态为中风先兆发病之基础。

综上所述，本病发生可因外感六淫、情志失调、饮食不节、劳倦失度、年老体衰等因素引起，其先兆病机主要为脏腑阴阳失调，气血津液紊乱从而导致风、火、痰、瘀互相为患。脑为髓海，脑络为气血津液濡养的通路，贵在气血流畅。气血亏虚、痰瘀互结、阴阳失调使气血津液不荣不布，脑神失用，而发为中风先兆。

三、明确辨证要点

辨虚实：本病为本虚标实。本虚为阴阳气血失调，气血亏虚多伴有面色㿠白、恶寒乏力、唇甲色淡等症状。肝肾阴虚多见于神疲健忘，腰膝酸软等。标实为风、火、痰、瘀。实症可见头晕目眩，气粗痰多者为痰热；面红目赤，口苦咽干为阳亢之症；面色晦暗，唇甲青紫者为瘀阻之症。

四、确立治疗方略

中风先兆的治则以补虚泻实为主，分别有大补元气、活血通络、活血化瘀、清热解毒、滋补肾、平肝息风等法，其中活血化瘀、清热解毒是中医药防治中风先兆急性期的重要治则。

五、辨证论治

1. 气虚血瘀证

（1）抓主症：症见半身麻木或一侧肢体软弱。

（2）察次症：见有气喘胸闷，面色㿠白，身倦乏力，恶寒肢冷，或下肢轻度浮肿，一过性肢麻不用等症状。

（3）审舌脉：舌淡暗或有紫斑，脉沉涩。

（4）择治法：大补元气、活血通络、活血化瘀。

（5）选方用药思路：久病气虚，起床胸闷，乏力恶寒，神倦乏力，均为气虚表现，气血无力推动血液运行，渐至瘀血内停，出现肢体麻木、舌淡暗、脉沉涩。选用补阳还五汤加减，黄芪大补脾胃之元气，令气旺血行，瘀去络通。当归长于活血，且化瘀而不伤血。桃仁、红花、赤芍、川芎养血活血，化瘀通经；地龙、牛膝引血下行，通络。全方气旺则血行，活血而不伤正，共奏补气活血通络之功。

（6）据兼症化裁：身热未退，高热，口渴有汗，可重用生石膏，加金银花、连翘、知母以清气分之热，解毒祛邪；咳嗽痰多，加瓜蒌、桑白皮、川贝母宣肺清热化痰；咳呛少痰，咽喉干燥，加桑白皮、天花粉、芦根以润肺清热。

2. 血虚生风证

（1）抓主症：症多见上肢或四肢麻木。

（2）察次症：心胸牵及咽喉有热辣感，环口作麻或眩晕头痛，手足颤抖，半身无汗等症状，口唇指甲淡白。

（3）审舌脉：舌淡，苔白，脉弦细。

（4）择治法：滋养阴血、荣肝定风。

（5）选方用药思路：病久正虚，或素体虚弱，化源不足，面色苍白或萎黄，口唇指甲色淡，可出现肢体麻木，或手足徐徐抽动，或筋惕肉瞤。方用四物汤加减，熟地甘温味厚，善于滋阴养血；当归补血养肝，和血调经；芍药养血柔肝和营；川芎活血行气，调畅气血，四药相配补血而不滞血，和血而不伤血，黄芪、党参、白术补气生血。

（6）据兼症化裁：若血虚气弱者，兼见乏力气短，神疲懒言，汗出恶风等，可选加党参、黄芪，白术；若阴血亏虚，阴不敛阳，肝阳上扰者，可加入天麻、钩藤、石决明、菊花等。

3. 痰热内灼证

（1）抓主症：症见头晕目眩，口角流涎，常有一过性舌强语謇，手足麻木。

（2）察次症：胸闷气急痰多，少寐恶梦，燥扰不宁，大便秘结。

（3）审舌脉：舌红或绛，苔黄腻，脉弦滑或弦滑数。

（4）择治法：清热解毒、化痰顺气、清肝息风。

（5）选方用药思路：热邪煎熬津液而生痰，痰热互结，阻于经络，而致头晕目眩，手足麻木等。方用导痰汤加减，半夏、制南星、生姜燥湿化痰和胃；橘红、枳实理气化痰；冬瓜皮、泽泻淡渗利湿；决明子通便；莱菔子消食化痰；白术、茯苓健脾化湿；甘草调和诸药。

（6）据兼症化裁：湿邪偏盛者，可加苍术、薏苡仁、赤小豆、防己、车前子；痰湿化热，症见心烦少寐，纳少便秘，舌红苔黄，脉滑数，可酌加竹茹、浙贝母、黄芩、黄连、瓜蒌仁等，并以胆南星易制南星；痰湿郁久，壅阻气机，以致痰瘀交阻，伴见舌暗或有瘀斑者，可酌加当归、赤芍、川芎、桃仁、红花、丹参、泽兰等。

4. 肝肾阴亏证

（1）抓主症：症见头晕目眩，甚则出现一过性眼盲等。

（2）察次症：神疲健忘，耳鸣如蝉，双目干涩，失眠多梦，腰膝酸软。

（3）审舌脉：舌红，少苔，脉细数。

（4）择治法：滋养阴精，补益肝肾。

（5）选方用药思路：久病失调，或劳累过度，或情志内伤等，导致肾阴虚影响肝阴不足，或火灼肝阴而累及肾阴，最终致肝肾之阴耗伤。方用杞菊地黄汤加减。方中熟地填精益髓、滋阴补肾。山茱萸补养肝肾，并能涩精。山药双补脾肾，既养脾阴，又固肾经。泽泻利湿泄浊，并防熟地之滋腻。牡丹皮清泻相火，并制山茱萸之温涩。茯苓健脾渗湿，配山药补脾而助健运。枸杞子补肝肾，明目。菊花平肝明目，清热解毒。

（6）据兼症化裁：便秘者，加火麻仁、郁李仁润肠通便；大便带血，加三七、茜草、仙鹤草化瘀止血；遗精，加芡实、金樱子益肾固精；月经不调者，加香附、当归理气活血调经。

5. 痰瘀阻络证

（1）抓主症：症见头晕目眩，或头重如裹，甚则神志迷蒙，一侧肢体发麻或沉重无力，或突然昏仆，少时而醒。

（2）察次症：平素嗜酒食甘，体肥，少气懒言，嗜卧欲寐，口中黏腻不爽，胸膈满闷，恶心，面色晦暗，唇甲青紫。

（3）审舌脉：舌体胖，舌质紫暗，或舌边尖见有瘀点，舌苔腻，脉滑或结代。

（4）择治法：祛风豁痰通络。

（5）选方用药思路：痰、瘀阻滞于经络，气血运行不利，可见半身不遂，肢体麻木等症状。方用半夏白术天麻汤加减。方中半夏味辛性温而燥，功善燥湿化痰，且能降逆消痞；天麻甘平柔顺，能入肝经，尤善平肝息风而止眩晕。白术健脾燥湿；茯苓健脾渗湿；橘红理气化痰，燥湿和中。生姜、大枣调和脾胃。

（6）据兼症化裁：若脘闷纳呆，加砂仁、白蔻仁等芳香和胃；若兼见耳鸣重听，可酌加郁金、石菖蒲、葱白以通阳开窍；若痰郁化火，头痛头胀，心烦口苦，渴不欲饮，舌红苔黄腻，脉弦滑者，宜用黄连温胆汤清化痰热。

6. 肝阳上亢证

（1）抓主症：症见头痛，眩晕，肢麻，甚至出现一过性偏身肢体活动不力。

（2）察次症：面红目赤，口苦，耳鸣，心烦易怒，失眠多梦。

（3）审舌脉：舌红少津，脉弦或弦细数。

（4）择治法：滋水涵木、平肝息风、平肝潜阳、活血通络。

（5）选方用药思路：肝阳上亢者，多因肾阴不足，水不涵木，不能滋养于肝，或肝阴不足，导致阴不维阳，肝阳偏旺而上亢。方用天麻钩藤饮加减。方中天麻、钩藤平肝息风，为君药。石决明咸寒质重，功能平肝潜阳，并能除热明目，与君药合用，加强平肝息风之力；川牛膝引血下行，并能活血利水，共为臣药。杜仲、桑寄生补益肝肾以治本；栀子、黄芩清肝降火，以折其亢阳；益母草合川牛膝活血利水，有利于平降肝阳；夜交藤、朱茯神宁心安神，均为佐药。

（6）据兼症化裁：肝风偏盛，头晕目眩明显者，加生龙骨、牡蛎、珍珠母等；风痰入络，口眼抽动，肢麻搐搦者，加全蝎、僵蚕、蜈蚣等搜风祛痰通络。

六、中成药选用

如短暂性脑出血属于肝阳上亢证，宜用天麻钩藤颗粒；属于气虚血瘀证，宜选用消栓通络胶囊；如属于肝肾亏虚证，宜选用杞菊地黄丸。

（1）天麻钩藤颗粒：适用于肝阳上亢证。组成：天麻、钩藤、石决明、栀子、黄芩、牛膝、杜仲（盐制）、益母草、桑寄生、首乌藤、茯苓。用法：开水冲服，每次1袋（5g），每日3次，或遵医嘱。

（2）消栓通络胶囊：适用于气虚血瘀证。组成：川芎、丹参、黄芪、泽泻、三七、槐花、桂枝、郁金、木香、冰片、山楂。用法：口服，每次6粒，每日3次；或遵医嘱。

（3）杞菊地黄丸：适用于肝肾亏虚证。组成：枸杞子、菊花、熟地黄、山茱萸（制）、牡丹皮、山药、茯苓、泽泻。辅料为蜂蜜。用法：口服，水蜜丸每次6g，每日2次。

七、单方验方

茺蔚子9g，天麻9g，黄芩6g，夏枯草12g，槐花9g，牛膝10g。以上诸药粉碎后过筛，混匀，装入胶囊，每粒0.4g，每次3粒，每日3次口服。4周为1个疗程，共3个疗程。

八、中医特色技术

（一）常规针刺治疗

张磊采取升阳针刺疗法取四神聪、风池（双）、玉枕（双）等穴治疗眩晕，改善症状效果显著。

（二）电项针治疗

藤秀英取百会、供血、风池（双）、四神聪，配夹脊穴连接电针仪，配穴以中医辨证加减，治疗中风先兆眩晕为主症患者，疗效明显。

（三）温针灸治疗

王羲运用温针灸法调节气血治疗中风先兆，方法为取双侧冲阳穴、足三里穴和悬钟穴，局部皮肤予以常规消毒，随后采取 40mm×30mm 毫针予以针刺治疗，足三里穴的直刺深度是 1.0～1.5 寸，冲阳穴的深度是 0.3～0.5 寸，悬钟穴的直刺深度是 0.5～1.0 寸。针刺上述三穴得气后，将艾炷套于毫针针柄上予以温针灸治疗，每个穴位每次温针灸 1 壮，连续治疗 14 日。

（四）穴位刮痧治疗

蔡黎用刮痧板沾取红花油在皮肤相应部位进行刮拭治疗中风先兆。取穴：全息穴位：额顶带后 1/3，额旁 1 带（右侧），额中带，顶颞前斜带（对侧）。刮拭区域涉及颈内动脉血供区域经络穴位：足三里、百会、太阳、头维、风池、丰隆、风市。可明显改善中风先兆患者的临床症状，有效预防中风先兆发展为中风。

（五）针药结合

张童采用头针（顶中线、顶颞后斜线等）加体针（太冲、合谷等）配合汤药（辨证选方）治疗，疗效显著。

九、各家发挥

高维滨针灸治疗本病经验详述如下。

1. 项针疗法，补法

（1）处方：人迎、风池、供血、翳风、翳明。

（2）方解：针刺风池、供血、翳风有利于椎-基底动脉血流加速，针刺翳明、人迎有利于颈内动脉血流加速。

（3）操作：先针人迎，亦可用指针轻按一下人迎，后针其他穴，一般 1 次显效。每日 1 次，每次 30 分钟，10 次为 1 个疗程。

2. 远部选穴，平补平泻

（1）处方：曲池、足三里。

（2）方解：本穴可以缓解高血压引起的血管痉挛。

（3）操作：每日 1 次，留针 30 分钟，6 次后休息 1 日。本法适用于高血压患者。

3. 电项针疗法

（1）处方：风池、供血。

（2）操作：正极接风池，负极接供血，同侧连接，选疏波，电流以患者能耐受为度。每日 1 次，留针 30 分钟，6 次后休息 1 日。

（郭玉怀）

第二节　脑　梗　死

脑梗死（cerebral infarction）又称作缺血性卒中，是指因脑部血液供应障碍，导致局部脑组织缺血、缺氧性坏死，而出现相应神经功能缺损的一类临床综合征。脑梗死是卒中最常见的类型，占 70%～80%。随着我国社会人口老龄化进程的加剧，脑血管疾病发病率不断上升，严重影响患者健康及生活质量。根据我国部分城市调查，患病率为 4.59/10 万，年发病率为 93/10 万。

本病属于中医学"中风"范畴，多见于中老年人，四季均可发病，但以冬春两季为发病高峰。

一、临床诊断要点与鉴别诊断

（一）诊断标准

（1）危险因素：中年以上，有高血压、动脉硬化、糖尿病、高脂血症或既往有 TIA 发作史。

（2）临床表现：静息状态下或睡眠中急性起病，一至数日内出现局灶性脑损害的症状和体征，可用某一动脉供血区功能损伤来解释。

（3）辅助检查：CT / MRI 检查排除脑出血，发现梗死灶，可明确诊断。

（二）鉴别诊断

1. 脑出血

脑出血常在活动中起病，病情进展较快，发病当时血压明显升高提示脑出血，CT 检查发现出血灶时可明确诊断。

2. 脑栓塞

脑栓塞起病急骤，局灶性体征在数秒至数分钟达到高峰，常有栓子来源的基础疾病如心源性、非心源性，大脑中动脉栓塞最常见。

3. 颅内占位性病变

颅内占位性病变常见于颅内肿瘤、硬膜下血肿和脑脓肿，可呈卒中样发病样，出现偏瘫等局灶性体征，颅内压增高体征不明显时容易与脑梗死相混淆，CT/MRI 可辅助诊断。

二、审析病因病机

（一）积损正衰

"年四十而阴气自半，起居衰矣"。年老体弱，或久病气血亏损，脑脉失养。气虚则运血无力，血流不畅，而致脑脉瘀滞不通；阴血亏虚则阴不制阳，内风动越，夹痰浊、瘀血止扰清窍，突发本病。正如《景岳全书·非风》说："卒倒多由昏愦，本皆内伤积损颓败而然。"

（二）劳倦内伤

烦劳过度，伤耗阴精，阴虚而火旺，或阴不制阳，引动风阳，内风旋动，则气火俱浮，或兼夹痰浊、瘀血上壅清窍脉络。

（三）脾失健运

过食肥甘醇酒，致使脾胃受伤，脾失运化，痰浊内生，郁久化热，痰热互结，壅滞经脉，上蒙清窍；或素体肝旺，气机郁结，克伐脾土，痰浊内生；或肝郁化火，烁津成痰，痰郁互结，夹风阳之邪，窜扰经脉，发为本病。此即《丹溪心法·中风》所谓"湿土生痰，痰生热，热生风也"。饮食不节，脾失健运，气血生化无源，气血精微衰少，脑脉失养，再加之情志过极、劳倦过度等诱因，使气血逆乱，脑之神明不用，而发为中风。

（四）情志过极

七情所伤，肝失条达，气机郁滞，血行不畅，瘀结脑脉；暴怒伤肝，则肝阳暴张，或心火暴盛，风火相煽，血随气逆，上冲犯脑。凡此种种，均易引起气血逆乱，上扰脑窍而发为中风。尤以暴怒引发本病者最为多见。

综观本病，由于患者脏腑功能失调，气血素虚或痰浊、瘀血内生，加之劳倦内伤、忧思恼怒、饮酒饱食、用力过度、气候骤变等诱因，而致瘀血阻滞、痰热内蕴，或阳化风动、血随气逆，导致脑脉痹阻或血溢脉外，引起昏仆不遂，发为中风。其病位在脑，与心、肾、肝、脾密切相关。其病机有虚（阴虚、气虚）、火（肝火、心火）、风（肝风）、痰（风痰、湿痰）、气（气逆）、血（血瘀）六端，此六端多在一定条件下相互影响，相互作用。病性多为本虚标实，上盛下虚。在本为肝肾阴虚，气血衰少；在标为风火相煽，痰湿壅盛，瘀血阻滞，气血逆乱。而其基本病机为气血逆乱，上犯于脑，脑之神明失用。

三、明确辨证要点

（一）辨中经络与中脏腑

临床按脑和神志受损的程度与有无神识昏蒙分为中经络与中脏腑两大类型。两者根本区别在于中经络一般无神志改变，表现为不经昏仆而突然发生口眼㖞斜、言语不利、半身不遂；中脏腑则出现突然昏仆、不省人事、半身不遂、口舌歪斜、舌强言謇或不语、偏身麻木、神识恍惚或迷蒙为主症，并常遗留后遗症。中经络者，病位较浅，病情较轻；中脏腑者，病位较深，病情较重。

（二）辨病性

中风病性为本虚标实，急性期多以标实证候为主，根据临床表现注意辨别病性属火、风、痰、血的不同。平素性情急躁易怒，面红目赤，口干口苦，发病后甚或项背身热，躁扰不宁，大便秘结，小便黄赤，舌红苔黄则多属火热为患；若素有头痛、眩晕等症，突然出现半身不遂，甚或神昏、抽搐、肢体痉强拘急，属内风动越；素来形肥体丰，病后咯痰较多或神昏，喉中痰鸣，舌苔白腻，属痰浊壅盛为患；若素有头痛，痛势较剧，舌质紫暗，多属瘀血为患。恢复期及后遗症期，多表现为气阴不足，阳气虚衰。如肢体瘫痪，手足肿胀，口角流涎，气短自汗，多属气虚；若兼有畏寒肢冷，为阳气虚衰的表现；若兼有心烦少寐，口干咽干，手足心热，舌红少苔，多属阴虚内热。

（三）辨闭证、脱证

闭者，邪气内闭清窍，症见神昏、牙关紧闭、口噤不开、肢体痉强，属实证，根据有无热象，又有阳闭、阴闭之分。阳闭为痰热闭阻清窍，症见面赤身热，气粗口臭，躁扰不宁，舌苔黄腻，脉象弦滑而数；阴闭为湿痰内闭清窍；症见面白唇暗，静卧不烦，四肢不温，痰涎壅盛，舌苔白腻，脉象沉滑或缓。阳闭和阴闭可相互转化，当依据临床表现、舌象、脉象的变化综合判断。脱证是五脏真阳散脱于外，症见昏愦无知，目合口开，四肢松懈瘫软，手撒肢冷汗多，二便自遗，鼻息低微，为中风危候。另外，临床上尚有内闭清窍未开而外脱虚象已露，即所谓"内闭外脱"者，此时往往是疾病安危演变的关键时机，应引起高度重视。

（四）辨病势顺逆

临床注意辨察患者之"神"，尤其是神志和瞳孔的变化。中脏腑者，起病即现昏愦无知，多为实邪闭窍，病位深，病情重。如患者渐至神昏，瞳孔变化，甚至呕吐、头痛、项强者，说明正气渐衰，邪气日盛，病情加重。先中脏腑，如神志逐渐转清，半身不遂未再加重或有恢复者，病由重转轻，病势为顺，预后多好。若目不能视，或瞳孔大不等，或突见呃逆频频，或突然昏愦、四肢抽搐不已，或背腹骤然灼热而四肢发凉及至手足厥逆，或见戴阳及呕血症，均属病势逆转，难以挽救。

四、确立治疗方略

中风病急性期标实症状突出，急则治其标，治疗当以祛邪为主，常用平肝息风、清化痰热、化痰通腑、活血通络、醒神开窍等治疗方法。闭、脱二证当分别治以祛邪开窍醒神和扶正固脱、救阴回阳。内闭外脱则醒神开窍与扶正固本可以兼用。在恢复期及后遗症期，多为虚实夹杂，邪实未清而正虚已现，治宜扶正祛邪，常用育阴息风、益气活血等法。

五、辨证论治

（一）中经络

1. 风痰瘀血，痹阻脉络证

（1）抓主症：半身不遂，口舌歪斜，舌强言謇或不语，偏身麻木。

（2）察次症：头晕目眩。

（3）审舌脉：舌质暗淡，舌苔薄白或白腻，脉弦滑。

（4）择治法：活血化瘀，化痰通络。

（5）选方用药思路：风痰、瘀血阻滞经络，使气血运行不畅而为病。方用桃红四物汤活血化瘀通络；涤痰汤涤痰开窍。桃红四物汤方中以强劲的破血之品桃仁、红花为主，力主活血化瘀；以甘温之熟地、当归滋阴补肝、养血调经；芍药养血和营，以增补血之力；川芎活血行气、调畅气血，以助活血之功。全方配伍得当，使瘀血祛、新血生、气机畅，化瘀生新是该方的显著特点。涤痰汤中人参、茯苓、甘草补心益脾而泻火；陈皮、南星、半夏利热燥而祛痰；竹茹清燥开郁；枳实破痰利膈；石菖蒲开窍通心，使痰消火降，则经通而舌柔矣。

（6）据兼症化裁：瘀血症状突出，舌质紫暗或有瘀斑，可加重桃仁、红花等药物剂量，以增强活血化瘀之力。舌苔黄腻，烦躁不安等有热象者，加黄芩、山栀以清热泻火。头晕、头痛加菊花、夏枯草以平肝息风。若大便不通，可加大黄通腑泻热凉血，大黄用量宜轻，以涤除痰热积滞为度，不可过量。

2. 肝阳暴亢，风火上扰证

（1）抓主症：半身不遂，偏身麻木，舌强言謇或不语，或口舌歪斜。

（2）察次症：眩晕头痛，面红目赤，口苦咽干，心烦易怒，尿赤便干。

（3）审舌脉：舌质红或红绛，苔黄或燥黄，脉弦有力。

（4）择治法：平肝息风，清热活血，补益肝肾。

（5）选方用药思路：阴不潜阳，肝阳暴亢，引动心肝之火，阳化风动，风火相煽，横窜经络，而致半身不遂，偏身麻木等。选用天麻钩藤饮加减。方中天麻、钩藤平肝息风；生石决明镇肝潜阳，除热明目，与天麻、钩藤合用，加强平肝息风之力；黄芩、栀子清热泻火，使肝经之热不致上扰；川牛膝引血下行；益母草活血利水；杜仲、桑寄生补益肝肾；夜交藤、茯神安神定志。全方合用，共奏平肝息风，清热活血，补益肝肾之功。

（6）据兼症化裁：伴头晕、头痛加菊花、桑叶，疏风清热；心烦易怒加牡丹皮、郁金，凉血开郁；便干便秘加生大黄。

3. 痰热腑实，风痰上扰证

（1）抓主症：半身不遂，口舌歪斜，言语謇涩或不语，偏身麻木。

（2）察次症：腹胀便干便秘，头晕目眩，咯痰或痰多。

（3）审舌脉：舌质暗红或暗淡，苔黄或黄腻，脉弦滑或偏瘫侧脉弦滑而大。

（4）择治法：通腑化痰。

（5）选方用药思路：饮食不节，或饮酒过度，致使脾失健运，聚湿生痰，痰湿生热，热极生风，痰热阻滞，风痰上扰，腑气不通而发病，可见半身不遂，口舌歪斜，偏身麻木。选用大承气汤加减，方中生大黄泻下攻积，荡涤肠胃，通腑泄热；芒硝咸寒软坚，润燥通便；大黄、芒硝相须为用，峻下热结之力加强；枳实苦辛破结，导滞泄痞；厚朴苦温下气，除满宽满。

（6）据兼症化裁：可加瓜蒌、胆南星清热化痰；加丹参活血通络。热象明显者，加山栀、黄芩；年老体弱津亏者，加生地、麦冬、玄参。

4. 气虚血瘀证

（1）抓主症：半身不遂，口舌歪斜，口角流涎，言语謇涩或不语，偏身麻木。

（2）察次症：面色㿠白，气短乏力，心悸，自汗，便溏，手足肿胀。

（3）审舌脉：舌质暗淡，舌苔薄白或白腻，脉沉细、细缓或细弦。

（4）择治法：益气活血，扶正祛邪。

（5）选方用药思路：久病气虚，或素体虚弱，气虚则无以推动血液运行，致瘀血内阻而发病，选用补阳还五汤，重用黄芪补气，令气旺血行，瘀去络通；当归长于活血，且化瘀而不伤血；桃仁、红花、赤芍、川芎养血活血，化瘀通经；地龙、牛膝引血下行，通络。

（6）据兼症化裁：气虚明显者，加党参、太子参以益气通络；言语不利，加远志、石菖蒲、郁金以祛痰利窍；心悸、喘息，加桂枝、炙甘草以温经通阳；肢体麻木加木瓜、伸筋草、防己以舒筋活络；上肢偏废者，加桂枝以通络；下肢瘫软无力者，加川断、桑寄生、杜仲、牛膝以强壮筋骨；小便失禁加桑螵蛸、益智仁以温肾固涩；血瘀重者，加莪术、水蛭、鬼箭羽、鸡血藤等破血通络之品。

5. 肝阳上亢证

（1）抓主症：半身不遂，口舌歪斜，舌强言謇或不语，偏身麻木。

（2）察次症：烦躁失眠，眩晕耳鸣，手足心热。

（3）审舌脉：舌质红绛或暗红，少苔或无苔，脉细弦或细弦数。

（4）择治法：滋养肝肾，潜阳息风。

（5）选方用药思路：肝阳亢逆无所制约，气火上扰，引动内风，走窜经络而为病，选用镇肝熄风汤加减。怀牛膝补肝肾，并引血下行；龙骨、牡蛎、代赭石镇肝潜阳；龟板、白芍、玄参、天冬滋养阴液，以制亢阳；茵陈、麦芽、川楝子清泄肝阳，条达肝气；甘草、麦芽和胃调中。

（6）据兼症化裁：可配以钩藤、菊花息风清热。夹有痰热者，加天竺黄、竹沥、川贝母以清化痰热；心烦失眠者，加黄芩、栀子以清心除烦，加夜交藤、珍珠母以镇心安神；头痛重者，加生石决明、夏枯草以清肝息风。

（二）中腑脏

1. 痰热内闭清窍证（阳闭）

（1）抓主症：起病骤急，神昏或昏愦，半身不遂，鼻鼾痰鸣，肢体强痉拘急。

（2）察次症：项背身热，躁扰不宁，甚则手足厥冷，频繁抽搐，偶见呕血。

（3）审舌脉：舌质红绛，舌苔黄腻或干腻，脉弦滑数。

（4）择治法：清热化痰，醒神开窍。

（5）选方用药思路：痰热阻于经络，清气不能上行濡养清窍，故可出现神昏或昏愦，继而出现半身不遂，肢体强痉拘急等症，宜羚角钩藤汤加减。羚羊角为清肝息风主药；桑叶疏风清热；钩藤、菊花平肝息风；生地清热凉血；白芍柔肝养血；川贝母、竹茹清热化痰；茯神养心安神；甘草调和诸药。安宫牛黄丸可辛凉透窍。

（6）据兼症化裁：若痰热内盛，喉间有痰声，可加服竹沥水 20～30 日，或猴枣散 0.3～0.6g 以豁痰镇痉。肝火旺盛，面红目赤，脉弦有力者，可加龙胆草、栀子以清肝泻火；腑实热结，腹胀便秘，苔黄厚者，削口生大黄、枳实、芒硝以通腑导滞。

2. 痰湿蒙塞心神证（阴闭）

（1）抓主症：素体阳虚，突发神昏，半身不遂，肢体松懈，瘫软不温。

（2）察次症：甚则四肢逆冷，面白唇暗，痰涎壅盛。

（3）审舌脉：舌质暗淡，舌苔白腻，脉沉滑或沉缓。

（4）择治法：温阳化痰，醒神开窍。

（5）选方用药思路：气血津液运化失调，而致水湿内停，聚湿成痰，痰湿内蕴阻于经络，清窍失养而发为神昏，半身不遂等症，宜选用涤痰汤加减。本方化痰开窍，用于痰蒙心窍，神志呆滞不清者。另用苏合香丸宣郁开窍。常用药：半夏、茯苓、橘红、竹茹化痰；郁金、石菖蒲、胆南星豁痰开窍；天麻、钩藤、僵蚕息风化痰。

（6）据兼症化裁：寒象明显，加桂枝温阳化饮；兼有风象者，加天麻、钩藤平肝息风。

3. 元气败脱，神明散乱证（脱证）

（1）抓主症：突然神昏或昏愦，肢体瘫软，手撒肢冷汗多，重则周身湿冷。

（2）察次症：气息微弱，面色苍白，二便失禁。

（3）审舌脉：舌痿，舌质紫暗，苔白腻，脉沉缓、沉微。

（4）择治法：益气回阳固脱。

（5）选方用药思路：素体极虚，阳气衰微，阴不敛阳，阴阳离绝，而致神明散乱，宜参附汤加减。人参大补元气，附子温肾壮阳，二药合用以奏益气回阳固脱之功。

（6）据兼症化裁：汗出不止加山萸肉、黄芪、龙骨、牡蛎以敛汗固脱；兼有瘀象者，加丹参。

六、中成药选用

如脑梗死与痰瘀阻络相关，且患侧偏身肢体活动不利症状，可选用华佗再造丸，其具有活血化瘀、化痰通络、行气止痛的作用；如属于气虚血瘀证，可选用含有虫类药物成分的脑心通、脉血康、心脑康、通心络、芪龙胶囊等，能起到益气、活血、化瘀，开窍、通络的作用。

（1）华佗再造丸：适用于痰瘀阻络证。组成：川芎、吴茱萸、冰片等。用法：口服，每次 4～8g，每日 2～3 次，重症每次 8～16g；或遵医嘱。

（2）脑心通胶囊：适用于气虚血瘀证。组成：黄芪、赤芍、丹参、当归、川芎、桃仁、红花、乳香（制）、没药（制）、鸡血藤、牛膝、桂枝、桑枝、地龙、全蝎、水蛭。用法：口服，每次 2～4 粒，每日 3 次，或遵医嘱。

（3）脉血康胶囊：适用于气虚血瘀证。组成：水蛭。用法：口服，每次 2～4 粒，每日 3 次。

（4）心脑康胶囊：适用于气虚血瘀证。组成：丹参、制何首乌、赤芍、枸杞子、葛根、川芎、红花、泽泻、牛膝、地龙、郁金、远志（蜜制）、九节菖蒲、炒酸枣仁、鹿心粉、甘草。用法：口服，每次 4 粒，每日 3 次。

（5）通心络胶囊：适用于气虚血瘀证。组成：人参、水蛭、全蝎、赤芍、蝉蜕、土鳖虫、蜈蚣、檀香、降香、乳香（制）、酸枣仁（炒）、冰片。用法：口服每次 2～4 粒，每日 3 次。

（6）芪龙胶囊：适用于气虚血瘀、肝肾亏虚证。组成：黄芪、熟地黄、巴戟天、当归、地龙、豨莶草、川芎。用法：口服，每次 4 粒，每日 3 次。

七、单方验方

加味补阳还五汤治疗脑梗死恢复期，辨证为气虚血瘀证者，加味补阳还五汤治疗脑梗死恢复期疗效较好。

地黄饮子加减方可改善老年患者肾阴阳虚衰状态。

八、中医特色技术

（一）中药内服法

黄月芳等总结发现，目前临床上，中风病的辨证以阴虚风动型、气虚血瘀型和痰浊阻滞型 3 型出现次数最多。阴虚风动型治予补益肝肾，镇肝息风，方选天麻钩藤饮，或地黄饮子，或青蒿鳖甲汤，或镇肝熄风汤；气虚血瘀型治予益气活血，方多选补阳还五汤；痰浊阻滞型治予化痰通络，方选半夏白术天麻汤，或温胆汤，或导痰汤等。在治法方面，中风病急性期的主要治法有活血化瘀法、清热解毒法、化痰通腑法、醒脑开窍法，经过实验研究表明均有较好疗效；在中风恢复期运用和研究较多的是益气活血法。

（二）针刺治疗

杨继采取辨证选穴治疗中风气虚血瘀，重在补气活血，穴位主要选肩髃、曲池、外关、足三里、合谷、环跳等；肝阳上亢重在平肝潜阳，穴位主要选风池、大椎、曲池、外关、合谷等；痰浊阻窍重在化痰开窍，穴位主要选哑门、上廉泉、天突、通里、丰隆等，疗效明显。

石学敏创立的"醒脑开窍"针法，目前应用较为广泛。其取穴是以阴经穴位和督脉穴位为主，主要穴位为水沟、内关、三阴交、极泉、尺泽和委中穴。在针灸方法上，多采用普通针刺。

头针疗法是根据大脑皮质中枢交叉支配的原理，针刺偏瘫患者对侧头部运动区，具有较好地恢复肢体功能的作用。临床常参考于氏头针与焦氏头针法。

1. 电针治疗

近年来电针疗法应用较多，临床疗效明确，它是在针刺的基础上结合电刺激，可以提高疗效。王志国针刺焦氏头针运动区并连接电针仪，采取连续波，留针 30 分钟，每日 1 次，10 次为 1 个疗程，收效显著。

2. 耳穴治疗

刘礼梅等采取耳穴压丸合项针治疗中风后假性球麻痹吞咽障碍疗效显著。孙远征耳压配合口服盐酸氟西汀胶囊治疗中风后抑郁疗效显著。

3. 灸法治疗

王裕贤以痛为腧，治疗中风后肢体感觉障碍，选最痛点处，疼痛弥散侧取曲池、梁丘、足三里、悬钟等穴，取稍大于米粒之艾炷行直接灸，疗效明确。刘慧林用神阙隔姜隔盐灸法及常规针刺治疗中风后排尿功能障碍疗效显著。

4. 穴位注射治疗

穴位注射也是较为常用的治疗方法。郭毅坚运用灯盏细辛注射液穴位注射血海穴治疗缺血性中风，发现其对肢体功能和神经功能的改善具有非常良好的作用。任中万采取穴位阳陵泉、外丘注射黄芪注射液结合康复训练治疗中风后足内翻疗效显著。

5. 埋线治疗

穴位埋线疗法是治疗中风病的又一针灸疗法，它是通过异体蛋白的穴位刺激从而起到治疗作用。杨贺一采用天枢、关元、气海行穴位埋线疗法，治疗中风后便秘效果明显。

6. 针刀治疗

张勇等用针刀治疗缓解足内翻、前臂屈曲内收状态，在以上足内翻定位胫骨前肌上、胫骨后肌上，前臂内收定位肱桡肌上、旋前圆肌上、喙肱肌上细心按压，寻找能引起足内翻或前臂屈曲、内收的最敏感点为施术部位。

7. 磁极针疗

罗仁瀚运用磁极针针刺四神聪、百会、风池、外关、合谷、足三里、三阴交、太冲、关元、气海等，语言不利加廉泉、哑门，口眼㖞斜加阳白、四白、地仓、颊车，疗效明显。

（三）综合治疗

以上治疗方法根据病情需要可单独治疗或综合运用治疗。

九、各家发挥

（一）高维滨治疗本病经验

1. 偏瘫主症治疗

（1）电针疗法（弛缓性瘫痪）

1）取穴

A. 上肢：肩髃、曲池、外关、合谷、后溪。

B. 下肢：髀关、血海、阳陵泉、悬钟、太冲。

2）方解：电流刺激上述穴位，可以反射性兴奋脑部病变部位，有利于解除脑休克期。

3）操作：本法适于脑休克期的弛缓性瘫痪。用脉冲电针仪，选用疏波，电流量以肢体肌肉出现节律性收缩为度。对解除脑休克，促进肌力、肌张力的恢复有作用。每日1次，每次20～30分钟，10次为1个疗程，休息2日。

（2）电针疗法（痉挛性瘫痪）

1）取穴

A. 上肢：肩髃、肩髎、天井、手三里、外关、内八邪。

B. 下肢：内髀关、下血海、阳陵泉、纠内翻、侠溪。

2）方解：本法适用于痉挛性瘫痪，用脉冲电针仪选用疏波，电流量以患者能耐受并使上肢向后外方向旋，手指能屈伸，脚向外翻动时为度，可以缓解瘫痪肌群的肌张力。每日1次，每次30分钟，10次为1个疗程，休息2日。

（3）毫针疗法

1）治法：近部选穴，补法。

2）取穴

A. 上肢：肩髃、曲池、外关、合谷、后溪、十宣。

B. 下肢：髀关、血海、阳陵泉、悬钟、侠溪、太冲。

C. 面舌瘫：加翳风、地仓、颊车、舌中、廉泉。

3）方解：针刺远端穴位可以对大脑皮质产生较大的兴奋作用，促进其对皮层下神经功能的调节作用，以改善小关节的功能。

4）操作：本法适用于肌张力不高阶段。十宣穴用点刺，其他穴位用补法，每日1次，每次30分钟，行针3次，10次为1个疗程，休息2日。

（4）头针疗法

1）取穴：偏瘫者根据病变部位选对侧运动区相应部位，下肢瘫配足运感区，失语者配言语区，感觉障碍者配对侧感觉区相应部位。

2）操作：本法适合于中风后各期，快速捻针，每分钟200转，留针30分钟，其间捻针3次，每次2分钟，同时配合肢体活动。

（5）项针疗法

1）取穴：风池、翳明、供血。

2）方解：本法可以改善脑部血液循环，是治疗脑部疾病的基础疗法。

3）操作：鱼头蒸疗法相结合，有标本兼治之功效，适合于各个阶段治疗，每日1次，每次 30 分钟，10 次为 1 个疗程，休息 2 日。

2. 偏瘫兼症治疗

（1）失语

1）治法：头针疗法。

2）取穴：根据语言障碍的不同性质，选用不同部位。运动性失语选择言语一区，命名性失语选择言语二区，感觉性失语选择言语三区。

3）操作：一般选取主侧半球相应部位，毫针刺入皮下后快速捻转，每分钟 200 转左右，留针 30 分钟，期间捻针 2 次，每次 2 分钟左右。休息时嘱患者练习言语功能。

（2）延髓麻痹

1）治法：项针疗法。

2）取穴：风池、供血、翳明、治呛、吞咽 1、廉泉。

3）配穴：真性延髓麻痹、进行性延髓麻痹加吞咽 2、提咽、头针运动区下 1/3；舌肌无力不会屈伸者加舌中、外金津玉液、廉泉；发音不清者加发音；食物反流加治反流。假性延髓麻痹加头针运动区中下 2/3、廉泉、外金津玉液；舌体不灵、蜷缩加舌中、舌尖；口唇麻痹者加地仓、夹承浆、迎香、颊车。

4）操作：一般 1～2 次，每次留针 30 分钟，中间行针 2 次，每次 1～2 分钟。廉泉、外金津玉液、舌中、治呛、吞咽 1、吞咽 2、发音、治反流等行针得气后即可出针。

（3）中枢性尿失禁

1）治法 1：远近配穴法。

A. 取穴：四神聪、肾俞、会阳。

B. 操作：会阳经感传向阴部，每日 1 次，留针 30 分钟，行针 2 次，6 次后休息 1 日。

2）治法 2：局部取穴法。

A. 取穴：关元透中极、水道透中极、三阴交、阴陵泉。

B. 操作：针感到达腹部、会阴部为佳。补法，每日 1 次，每次均达到排尿时为止。

3）治法 3：电针法。

A. 取穴：会阳、肾俞。

B. 操作：用电针治疗仪，正极接在肾俞，负极接在会阳，选用疏波，留针 30 分钟，每日 1 次，10 次为 1 个疗程。

4）治法 4：电针法。

A. 取穴：次髎（或中髎）、会阳。

B. 操作：两组穴位交替使用，针下得气后，接脉冲电针机，使正极接次髎或中髎，负极接会阳，选用疏波，电流量由小到大，针感传至外阴部位为佳。每日 1 次，6 次后休息 1 日。

（4）情感障碍、哭笑不止

1）治法：醒神开窍。

2）取穴：风池、供血、四神聪、曲差透本神。

3）操作：平刺，捻转泻法，每日 1 次，10 次为 1 个疗程，休息 2 日。

（5）手指屈伸困难

1）治法：电针法。

2）取穴：外关、内八邪。

3）操作：将导线正极在近端，负极在远端，通以疏波电流，使手指做屈伸活动，每次

30 分钟，6 次为 1 个疗程，休息 1 日。

（6）上肢屈曲，内旋

1）治法：电针法。

2）取穴：天井、手三里或纠内旋（手三里外 0.5 寸）。

3）操作：将导线正极连天井，负极连手三里，选疏波，使上肢向外旋外展，每次 30 分钟，6 次后休息 1 日。

（7）足内翻

1）治法：电针法。

2）取穴：阳陵泉、纠内翻（外踝后缘上 3 寸，侧卧位）或侠溪。

3）操作：将一组导线上下连接，正极在上，负极在下，选用疏波，使足向外向上抖动，每次 30 分钟，6 次后休息 1 日。

（8）足下垂、拖步

1）治法：电针法。

2）处方：太冲、阳陵泉。

3）操作：将导线上下连接，正极在上，负极在下，选用疏波，使足向上跳动，每次 30 分钟，6 次后休息 1 日。

（9）大腿抬举无力

1）治法：电针法。

2）处方：髀关、阳陵泉。

3）操作：将导线上下连接，正极在上，负极在下，选用疏波，使大腿向上跳动，每次 30 分钟，6 次后休息 1 日。

（10）小腿后屈不能、胫部发紧

1）治法：电针法。

2）处方：委中、承山。

3）操作：将导线上下连接，正极在上，负极在下，选用疏波，使小腿向后运动，每次 30 分钟，6 次后休息 1 日。

（11）肢体剧痛或感觉异常

1）治法：电针法。

2）处方：肩髃、曲池、环跳、阳陵泉。

3）操作：两组导线，正极在上，负极在下，分别连接上肢和下肢穴位，选用密波，电流量以患者能耐受为度，每次 30 分钟，每日 1 次，6 次后休息 1 日。

（12）偏瘫肩：是指瘫痪侧肩关节运动功能障碍、疼痛、半脱位及随后出现的关节粘连性变化等一系列综合征，是发生于偏瘫患者的一种并发症。

病因：由于废用、营养及代谢性改变，关节炎性及粘连、软组织损害等。由于偏瘫肩部肌肉无力，手臂的重量牵拉肩关节囊导致肩关节半脱位。

临床表现：疼痛，运动障碍，偏瘫侧肌肉一般可分为痉挛态及松弛态两类，以痉挛态多见。肩关节外旋运动范围受限有特别意义，同时肩关节范围普遍受限。

治疗：①早期进行瘫痪侧肩关节被动运动是重要的预防性措施。②使用肩部吊带将患肢吊起，加腋垫。③患者仰卧时，瘫痪肩应置于外展位，同时使上臂及前臂及手部外旋。④针刺后溪穴，然后被动活动肩关节。⑤针刺冈上肌及三角肌的穴位，用脉冲电针仪选用疏波，使肌肉收缩，可致肩关节半脱位，每日1次，每次30分钟。

（二）孙申田治疗本病经验

1. 脑梗死引起的偏瘫、偏身感觉障碍

（1）取穴：运动区（中央前回区）、感觉区（中央后回区），配以情感区（额区）、完骨。偏瘫偏身感觉障碍常规局部选穴，主要以手足阳经为主。上肢：肩髃、曲池、手三里、外关、合谷、中渚、八邪。下肢：环跳、风市、髀关、伏兔、梁丘、血海、阳陵泉、足三里、阴陵泉、绝骨、丰隆、八风。

（2）手法：头部穴位应用"经颅重复针刺法"，要求捻转频率每分钟不低于200转，连续捻转3~5分钟，每隔5分钟捻转1次，捻转3~4次。其他穴位以得气为度。

按语：头部穴位为主穴，手法非常重要，可使偏瘫偏身感觉障碍收到立竿见影的改善。我们多年的临床选穴经验证实大脑功能定位在头皮表面的对应关系，但必须通过严格的操作手法达到一定的刺激量后，足以能穿过高阻抗的颅骨而作用于大脑内，激活脑内神经细胞，而发挥其治疗作用。

2. 失语症

（1）运动性失语：即患者保留理解语言的功能，能听懂他人的话语，但失去组合语言的功能。针灸取穴：运动区下1/5、囟会透前顶，配以舌中（金津、玉液）、廉泉、地仓、迎香、完骨、通里，伴有中风其他症状按其他症状治疗。手法：运动区下1/5应用经颅重复针刺法每分钟200次左右，连续捻转3~5分钟，配以严格的语言训练，其余穴位得气为度，舌中穴点刺不留针，金津、玉液交替针刺。

（2）感觉性失语：即患者失去了理解语言的能力，所答非所问，当医生检查时不能按医生的要求完成指定的动作。针灸治疗：取穴感觉性语言区（相当于头针疗法言语二区）（大脑颞叶颞下回后部感觉性语言分析器在头皮表面的投影），囟会透前顶，配以舌中（金津、玉液）、廉泉、地仓、迎香、完骨（双）、通里（双）。手法同前。

（3）命名性失语（顶叶角回后部）：即患者不能说出物体的名称，但能说出该物体应用方法。针灸治疗：取穴命名性失语（大脑顶叶角回在头皮表面的投影），配以百会透前顶、地仓、迎香、完骨（双）、通里（双）。手法同前。

（4）混合型失语：出现上述语言分析器的多处病变而致两种或两种以上的语言功能障碍。取穴选穴治疗时将上述各类语言障碍取穴组合在一起。手法同前。除了针灸治疗外，必须配合严格持续的语言训练，才能提高针灸疗效。

按语：笔者根据多年治疗失语的临床经验总结了以下歌诀，按失语分类、损伤部位、不同失语症状和脑损伤部位来针刺选穴与治疗：中风失语最难医，发际顶门穴要知。古籍经验一大筐，今人医之亦难题。中医失语名笼统，脑病部位不能定。治标治本效不同，弄清病位分类型。语言功能源于脑，右手持筷左半球。运动失语额下回，听之可懂说不溜。感觉失语颞下回，听之不懂语错回。命名坐堂直更吐，物之会超名不会。三种失语可各得，也可同发谓混合。脑内结构投体表，对应区域把穴找。针刺该穴作用脑，有效无效量上找。临床应用有技巧，主穴配穴搭配好。何种失语该区找，针刺手法量必到。配穴首选情感区，针刺手法同头针。金津玉液不留针，廉泉地仓通里循，哑门速刺不过深，双侧风池通电针。

3. 延髓麻痹

（1）真性延髓麻痹：是延髓的Ⅸ、Ⅹ、Ⅻ对脑神经或核下纤维之病变导致。临床表现为吞咽困难、声音嘶哑、饮水呛咳，患者伸舌时偏向健侧，并伴有舌肌萎缩和舌肌纤颤，无下颌反射、掌下颌反射、叩唇反射阳性表现，咽反射消失或减弱，张口或发声"啊"时悬雍垂偏向健侧。很少伴有强哭强笑症状。针灸取穴百会、宁神、金津、玉液、廉泉、天突、地仓，配以完骨（双）、翳风（双）、风池（双）。体针内关（双）、神门（双）、照海（双）、公孙（双）。手法：根据现代解剖生理学以局部选穴为主，选穴集中在颈项部，侧重于损伤的部位为主，得气为度，配以电针，一般 3 周左右痊愈。本法重点强调了选穴特异性和神经损伤分布有关，所以选取项部延髓和附近有关穴位如风池、翳风、完骨、哑门、廉泉、天突、地仓等，配以其他调神益智循经选穴。我们经验是针刺得气后配以电针，3 周证实可以拔掉鼻饲管，能自主吞咽。

（2）假性延髓麻痹：是双侧皮质脑干束的损害，多见于大脑半球双侧病变或延髓以上的皮质脑干束病变。体征表现为患者伸舌困难，但无舌肌萎缩与纤颤，下颌反射、掌下颌反射、叩唇反射均可引出，大多数患者伴有强哭强笑等症状，检查咽反射存在。针灸治疗：取穴在真性延髓麻痹基础上配以运动区（双）、运动区下 1/4、情感区（额区）。手法：头部穴位应用"经颅重复针刺法"。其余腧穴得气为度。头部穴位应用"经颅重复针刺法"改善双侧皮质脑干束和额叶功能有良好效果。

4. 血管性痴呆

血管性痴呆针灸取穴百会、情感区（额区）、完骨（双）、大钟（双）、三阴交（双）、足三里（双）。手法：百会、情感区（额区）应用经颅重复针刺法，其余穴位得气为度。手法是针灸获得疗效的关键，熟练地快速捻转使其达到一定的刺激强度和刺激量，使针刺信号透过高阻抗颅骨作用于大脑皮质和额叶，调节神经递质和脑循环障碍，改善脑功能。其余穴位根据穴位特异性、脏腑辨证关系进行选穴。

5. 精神障碍

患者表现为木僵、脾气倔强、违拗、缄默、躁扰不宁、骂嚷号叫、不避亲疏、打人损物等症状。针灸治疗取穴百会、情感区（额区）、安眠（双）、太阳（双）、神门（双）、大陵（双）、大钟（双）、三阴交（双）。手法：百会、情感区（额区）应用经颅重复针刺法，其他穴位以得气为度。百会、情感区（额区）能调节大脑额叶功能，改善脑炎引起的精神障碍，但必须有严格的手法要求，即应用"经颅重复针刺法"，捻转频率每分钟 200 次，捻转时间每次 3～5 分钟，使其达到一定刺激量而作用于大脑，改善大脑的功能，其他穴位根据穴位特异作用而选取下部腧穴。

6. 偏盲

针灸选穴取枕区（视区）、完骨（双），配以太阳、攒竹、四白、光明穴。手法：枕区（视区）应用经颅重复针刺法，激活大脑皮质视觉中枢而改善枕叶循环起到治疗作用，重点强调手法重要性，捻转频率每分钟 200 次，捻转时间每次 3～5 分钟，每隔 5 分钟捻转 1 次，捻转 3～4 次，配以电针。完骨得气为度，并通电针，其余穴位得气为度。光明根据穴位特异性有治疗眼病的作用。根据经络辨证循经选穴，同时配以"经颅重复针刺法"。

7. 共济失调

针灸选取穴平衡区（小脑区）（双）、完骨（双）、运动区（中央前回区）（双）、情感（额区）、曲池（双）、内关（双）、合谷（双）、阳陵泉（双）、三阴交（双）、太溪（双）。手法：平衡区（小脑区）、运动区（中央前回区）、情感区（额区）应用"经颅重复针刺法"，其他穴位得气为度。平衡区（小脑区）、运动区（中央前回区）、情感区（额区）应用"经颅重复针刺法"，可激发锥体束的功能并改善额叶的功能，尚有调节小脑区共济失调的作用。完骨穴得气后通以电针，可以改善后循环，促进小脑共济运动功能的恢复。其他配穴以补肾健脾为主。

8. 中风后抑郁

针灸治疗取穴百会、情感区（额区）、安眠（双）、神门（双）、内关（双）、大钟（双）、足三里（双）、三阴交（双）、太冲（双）。手法：百会、情感区（额区）应用"经颅重复针刺法"，其余穴位得气为度，中风伴有其他症状按中风其他症状选穴。抑郁与额叶有关，针刺百会、情感区（额区）可以改善额叶功能，缓解抑郁状态。应用"经颅重复针刺法"刺激达到一定量可以作用于额叶前部主管情感大脑功能的部位，对于中风额叶损伤、违拗、抑郁有良好的作用效果。但是手法非常重要，捻转频率必须达到每分钟 200 次时才能作用于大脑相关部位。

9. 二便失禁

针灸治疗取穴足运感（中央旁小叶区）（双侧）、情感区（额区）、完骨（双）、关元、足三里（双）、三阴交（双）、神门（双）、内关（双）、大钟（双）。手法：足运感（中央旁小叶区）、情感区（额区）应用"经颅重复针刺法"，其他穴位得气为度。足运感（中央旁小叶区）、情感区（额区）应用"经颅重复针刺法"刺激达到一定量可以作用于中央旁小叶，调节了大脑对二便的控制功能，因为这部分患者往往伴有痴呆和认知功能障碍，如果针刺情感区（额区）再配以神门、内关、大钟，则具有明显的调神益智、改善大脑功能的作用，所以调神益智十分重要，进而对痴呆症状有良好的恢复作用，关元、三阴交可以补肾气，以司开阖。

（孙忠人）

第三节 脑 出 血

脑出血是指原发性非外伤性脑实质内出血，发病率为每年（60～80）/10 万，在我国占全部脑卒中的 20%～30%，急性期病死率高达 30%～40%。流行病学调查表明，其致残率可达 80%，发病 1 年生存率仅为 38%。随着我国人口老龄化加剧，其发病呈上升趋势。

脑出血属于中医"中风"范畴，可见猝然昏仆，不省人事，半身不遂，口眼㖞斜，语言不利为主症的病证。病轻者可无昏仆而仅见半身不遂及口眼㖞斜等症状。

一、临床诊断要点与鉴别诊断

（一）诊断标准

中老年患者在活动中或情绪激动时突然发病，迅速出现局灶性神经损伤症状，以及头痛、呕吐等颅高压症状应考虑脑出血的可能，结合头颅 CT 检查，可以迅速明确诊断。

（二）鉴别诊断

（1）首先应与其他类型的脑血管疾病如脑梗死、蛛网膜下腔出血相鉴别。

（2）对发病突然、迅速昏迷且局灶体征不明显者，应注意与引起昏迷的全身性疾病如中毒及代谢性疾病相鉴别。

（3）对有头部外伤史者，应与外伤性颅内血肿相鉴别。

二、审析病因病机

（一）内伤积损

素体阴亏血虚，阳盛火旺，风火易炽，或年老体衰，肝肾阴虚，肝阳偏亢，复因将息失宜，致使阴虚阳亢，气血上逆，上蒙神窍，突发本病。

（二）劳欲过度

《素问·生气通天论》说："阳气者，烦劳则张。"烦劳过度，耗气伤阴，易使阳气暴张，引动风阳上旋，气血上逆，壅阻清窍；纵欲过度，房事不节，亦能引动心火，耗伤肾水，水不制火，则阳亢风动。

（三）饮食不节

嗜食肥甘厚味、辛香炙煿之物，或饮酒过度，致使脾失健运，聚湿生痰，痰湿生热，热极生风，终致风火痰热内盛，窜犯络脉，上阻清窍。此即《丹溪心法·论中风》所言："湿土生痰，痰生热，热生风也。"

（四）情志所伤

五志过极，心火暴甚，可引动内风而发卒中，其中以郁怒伤肝为多。平素忧郁恼怒，情志不畅，肝气不舒，气郁化火，则肝阳暴亢，引动心火，气血上冲于脑，神窍闭阻，遂致卒倒无知。或长期烦劳过度，精神紧张，虚火内燔，阴精暗耗，日久导致肝肾阴虚，阳亢风动。此外，素体阳盛，心肝火旺之青壮年，亦有遇怫郁而阳亢化风，以致突然发病者。

（五）气虚邪中

气血不足，脉络空虚，尤其在气候突变之际，风邪乘虚入中，气血痹阻，或痰湿素盛，形盛气衰，外风引动内风，痰湿闭阻经络，而致㖞僻不遂。

中风的形成虽有上述各种原因，但其基本病机总属阴阳失调，气血逆乱。病位在心脑，与肝肾密切相关。病理性质多属本虚标实。肝肾阴虚，气血衰少为致病之本，风、火、痰、气、瘀为发病之标，两者可互为因果。发病之初，邪气鸱张，风阳痰火炽盛，气血上菀，故以标实为主；如病情剧变，在病邪的猛烈攻击下，正气急速溃败，可以正虚为主，甚则出现正气虚脱。后期因正气未复而邪气独留，可留后遗症。

三、明确辨证要点

（一）辨中经络、中脏腑

中风又有中经络和中脏腑之别。轻者中经络，重者中脏腑。中经络之证，表现为半身不遂，口眼㖞斜，不伴神志障碍；中脏腑重证，络损血溢，瘀阻脑络，而致猝然昏倒，不省人事，或神志昏糊、迷蒙，伴见肢体不用。

（二）中脏腑辨闭证与脱证

闭证属实，因邪气内闭清窍所致，症见神志昏迷、牙关紧闭、口噤不开、两手握固、肢体强痉等。脱证属虚，乃为五脏真阳散脱，阴阳即将离决之候，临床可见神志昏愦无知、目合口开、四肢松懈瘫软、手撒肢冷汗多、二便自遗、鼻息低微等。此外，还有阴竭阳亡之分，并可相互关联。闭证常见于骤起，脱证则由闭证恶变转化而成。并可见内闭外脱之候。

（三）闭证当辨阳闭和阴闭

阳闭有瘀热痰火之象，如身热面赤、气粗鼻鼾、痰声如拽锯、便秘溲黄、舌苔黄腻、舌绛干，甚则舌体蜷缩，脉弦滑而数。阴闭有寒湿痰浊之征，如面白唇紫、痰涎壅盛、四肢不温、舌苔白腻、脉沉滑等。

（四）辨病期

根据病程长短，分为 3 期。急性期为发病后 2 周以内，中脏腑可至 1 个月；恢复期指发病 2 周后或 1 个月至半年内；后遗症期指发病半年以上。

四、确立治疗方略

中经络以平肝息风，化痰祛瘀通络为主。中脏腑闭证，治当息风清火，豁痰开窍，通腑泄热；脱证急宜救阴回阳固脱；对内闭外脱之证，则须醒神开窍与扶正固脱兼用。恢复期及后遗症期，多为虚实兼夹，当扶正祛邪，标本兼顾，平肝息风，化痰祛瘀与滋养肝肾，益气养血并用。

五、辨证论治

（一）中经络

1. 风痰入络证

（1）抓主症：肌肤不仁，手足麻木，突然发生口眼㖞斜，语言不利，口角流涎，舌强语謇，甚则半身不遂。

（2）察次症：头晕目眩或兼见手足拘挛，关节酸痛等症。

（3）审舌脉：舌质红，苔白腻，脉滑。

（4）择治法：祛风化痰通络。

（5）选方用药思路：肝郁化火生风，肝风夹痰，横窜于经络，致血脉瘀阻，气血不能濡养机体，则见中经络之证，宜选用真方白丸子加减。本方化痰通络，用于治疗风痰入客经络，症见口眼㖞斜，舌强不语，手足不遂等症。常用半夏、南星、白附子祛风化痰；天麻、全蝎息风通络；当归、白芍、鸡血藤、豨莶草养血祛风。

（6）据兼症化裁：语言不清者，加石菖蒲、远志祛痰宣窍；痰瘀交阻，舌紫有瘀斑，脉细涩者，可酌加丹参、桃仁、红花、赤芍等活血化瘀。

2. 风阳上扰证

（1）抓主症：突然发生口眼㖞斜，舌强语謇，或手足重滞，甚则半身不遂等症。

（2）察次症：平素头晕头痛，耳鸣目眩。

（3）审舌脉：舌质红苔黄，脉弦。

（4）择治法：风阳上扰宜平肝潜阳，活血通络。

（5）选方用药思路：肝火偏旺，阳亢化风，走窜于经络，风阳上扰清窍而致病，宜用天麻钩藤饮加减。本方平肝息风镇潜，用于阳亢风动，晕眩，肢麻等症。常用天麻、钩藤平肝息风；珍珠母、石决明镇肝潜阳；桑叶、菊花清肝泄热；黄芩、山栀清肝泻火；牛膝活血化瘀，引气血下行。

（6）据兼症化裁：夹有痰浊，胸闷，恶心，苔腻，加陈胆南星、郁金；头痛较重，加羚羊角、夏枯草以清肝息风；腿足重滞，加杜仲、桑寄生补益肝肾。

3. 阴虚风动证

（1）抓主症：突然发生口眼㖞斜，言语不利，手指瞤动，甚或半身不遂。

（2）察次症：平素头晕耳鸣，手足心热，腰膝酸软。

（3）审舌脉：舌质红，苔腻，脉弦细数。

（4）择治法：阴虚风动宜滋阴潜阳，息风通络。

（5）选方用药思路：肝阴亏筋脉虚，虚风内动，筋脉失于濡养，可见半身不遂，手指瞤动等症，可选用镇肝息风汤加减。本方既补肝肾之阴，又能息风潜阳，用于阴虚风动之眩晕，头痛，舌强，肢颤等。常用白芍、天冬、玄参、枸杞子滋阴柔肝息风；龙骨、牡蛎、龟板、代赭石镇肝潜阳；牛膝、当归活血化瘀，且引血下行；天麻、钩藤平肝息风。

（6）据兼症化裁：痰热较重，苔黄腻，泛恶，加胆南星、竹沥、川贝母清热化痰；阴虚阳亢，肝火偏旺，心中烦热，加栀子、黄芩清热除烦。

（二）中腑脏

1. 痰热腑实证——闭证

（1）抓主症：突然发病，半身不遂，口舌歪斜，舌强语謇或不语，神识欠清或昏糊，肢体强急。

（2）察次症：素有头痛眩晕，心烦易怒，痰多而黏，伴腹胀，便秘。

（3）审舌脉：舌质暗红，或有瘀点瘀斑，苔黄腻，脉弦滑或弦涩。

（4）择治法：通腑泄热，息风化痰。

（5）选方用药思路：饮食不节，嗜食肥甘厚味，辛辣之物，或饮酒过度，致使脾失健运，聚湿生痰，痰湿生热，热极生风，痰热阻滞，腑气不通而发病。痰热腑实，蒙蔽清窍，桃仁承气汤加减。本方功能通腑泄热，顺降气血，治疗腑热内结，腹胀便秘等症，可用于中风急性期痰热腑实之证。常用桃仁、大黄、芒硝、枳实通腑泄热，凉血化瘀；陈胆南星、黄芩、全瓜蒌清热化痰；桃仁、赤芍、牡丹皮凉血化瘀；牛膝引气血下行。

（6）据兼症化裁：头痛，眩晕严重者，加钩藤、菊花、珍珠母平肝降逆；烦躁不安，彻夜不眠，口干，舌红，加生地、沙参、夜交藤养阴安神。

2. 痰火瘀闭证——闭证

（1）抓主症：突然昏仆，不省人事，牙关紧闭，口噤不开，两手握固。

（2）察次症：大小便闭，肢体强痉，面赤身热，气粗口臭，躁扰不宁。

（3）审舌脉：舌质红，苔黄腻，脉弦滑而数。

（4）择治法：息风清火，豁痰开窍。

（5）选方用药思路：肝阳暴亢，阳亢风动，痰火壅盛，气血上逆，神窍闭阻而发病，宜选用羚角钩藤汤加减。本方功能凉肝息风，清热化痰，养阴舒筋。用于风阳上扰，蒙蔽清窍而见眩晕、痉厥和抽搐等症者。另可服至宝丹或安宫牛黄丸以清心开窍。亦可用醒脑静或清开灵注射液静脉滴注。常用羚羊角（或山羊角）、钩藤、珍珠母、石决明平肝息风；胆南星、竹沥、半夏、天竺黄、黄连清热化痰；石菖蒲、郁金化痰开窍。

（6）据兼症化裁：若痰热阻于气道，喉间痰鸣辘辘，可服竹沥水、猴枣散以豁痰镇惊；肝火旺盛，面红目赤，脉弦劲有力，宜酌加龙胆草、山栀、夏枯草、代赭石、磁石等清肝镇摄之品；腑实热结，腹胀便秘，苔黄厚，宜加生大黄、元明粉、枳实；痰热伤津，舌质干红，苔黄糙者，宜加沙参、麦冬、石斛、生地。

3. 痰浊瘀闭证——闭证

（1）抓主症：突然昏仆，不省人事，牙关紧闭，口噤不开，两手握固，肢体强痉。

（2）察次症：大小便闭，面白唇暗，静卧不烦，四肢不温，痰涎壅盛，苔白腻，脉沉滑缓。

（3）审舌脉：舌质暗，苔白腻，脉沉滑缓。

（4）择治法：化痰息风，宣郁开窍。

（5）选方用药思路：痰浊为患阻于经络，致使气血运行不畅，清窍不得濡养，故出现昏仆，不省人事等症，可选用涤痰汤加减。本方化痰开窍，用于痰蒙心窍，神志呆滞不清者。另可用苏合香丸宣郁开窍。常用药：半夏、茯苓、橘红、竹茹化痰；郁金、石菖蒲、胆南星豁痰开窍；天麻、钩藤、僵蚕息风化痰。

（6）据兼症化裁：兼有动风者，加天麻、钩藤以平息内风；有化热之象者，加黄芩、黄连；见戴阳证者，属病情恶化，宜急进参附汤、白通加猪胆汁汤救治。

4. 脱证（阴竭阳亡）

（1）抓主症：突然昏仆，不省人事，目合口张，鼻鼾息微，手撒肢冷，汗多。

（2）察次症：气息微弱，大小便自遗，肢体软瘫。

（3）审舌脉：舌质淡紫，舌痿，脉细弱或脉微欲绝。

（4）择治法：回阳救阴，益气固脱。

（5）选方用药思路：疾病日久，病情加重，阴阳不能相互维系，导致阴竭阳亡，可用参附汤合生脉散加味。参附汤补气回阳，用于阳气衰微，汗出肢冷欲脱；生脉散益气养阴，用于津气耗竭。两方同用功能益气回阳，救阴固脱，主治阴竭阳亡之证。亦可用参麦注射液或生脉注射液静脉滴注。常用药：人参、附子补气回阳；麦冬、五味子、山萸肉滋阴敛阳。

（6）据兼症化裁：阴不恋阳，阳浮于外，津液不能内守，汗泄过多者，可加龙骨、牡蛎敛汗回阳；阴精耗伤，舌干，脉微者，加玉竹、黄精以救阴护津。

（三）恢复期

1. 风痰瘀阻证

（1）抓主症：半身不遂，肢体麻木。

（2）察次症：口眼㖞斜，舌强语謇或失语。

（3）审舌脉：舌紫暗，苔滑腻，脉弦滑。

（4）择治法：搜风化痰，行瘀通络。

（5）选方用药思路：风痰阻于经络，使气血运行不畅，瘀血内停，机体失于濡养而致半身不遂，肢体麻木，舌强语謇或失语等症，可选用解语丹加减。本方祛风化痰活络，治风痰阻于廉泉，舌强不语等。常用药：天麻、胆南星、天竺黄、半夏、陈皮息风化痰；地龙、僵蚕、全蝎搜风通络；远志、石菖蒲化痰宣窍，豨莶草、桑枝、鸡血藤、丹参、红花祛风活血通络。

（6）据兼症化裁：痰热偏盛者，加全瓜蒌、竹茹、川贝母清化痰热；兼有肝阳上亢，头晕头痛，面赤，苔黄舌红，脉弦劲有力，加钩藤、石决明、夏枯草平肝息风潜阳；咽干口燥，加天花粉、天冬养阴润燥。

2. 气虚络瘀证

（1）抓主症：肢体偏枯不用，肢软无力。

（2）察次症：面色萎黄，舌质淡紫或有瘀斑。

（3）审舌脉：舌质暗，苔薄白，脉细涩或细弱。

（4）择治法：益气养血，化瘀通络。

（5）选方用药思路：久病气虚，气虚则推动血液运行不利，致血瘀阻络，机体失于濡养，可见肢体偏枯不用，肢软无力等症，可选用补阳还五汤加减。黄芪大补脾胃之元气，令气旺血行，瘀去络通。当归长于活血，且化瘀而不伤血。桃仁、红花、赤芍、川芎养血活血，化瘀通经；地龙、牛膝引血下行，通络。全方气旺则血行，活血而不伤正，共奏补气活血通络之功。

（6）据兼症化裁：血虚甚，加枸杞、首乌藤以补血；肢冷，阳失温煦，加桂枝温经通脉；腰膝酸软，加川断、桑寄生、杜仲以壮筋骨，强腰膝。

3. 肝肾亏虚证

（1）抓主症：半身不遂，患肢僵硬，拘挛变形。

（2）察次症：舌强不语，或偏瘫，肢体肌肉萎缩。

（3）审舌脉：舌红脉细，或舌淡红，脉沉细。

（4）择治法：滋养肝肾。

（5）选方用药思路：久病劳损，年高体弱，致使肝肾精血亏虚。肝肾亏损，精血不足，则形体官窍失养，可见半身不遂，患肢僵硬，拘挛变形，可选用左归丸合地黄饮子加减。左归丸功专滋补肝肾真阴，用于精血不足，不能荣养筋脉，腰膝酸软，肢体不用等症；地黄饮子功能滋肾阴，补肾阳，开窍化痰，用于下元虚衰，虚火上炎，痰浊上泛所致之舌强不语，足废不用等症。常用药：干地黄、何首乌、枸杞、山萸肉补肾益精；麦冬、石斛养阴生津；当归、鸡血藤养血和络。

（6）据兼症化裁：若腰酸腿软较甚，加杜仲、桑寄生、牛膝补肾壮腰；肾阳虚，加巴戟天、肉苁蓉补肾益精，附子、肉桂温补肾阳；夹有痰浊，加石菖蒲、远志、茯苓化痰开窍。

六、中成药选用

（1）天麻钩藤颗粒：适用于肝阳暴亢、风火上扰证。组成：天麻、钩藤、石决明、栀子、黄芩、牛膝、杜仲（盐制）、益母草、桑寄生、首乌藤、茯苓。用法：开水冲服，每次 1 袋（5g），每日 3 次，或遵医嘱。

（2）牛黄清心丸：适用于痰热腑实、风痰上扰证。组成：牛黄、当归、川芎、甘草、山药、黄芩、苦杏仁（炒）、大豆黄卷、大枣（去核）、白术（炒）、茯苓、桔梗、防风、柴胡、阿胶、干姜、白芍、人参、六神曲（炒）、肉桂、麦冬、白蔹、蒲黄（炒）、人工麝香、冰片、水牛角浓缩粉、羚羊角、朱砂、雄黄。用法：口服，每次1丸，每日1次。

（3）大补阴丸：适用于阴虚风动证。组成：熟地黄、知母（盐炒）、黄柏（盐炒）、龟甲（醋炙）、猪脊髓。辅料为蜂蜜。用法：水蜜丸每次6g，每日2～3次。

（4）知柏地黄丸：适用于阴虚风动证。组成：知母、黄柏、熟地黄、山茱萸（制）、牡丹皮、山药、茯苓、泽泻。辅料为蜂蜜。用法：口服，水蜜丸每次30粒（6g），每日2次；大蜜丸每次1丸，每日2次。

（5）安宫牛黄丸：适用于痰热内闭清窍证。组成：牛黄、水牛角浓缩粉、麝香、珍珠、朱砂、雄黄、黄连、黄芩、栀子、郁金、冰片。用法：口服，每次1丸，每日1次，或遵医嘱。

（6）苏合香丸：适用于痰湿蒙塞清窍证。组成：苏合香、安息香、冰片、水牛角浓缩粉、人工麝香、檀香、沉香、丁香、香附、木香、乳香（制）、荜茇、白术、诃子肉、朱砂。辅料为蜂蜜。用法：口服，每次1丸，每日1～2次。

（7）脑安胶囊：适用于气虚血瘀证。组成：川芎、当归、红花、人参、冰片。用法：口服，每次2粒，每日2次，疗程4周，或遵医嘱。

七、单方验方

小柴胡汤联合丹珍头痛胶囊治疗急性脑出血吸收期具有较好的临床疗效。

八、中医特色技术

（一）针灸疗法

1. 中经络

（1）治法：调神通络、行气活血，以针刺为主，平补平泻。

（2）处方：水沟或百会、内关、极泉、尺泽、委中、三阴交、足三里。

（3）方义：督脉入络脑，水沟、百会均为督脉要穴，可调脑神、通脑络。心主血脉，内关为心包经络穴，可调理心气，促进气血的运行；三阴交为足三阴经交会穴，可滋补肝肾；极泉、尺骨、委中、足三里疏通肢体经络。

（4）加减：肝阳暴亢加太冲、太溪镇肝潜阳；风痰阻络加丰隆、合谷化痰息风；痰热腑实加曲池、内庭、丰隆清热豁痰；气虚血瘀加气海、血海益气活血；阴虚风动加太溪、风池滋阴潜阳；口角㖞斜加颊车、地仓；上肢不遂加肩髃、曲池、手三里、合谷；下肢不遂加环跳、阳陵泉、阴陵泉、风市；头晕加风池、完骨、天柱；足内翻加绝骨、纠内翻；足外翻加中封、太溪、纠外翻；足下垂加解溪、胫上；便秘加丰隆、支沟；尿失禁、尿潴留加中极、曲骨、关元。

（5）操作：水沟用雀啄术，百会、内关用捻转泻法，持续运针1～3分钟。三阴交、足三里用提插补法刺极泉时，在原穴位置下2寸心经上取穴，避开腋毛，直刺进针，用提插泻法，以患者上肢有麻胀和抽动感为度；尺泽、委中直刺，提插泻法，使肢体有抽动感。

2. 中脏腑

（1）治法：醒脑开窍，闭证兼开窍启闭，只针不灸，泻法脱证兼回阳固脱，重用灸法、补法，处方以督脉腧穴为主。处方：水沟、素髎、百会、内关。

（2）方义：脑为元神之府，督脉入络脑，素髎、水沟为督脉穴，可醒脑开窍，调神导气。百会位于头顶，属督脉，内络于脑，醒神开窍作用明显。心主血脉，内关为心包经络穴，可调理心气，促进气血运行。

（3）加减：闭证加刺十宣、合谷、太冲开窍启闭；脱证加灸关元、气海、神阙回阳固脱；呼吸衰竭加气舍益宗气而调呼吸。

（4）操作：内关用捻转法，持续运针 1~3 分钟；素髎、水沟用雀啄法，以患者面部表情出现反应为度；十宣用三棱针点刺出血；太冲、合谷用泻法，强刺激；关元、气海用大艾炷灸法；神阙用隔盐类法，直至四肢转温为止。

（二）电针

电针在患侧上、下肢体各选 2 个穴位，针刺得气后接通电针仪，用断续波或疏密波中度刺激，以肌肉出现规律性收缩为佳。

（三）头针

头针选顶颞前斜线、顶旁 1 线及顶旁 2 线，毫针平刺入头皮下，快速捻转 2~3 分钟，每次留针 30 分钟，留针期间反复捻转 2~3 次。行针后鼓励患者活动肢体。

其余可参考脑梗死中医特色技术。

九、各家发挥

（一）高维滨治疗本病经验

1. 偏瘫主症治疗

（1）电针疗法（弛缓性瘫痪）

上肢：肩髃、曲池、外关、合谷、后溪。

下肢：髀关、血海、阳陵泉、悬钟、太冲。

方解：电流刺激上述穴位，可以反射性兴奋脑部病变部位，有利于解除脑休克期。

操作：本法适于脑休克期的弛缓性瘫痪。用脉冲电针仪，选用疏波，电流量以肢体肌肉出现节律性收缩为度。对解除脑休克，促进肌力、肌张力的恢复有作用。每日 1 次，每次 20~30 分钟，10 次为 1 个疗程，休息 2 日。

（2）电针疗法（痉挛性瘫痪）

处方：上肢：肩髃、肩髎、天井、手三里、外关、内八邪。

下肢：内髀关、下血海、阳陵泉、纠内翻、侠溪。

方解：本法适用于痉挛性瘫痪，用脉冲电针仪选用疏波，电流量以患者能耐受并使上肢向后外方向旋，手指能屈伸，脚向外翻动时为度，可以缓解瘫痪肌群的肌张力。每日 1 次，每次 30 分钟，10 次为 1 个疗程，休息 2 日。

（3）毫针疗法

治法：近部选穴，补法。

处方：上肢：肩髃、曲池、外关、合谷、后溪、十宣。

下肢：髀关、血海、阳梁泉、悬钟、侠溪、太冲。

面舌瘫：加翳风、地仓、颊车、舌中、廉泉。

方解：针刺远端穴位可以对大脑皮质产生较大的兴奋作用，促进其对皮层下神经功能的调节作用，以改善小关节的功能。

操作：本法适用于肌张力不高阶段。十宣穴用点刺，其他穴位用补法，每日1次，每次30分钟，行针3次，10次为1个疗程，休息2日。

（4）头针疗法

处方：偏瘫者根据病变部位选对侧运动区相应部位，下肢瘫配足运感区，失语者配言语区，感觉障碍者配对侧感觉区相应部位。

操作：本法适合于中风后各期，快速捻针，每分钟200转，留针30分钟，其间捻针3次，每次2分钟，同时配合肢体活动。

（5）项针疗法

处方：风池、翳明、供血。

方解：本法可以改善脑部血液循环，是治疗脑部疾病的基础疗法。

操作：与头蒸疗法相结合，有标本兼治之功效，适合于各个阶段治疗，每日1次，每次30分钟，10次为1个疗程，休息2日。

2. 偏瘫兼症治疗

（1）失语

治法：头针疗法。

处方：根据语言障碍的不同性质，选用不同部位。运动性失语选择言语一区，命名性失语选择言语二区，感觉性失语选择言语三区。

操作：一般选取主侧半球相应部位，毫针刺入皮下后快速捻转，每分钟200转左右，留针30分钟，期间捻针2次，每次2分钟左右。休息时嘱患者练习言语功能。

（2）延髓麻痹

治法：项针疗法。

处方：风池、供血、翳明、治呛、吞咽1、廉泉。

配穴：真性延髓麻痹、进行性延髓麻痹加吞咽2、提咽、头针运动区下1/3；舌肌无力不会屈伸者加舌中、外金津玉液、廉泉；发音不清者加发音；食物反流加治反流。假性延髓麻痹加头针运动区中下2/3、廉泉、外金津玉液；舌体不灵、蜷缩加舌中、舌尖；口唇麻痹者加地仓、夹承浆、迎香、颊车。

操作：一般1~2次，每次留针30分钟，中间行针2次，每次1~2分钟。廉泉、外金津玉液、舌中、治呛、吞咽1、吞咽2、发音、治反流等行针得气后即可出针。

（3）中枢性尿失禁

治法1：远近配穴法。

处方：四神聪、肾俞、会阳。

操作：会阳经感传向阴部，每日1次，留针30分钟，行针2次，6次后休息1日。

治法2：局部取穴法。

处方：关元透中极，水道透中极、三阴交、阴陵泉。

操作：针感到达腹部、会阴部为佳。补法，每日 1 次，每次均达到排尿时为止。

治法 3：电针法。

处方：会阳、肾俞。

操作：用电针治疗仪，正极接在肾俞，负极接在会阳，选用疏波，留针 30 分钟，每日 1 次，10 次为 1 个疗程。

治法 4：电针法。

处方：次髎（或中髎）、会阳。

操作：两组穴位交替使用，针下得气后，接脉冲电针机，使正极接次髎或中髎，负极接会阳，选用疏波，电流量由小到大，针感传至外阴部位为佳。每日 1 次，6 次后休息 1 日。

（4）情感障碍、苦笑不止

治法：醒神开窍。

处方：风池、供血、四神聪、曲差透本神。

操作：平刺，捻转泻法，每日 1 次，10 次为 1 个疗程，休息 2 日。

（5）手指屈伸困难

治法：电针法。

处方：外关、内八邪。

操作：将导线正极在近端，负极在远端，通以疏波电流，使手指做屈伸活动，每次 30 分钟，6 次为 1 个疗程，休息 1 日。

（6）上肢屈曲，内旋

治法：电针法。

处方：天井、手三里或纠内旋（手三里外 0.5 寸）。

操作：将导线正极连天井，负极连手三里，选疏波，使上肢向外旋外展，每次 30 分钟，6 次后休息 1 日。

（7）足内翻

治法：电针法。

处方：阳陵泉、纠内翻（外踝后缘上 3 寸，侧卧位）或侠溪。

操作：将一组导线上下连接，正极在上负极在下，选用疏波，使足向外向上抖动，每次 30 分钟，6 次后休息 1 日。

（8）足下垂、拖步

治法：电针法。

处方：太冲、阳陵泉。

操作：将导线上下连接，正极在上，负极在下，选用疏波，使足向上跳动，每次 30 分钟，6 次后休息 1 日。

（9）大腿抬举无力

治法：电针法。

处方：髀关、阳陵泉。

操作：将导线上下连接，正极在上，负极在下，选用疏波，使大腿向上跳动，每次 30 分钟，6 次后休息 1 日。

（10）小腿后屈不能、胫部发紧

治法：电针法。

处方：委中、承山。

操作：将导线上下连接，正极在上，负极在下，选用疏波，使小腿向后运动，每次 30 分钟，6 次后休息 1 日。

（11）肢体剧痛或感觉异常

治法：电针法。

处方：肩髃、曲池、环跳、阳陵泉。

操作：两组导线，正极在上，负极在下，分别连接上肢和下肢穴位，选用密波，电流量以患者能耐受为度，每次 30 分钟，每日 1 次，6 次后休息 1 日。

（12）偏瘫肩：是指瘫痪侧肩关节运动功能障碍、疼痛、半脱位及随后出现的关节粘连性变化等一系列综合征，是发生于偏瘫患者的一种并发症。

病因：由于废用、营养及代谢性改变，关节炎性及粘连、软组织损害等。由于偏瘫肩部肌肉无力，手臂的重量牵拉肩关节囊导致肩关节半脱位。

临床表现：疼痛，运动障碍，偏瘫侧肌肉一般可分为痉挛态及松弛态两类，以痉挛态多见。肩关节外旋运动范围受限有特别意义，同时肩关节范围普遍受限。

治疗：①早期进行瘫痪侧肩关节被动运动是重要的预防性措施。②使用肩部吊带将患肢吊起，加腋垫。③患者仰卧时，瘫痪肩置于外展位，同时使上臂、前臂及手部外旋。④针刺后溪穴，然后被动活动肩关节。⑤针刺冈上肌及三角肌的穴位，用脉冲电针仪选用疏波，使肌肉收缩，可致肩关节半脱位，每日 1 次，每次 30 分钟。

（二）孙申田治疗本病经验

1. 脑梗死引起的偏瘫、偏身感觉障碍

取穴：运动区（中央前回区）、感觉区（中央后回区），配以情感区（额区）、完骨。偏瘫偏身感觉障碍常规局部选穴，主要以手足阳经为主。上肢：肩髃、曲池、手三里、外关、合谷、中渚、八邪。下肢：环跳、风市、髀关、伏兔、梁丘、血海、阳陵泉、足三里、阴陵泉、绝骨、丰隆、八风。手法：头部穴位应用"经颅重复针刺法"，要求捻转频率不低于 200 转，连续捻转 3～5 分钟，每隔 5 分钟捻转 1 次，捻转 3～4 次。其他穴位得气为度。

按语：头部穴位为主穴，手法非常重要，可使偏瘫偏身感觉障碍见到立竿见影的改善。我们多年的临床选穴经验证实大脑功能定位在头皮表面的对应关系，但必须通过严格的操作手法达到一定的刺激量后，足以能穿过高阻抗的颅骨而作用于大脑内，激活脑内神经细胞，而发挥其治疗作用。

2. 失语症

（1）运动性失语：即患者保留理解语言的功能，能听懂他人的话语，但失去组合语言的功能。针灸取穴：运动区下 1/5、囟会透前顶，配以舌中（金津、玉液）、廉泉、地仓、迎香、完骨、通里，伴有中风其他症状按其他症状治疗。手法：运动区下 1/5 应用经颅重复针刺法每分钟 200 次左右，连续捻转 3～5 分钟，配以严格的语言训练，其余穴位得气为度，舌中穴点刺不留针，金津、玉液交替针刺。

（2）感觉性失语：即患者失去了理解语言的能力，所答非所问，当医生检查时不能按医生的要求完成指定的动作。针灸治疗：取穴感觉性语言区（相当于头针疗法语言二区）（大脑颞叶颞下回后部感觉性语言分析器在头皮表面的投影），囟会透前顶，配以舌中（金津、玉液）、廉泉、地仓、迎香、完骨（双）、通里（双）。手法同前。

（3）命名性失语（顶叶角回后部）：即患者不能说出物体的名称，但能说出该物体应用方法。针灸治疗：取穴命名性语失语（大脑顶叶角回在头皮表面的投影），配以百会透前顶、地仓、迎香、完骨（双）、通里（双）。手法同前。

（4）混合型失语：出现上述语言分析器的多处病变而致两种或两种以上的语言功能障碍。取穴选穴治疗时将上述各类语言障碍取穴组合在一起。手法同前。除了针灸治疗外必须配合严格持续的语言训练，才能提高针灸疗效。

按语：笔者根据多年治疗失语的临床经验总结了以下歌诀，按失语分类、损伤部位、不同失语症状和脑损伤部位来针刺选穴与治疗：中风失语最难医，发际顶门穴要知。古籍经验一大箩，今人医之亦难题。中医失语名笼统，脑病部位不能定。治标治本效不同，弄清病位分类型。语言功能源于脑，右手持筷左半球。运动失语额下回，听之可懂说不溜。感觉失语颞下回，听之不懂语错回。命名坐堂直更吐，物之会超名不会。三种失语可各得，也可同发谓混合。脑内结构投体表，对应区域把穴找。针刺该穴作用脑，有效无效量上找。临床应用有技巧，主穴配穴搭配好。何种失语该区找，针刺手法量必到。配穴首选情感区，针刺手法量同头针。金津玉液不留针，廉泉地仓通里循，哑门速刺不过深，双侧风池通电针。

3. 延髓麻痹

（1）真性延髓麻痹：是延髓的Ⅸ、Ⅹ、Ⅻ对脑神经或核下纤维之病变导致。临床表现为吞咽困难、声音嘶哑、饮水呛咳，患者伸舌时偏向健侧，并伴有舌肌萎缩和舌肌纤颤，无下颌、掌下颌反射、叩唇反射阳性表现，咽反射消失或减弱，张口或发声"啊"时悬雍垂偏向健侧。很少伴有强哭强笑症状。针灸取穴百会、宁神、金津、玉液、廉泉、天突、地仓，配以完骨（双）、翳风（双）、风池（双），和体针内关（双）、神门（双）、照海（双）、公孙（双）。手法：根据现代解剖生理学以局部选穴为主，选穴集中在颈项部，侧重于损伤的部位为主，得气为度，配以电针，一般3周左右痊愈。本法重点强调了选穴特异性和神经损伤分布有关，所以选取项部延髓和附近有关穴位如风池、翳风、完骨、哑门、廉泉、天突、地仓等，配以其他调神益智循经选穴。我们经验是针刺得气后配以电针，证实3周可以拔掉鼻饲管，能自主吞咽。

（2）假性延髓麻痹：是双侧皮质脑干束的损害，多见于大脑半球双侧病变或延髓以上的皮质脑干病变。体征表现为患者伸舌困难，但无舌肌萎缩与纤颤，下颌、掌下颌反射、叩唇反射均可引出，大多数患者伴有强哭强笑等症状，检查咽反射存在。针灸治疗：取穴在真性延髓麻痹基础上配以运动区（双）、运动区下1/4、情感区（额区）。手法：头部穴位应用"经颅重复针刺法"。其余腧穴得气为度。头部穴位应用"经颅重复针刺法"改善双侧皮质脑干束和额叶功能有良好效果。

（3）血管性痴呆：针灸取穴百会、情感区（额区）、完骨（双）、大钟（双）、三阴交（双）、足三里（双）。手法：百会、情感区（额区）应用经颅重复针刺法。其余穴位得气为度。手法是针灸获得疗效的关键，熟练的快速捻转使其达到一定的刺激强度和刺激量，使针刺信号透过高阻抗颅骨作用于大脑皮质和额叶，调节神经递质和脑循环障碍，改善脑功能。其余穴位根据穴位特异性、脏腑辨证关系进行选穴。

（4）精神障碍：患者会表现为木僵、脾气偏孽、违拗、缄默、躁扰不宁、骂嚷号叫、不避亲疏、打人损物等症状。针灸治疗取穴百会、情感区（额区）、安眠（双）、太阳（双）、神门（双）、大陵（双）、大钟（双）、三阴交（双）、手法：百会、情感区（额区）应用经颅重复针刺法，其他穴位得气为度。百会、情感区（额区）能调节大脑额叶功能，改善脑炎引起的精神障碍，但必须有严格的手法要求，即应用"经颅重复针刺法"，捻转频率每分钟 200 次，捻转时间每次 3～5 分钟，使其达到一定刺激量而作用于大脑，改善大脑的功能，其他穴位根据穴位特异作用而选取下部腧穴。

（5）偏盲：针灸选穴取枕区（视区）、完骨（双），配以太阳、攒竹、四白、光明穴。手法：枕区（视区）应用经颅重复针刺法，激活大脑皮质视觉中枢而改善枕叶循环起到治疗作用，重点强调手法重要性，捻转频率每分钟 200 次，捻转时间每次 3～5 分钟，每隔 5 分钟捻转一次，捻转 3～4 次，配以电针。完骨得气为度，并通电针，其余穴位得气为度。光明根据穴位特异性有治疗眼病的作用。按语根据经络辨证循经选穴，同时配以"经颅重复针刺法"。

（6）共济失调：针灸选取穴平衡区（小脑区）（双）、完骨（双）、运动区（中央前回区）（双）、情感区（额区）、曲池（双）、内关（双）、合谷（双）、阳陵泉（双）、三阴文（双）、太溪（双）。手法：平衡区（小脑区）、运动区（中央前回区）、情感区（额区）应用"经颅重复针刺法"，其他穴位得气为度。平衡区（小脑区）、运动区（中央前回区）、情感区（额区）应用"经颅重复针刺法"，可激发锥体束的功能并改善额叶的功能，尚有调节小脑区共济失调的作用，完骨穴得气后通以电针，可以改善后循环，促进小脑共济运动功能的恢复，其他配穴以补肾健脾为主。

（7）中风后抑郁：针灸治疗取穴百会、情感区（额区）、安眠（双）、神门（双）、内关（双）、大钟（双）、足三里（双）、三阴交（双）、太冲（双）。手法：百会、情感区（额区）应用"经颅重复针刺法"，其余穴位得气为度，中风伴有其他症状按中风其他症状选穴。抑郁与额叶有关，针刺百会、情感区（额区）可以改善额叶功能，缓解抑郁状态。应用"经颅重复针刺法"刺激达到一定量可以作用于额叶前部主管情感大脑功能的部位，对于中风额叶损伤、违拗、抑郁有良好的作用效果。但是强调手法非常重要，捻转频率必须达到每分 200 次时才能作用于大脑相关部位。

（8）二便失禁：针灸治疗取穴足运感（中央旁小叶区）（双侧）、情感区（额区）、完骨（双）、关元、足三里（双）、三阴交（双）、神门（双）、内关（双）、大钟（双）。手法：足运感（中央旁小叶区）、情感区（额区）应用"经颅重复针刺法"，其他穴位得气为度。足运感（中央旁小叶区）、情感区（额区）应用"经颅重复针刺法"刺激达到一定量可以作用于中央旁小叶，调节了大脑对二便的控制功能，因为这部分患者往往伴有痴呆和认知功能障碍，如果针刺情感区（额区）再配以神门、内关、大钟，则具有明显的调神益智改善大脑功能的作用，所以调神益智十分重要，进而对痴呆症状有良好的恢复作用，关元、三阴交可以补肾气，以司二便。

（尹洪娜）

第四节　蛛网膜下腔出血

颅内血管破裂，血流流入蛛网膜下腔，称之为蛛网膜下腔出血（subarachnoid hemorrhage，SAH），分为外伤性和自发性两种情况。自发性又分为原发性和继发性两种类型。原发性蛛网膜下腔出血为脑底或脑表面血管病变（如先天性动脉瘤、脑血管畸形、高血压脑动脉硬化所致的微动脉瘤等）破裂，血液流入到蛛网膜下腔，占急性脑卒中的10%左右；继发性蛛网膜下腔出血为脑内血肿穿破脑组织，血液流入蛛网膜下腔。本节重点介绍先天性动脉瘤破裂所致的原发性蛛网膜下腔出血，即动脉瘤性蛛网膜下腔出血。

蛛网膜下腔出血应归属于中医的"头痛""中风"等范畴，与《内经》所说"煎厥""薄厥""大厥"等相似。

一、临床诊断与辅助检查

（一）诊断标准

突然发生的持续性剧烈头痛、呕吐、脑膜刺激征阳性，伴或不伴意识障碍，检查无局灶性神经系统体征，应高度怀疑蛛网膜下腔出血。同时CT证实脑池和蛛网膜下腔高密度征象或腰穿检查示压力增高和血性脑脊液等可临床确诊。

（二）鉴别诊断

1. 高血压性脑出血

高血压性脑出血也可出现血型脑脊液，但此时应有明显局灶性体征如偏瘫、失语等。原发性脑室出血与重症SAH患者临床上难以鉴别，小脑出血、尾状核头出血等因无明显的肢体瘫痪临床上也易与SAH混淆，但CT和DSA检查可以鉴别。

2. 颅内感染

细菌性、真菌性、结核性和病毒性脑膜炎等均可有头痛、呕吐及脑膜刺激征，故应该注意与SAH鉴别。SAH后发生化学性脑膜炎时，CSF白细胞增多，易与感染混淆，但后者发热在先。SAH脑脊液黄变和淋巴细胞增多时，易与结核性脑膜炎混淆，但后者CSF糖、氯降低，头部CT正常。

3. 脑肿瘤

约1.5%的脑肿瘤可发生瘤卒中，形成瘤内或瘤旁血肿合并SAH；癌瘤颅内转移、脑膜癌病或CNS白血病也可见血性CSF，但根据详细的病史、CSF检出瘤或（和）癌细胞及头部CT可以鉴别。

4. 其他

某些老年患者，头痛，呕吐均不明显，而以突然出现的精神障碍为主要症状，临床工作中应予注意。应注意与引起昏迷的全身性疾病，如中毒（酒精中毒、镇静催眠药物中毒）及代谢性疾病（低血糖、肝性脑病、肺性脑病和尿毒症等）鉴别；对有头部外伤史者应与外伤性颅内血肿相鉴别。

二、审析病因病机

（一）先天不足

中医学认为"脑为髓海""肾气通于脑"，脑髓形成和发育与肾及先天、后天之精有密切关系。《灵枢·经脉》云："人生始，先成精，精成而脑髓生。"《灵枢·五癃津液别论》曰：

"五谷之津液，和合而为膏者，内渗于骨空，外溢脑髓。"它们均说明肾与脑脉的形成和发育密切相关。故在胚胎发育过程中动脉瘤及血管畸形的形成，无不与肾主藏精生髓的功能异常直接关联。因此，动脉瘤及血管畸形的形成是其本质——本虚（肾虚）的一种特殊表现形式，在本虚的基础上，因虚而致实，进而导致蛛网膜下腔出血的发生。

（二）肝热血瘀

中老年患者肾中精气先亏，因虚致瘀生痰，痰瘀互结，督脉及其别络不利，则脑髓失养；肾精不足，致肝肾阴虚而生内热，最终形成肝热血瘀。肝热则耗阴伤气，又因虚致瘀，督脉及督络益损，形成恶性循环。若烦劳、郁怒，肝阳暴张，血随气逆，上扰于脑，则出现眩晕、头目胀痛之先兆症状。

（三）气血逆乱，荣卫失调

《医学衷中参西录》言"脑为髓海，究其本源，是由肾中真阳真阴之气，蕴酿化合而成，沿督脉上升而贯注于脑"，指出督脉可将肾中精气通过其别络、孙络渗灌气血以濡养脑髓，参与脑髓及脑脉的形成和发育，与脑主神明功能密切相关。病理状态下，往往肝肾既病，督脉亦从之，又成为风火痰瘀之邪犯脑必经之路。肝阳亢动，化火生风，经督脉犯脑，督脉及其别络、孙络气血逆乱，血溢脉外，水瘀之邪闭阻清窍、扰乱神明。

（四）痰瘀阻络

早期水瘀入侵督脉及其别络，病位尚浅，尚秉水饮善停留局部为患之特性，非似"痰之为病，随气升降，周身内外皆到"，加之正气尚强，其尚难以流窜孙络、深入脑髓、蒙蔽清窍，故未出现严重的意识障碍、半身不遂、失语等症，而与中风有别。由于水瘀之邪未能及时消散，则损伤孙络，而孙络有"溢奇邪""通荣卫"之功，故水瘀入于孙络，一方面化瘀生痰，压迫脑髓，蒙蔽脑窍，扰乱神明；一方面胶滞孙络，使络脉失养，绌急牵引，精微不能上奉于脑，导致脑髓失养，神机受损，或瘀血痰水流窜肢体经络，出现意识障碍或意识障碍逐渐加重。

本病基本病机为脏腑功能失调，气血逆乱于脑，血溢脑络之外而成，属本虚标实之证。病因主要为风、火、痰、瘀，病机为肝肾阴虚、肝阳上亢、瘀血阻络、痰浊蒙蔽清窍。其病位在脑，涉及心、肝、督脉，络破血溢、颅脑血瘀为其病理关键。

三、明确辨证要点

辨虚实：虚证为元气败脱，神昏或昏愦，肢体瘫软，汗出肢冷。实为风、火、痰、瘀。实证可见头痛烦躁，口干口苦，为肝阳亢盛之证；神志昏蒙，项背强直，可伴有头晕谵妄为痰蒙神窍；头痛剧烈，躁扰不宁或谵妄，痰鸣口臭，为痰热之证。

四、确立治疗方略

从中医学观点看，真头痛之病位在脑，病理性质总属本虚标实，因虚而致实，急性期以标实为急，稳定期及恢复期而本虚之象方显，虚实互见。肝肾亏虚为其本，风、火、痰、水、瘀为其标，重在水、瘀为患，络破血溢、颅脑水瘀为其病机之关键。督脉气血逆乱、荣卫失调为本病发生之始动因素。治当清肝凉血、活血化瘀、通络利水。

五、辨证论治

1. 肝阳暴亢、瘀血阻窍证

（1）抓主症：主要表现为突发头痛，疼痛剧烈，痛如刀劈，伴恶心呕吐。

（2）察次症：烦躁激动，口干口苦，渴喜冷饮。

（3）审舌脉：舌暗红或有瘀斑，舌下脉络迂曲，苔黄，脉弦。

（4）择治法：肝阳暴亢、瘀血阻窍宜平肝潜阳、活血止痛。

（5）选方用药思路：本证多因情绪过于激动，导致肝阳暴亢，气血上冲于头，头部血行不畅，瘀阻清窍，故以天麻钩藤饮、通窍活血汤加减。本方功用平肝潜阳，清火息风，可用于肝阳偏亢，风阳上扰而导致的眩晕。天麻、石决明、钩藤平肝潜阳息风；牛膝、杜仲、桑寄生补益肝肾；黄芩、山栀、菊花清肝泻火；白芍柔肝滋阴；川芎、赤芍、桃仁、红花活血化瘀，通窍止痛；白芷、石菖蒲、老葱通窍理气，温经止痛；当归养血活血；地龙、全蝎善入经络，镇痉祛风。

（6）据兼症化裁：若肝火上炎，口苦目赤，烦躁易怒者，酌加龙胆草、牡丹皮、夏枯草；若肝肾阴虚较甚，目涩耳鸣，腰酸膝软，舌红少苔，脉弦细数者，可酌加枸杞子、何首乌、生地、麦冬、玄参；若见目赤便秘，可选加大黄、芒硝或当归龙荟丸以通腑泄热；若兼见神疲乏力，少气自汗等症，加入黄芪、党参益气行血；若兼畏寒肢冷，感寒加重，可加附子、桂枝温经活血。

2. 肝风上扰、痰蒙清窍证

（1）抓主症：主要表现为突然发病，头痛剧烈，伴有恶心，呕吐，嗜睡或神志昏蒙，项背强直，或肢体抽搐。

（2）察次症：头晕谵妄，口苦咽干，痰鸣。

（3）审舌脉：舌红，苔腻，脉弦滑。

（4）择治法：肝风上扰、痰蒙清窍应平肝息风、化痰开窍。

（5）选方用药思路：痰浊内盛引动肝风，肝风内动上扰清窍，故选用镇肝息风汤合涤痰汤加减。白芍、天冬、玄参、枸杞子滋阴柔肝息风；龙骨、牡蛎、龟板、代赭石镇肝潜阳；牛膝、当归活血化瘀，且引血下行；天麻、钩藤平肝息风。茯苓、橘红、人参健脾益气化痰；石菖蒲、麝香走窜，清心开窍；当归和血养肝。

（6）据兼症化裁：痰热较重，苔黄腻，泛恶，加胆南星、竹沥、川贝母清热化痰；阴虚阳亢，肝火偏旺，心中烦热，加栀子、黄芩清热除烦；姜半夏、胆南星、木香、枳实理气涤痰。

3. 瘀血阻络、痰火扰心证

（1）抓主症：主要表现为头痛剧烈，恶心呕吐，可有偏瘫，偏身麻木，口眼㖞斜。

（2）察次症：躁扰不宁或谵妄，呼吸急促，痰鸣口臭，大便干燥，小便短赤。

（3）审舌脉：舌红，苔黄腻，脉洪大数。

（4）择治法：瘀血阻络、痰火扰心宜活血化瘀、清化痰热。

（5）选方用药思路：本证为痰火交结，扰动心神，心运血无力，瘀阻脉络，故用桃仁承气汤合涤痰汤加减。桃仁、大黄、芒硝、枳实通腑泄热，凉血化瘀；陈胆南星、黄芩、全瓜蒌清热化痰；桃仁、赤芍、牡丹皮凉血化瘀；半夏、茯苓、橘红、竹茹化痰；郁金、石菖蒲、胆南星豁痰开窍；天麻、钩藤、僵蚕息风化痰。

（6）据兼症化裁：痰热伤津，舌质干红，苔黄糙者，宜加沙参、麦冬、石斛、生地。

4. 心神散乱、元气败脱证

（1）抓主症：主要表现为神昏或昏愦，肢体瘫软，呼吸微弱或不规则呼吸。

（2）察次症：目合口开，汗出肢冷，二便自遗。

（3）审舌脉：舌紫暗，脉沉弱或沉微。

（4）择治法：心神散乱、元气败脱宜益气固脱、回阳救逆。

（5）选方用药思路：心阳极度衰微欲脱致心神散乱、元气败脱，为临床危急重症，故应急服参附汤合右归饮加减。人参大补元气，附子温补真阳，肉桂振奋心阳，炙甘草益气复脉，熟地滋阴补血、益精填髓，山萸肉补益肝肾、涩精固脱，淫羊藿、补骨脂温养肾气。

（6）据兼症化裁：寒凝血瘀标实症状者适当加减兼顾各症。

六、中成药选用

（1）天麻钩藤颗粒：适用于肝阳暴亢、瘀血阻窍证。组成：天麻、钩藤、石决明、栀子、黄芩、牛膝、杜仲（盐制）、益母草、桑寄生、首乌藤、茯苓。用法：开水冲服，每次1袋（5g），每日3次，或遵医嘱。

（2）羚羊角颗粒：适用于肝阳暴亢、瘀血阻窍证。组成：羚羊角。用法：口服，每次5g，每日2次。

（3）安宫牛黄丸：适用于肝阳暴亢、瘀血阻窍证或肝风上扰、痰蒙清窍证。组成：牛黄、水牛角浓缩粉、麝香、珍珠、朱砂、雄黄、黄连、黄芩、栀子、郁金、冰片。用法：口服，每次1丸，每日1次，或遵医嘱。

（4）牛黄宁宫丸：适用于瘀血阻络、痰火扰心证。组成：人工牛黄、琥珀、蒲公英、珍珠、猪胆膏、板蓝根、朱砂、雄黄、连翘、冰片、金银花、甘草、黄连、石决明、天花粉、郁金、地黄、代赭石、黄芩、石膏、钩藤、大黄、磁石（煅）、玄参、栀子、葛根、麦冬。用法：口服，每次3～6片，每日3次，或遵医嘱。

（5）安脑丸：适用于瘀血阻络、痰火扰心证。组成：人工牛黄、猪胆汁粉、朱砂、冰片、水牛角浓缩粉、珍珠、黄芩、黄连、栀子、雄黄、郁金、石膏、煅代赭石、珍珠母、薄荷脑。用法：口服，小蜜丸每次3～6g，每日2次，或遵医嘱。

（6）清开灵颗粒：适用于肝阳暴亢、风火上扰证或痰热腑实、风痰上扰证。组成：胆酸、珍珠母、猪去氧胆酸、栀子、水牛角、板蓝根、黄芩苷、金银花。用法：口服，每次1～2袋，每日2～3次。

（7）生脉饮：适用于心神散乱、元气败脱证。组成：红参、麦冬、五味子。辅料为蔗糖、防腐剂（尼泊金乙酯）。用法：口服，每次1支（10ml），每日3次。

七、单方验方

通窍活血汤加减。

八、中医特色技术

（一）针灸治疗

姜国华采用针刺百会、风池（双）、内关、神门、中渚、太冲等穴，平补平泻，每日 1 次，得气后留针 20 分钟，每隔 5 分钟行针 1 次，连续 40 天为 1 个疗程，可有效改善神经系统体征及意识、精神等障碍，且睡眠状态平稳，发病初期见头痛、恶心、颈强等症状。

（二）中药治疗

中医认为蛛网膜下腔出血为离经之血，属于瘀血，患者若表现为受伤之后昏迷不醒，躁动不安，目合，肢体偏瘫属于瘀血闭窍；如果患者清醒之后偏瘫麻木且头痛呕吐则是瘀血阻络，都可以选择血府逐瘀汤实行医治。

（三）放血治疗

余秋燕采用耳部放血疗法。由下至上按摩耳轮 1～2 分钟，致耳廓发红发热。治疗蛛网膜下腔出血的头痛患者疗效显著。

（四）穴位贴敷法

朱金花运用穴位贴敷方法，取穴：印堂、太阳、风池、合谷、足三里；材料：上海丰泽园医药研究所提供的"穴位敷贴治疗贴"；方法：将以上穴位清洁后，打开治疗贴，贴于所选穴位，并用拇指或食指给予按揉，每个穴位按揉 5～10 分钟；每日 3 次，24 小时更换治疗贴，7 天为 1 个疗程，减轻蛛网膜下腔出血的头痛疗效显著。

九、各家发挥

孙申田针灸治疗蛛网膜下腔出血伴精神障碍经验详述如下。

（1）蛛网膜下腔出血伴精神障碍者，根据大脑功能定位与头皮表面对应关系，结合中医辨证选穴治疗，重调其神。

1）主穴：百会、情感区。

2）配穴：完骨、地仓、廉泉、内关、神门、足三里、三阴交、大钟、太冲。

3）操作：百会、情感区手法要求小幅度、轻捻转，偶伴提插法，捻转速度在 200 转/分钟以上，连续 3～5 分钟。其余腧穴常规针刺，施以泻法，诸穴得气后使用 G6805-Ⅱ型电麻仪，连续波刺激 20 分钟，强度以患者耐受为度。每日 1 次，每次 40 分钟，4 周为 1 个疗程。嘱百会、情感区长时间留针，达 8 小时以上，晚睡前起针。

（2）若神志渐复，当治其本。

1）主穴：运动区、情感区。

2）配穴：完骨、地仓、廉泉、内关、神门、曲池、外关、八邪、足三里、阳陵泉、阴陵泉、三阴交、大钟、太冲。

3）操作：运动区手法要求小幅度、轻捻转，偶伴提插法，捻转速度在 200 转/分钟以上，连续 3～5 分钟。其余腧穴操作方法同前。嘱运动区、情感区长时间留针，达 8 小时以上，晚睡前起针。

（赵婧男）

第五节　高血压脑病

高血压性脑病（hypertensive encephalopathy）系指血压急骤、持续升高的情况下发生的急性脑循环障碍综合征。其临床上多见于既往血压正常而突然发生高血压者，如急性肾小球肾炎、妊娠中毒症等，也好发于急进型或严重缓进型高血压伴明显脑动脉硬化的患者。若抢救不及时，常因为持续的颅内压增高，脑组织受损不可逆转或形成脑疝而死亡。

中医认为高血压性脑病为"眩晕""类中风""厥"等病范畴。

一、临床诊断要点与鉴别诊断

（一）诊断标准

根据高血压患者突发急骤等血压与颅内压升高等症状，当具备以下条件时应考虑：

（1）高血压患者突然出现血压迅速升高，其中以舒张压大于 120mmHg 为重要的特征。

（2）以颅内压增高和局限性脑组织损害为主的神经精神系统异常：突然剧烈的头痛，常伴有呕吐、黑矇、抽搐和意识障碍，一般发生在血压显著升高后 12～48 小时内。

（3）经紧急降压治疗后，症状和体征随血压下降，在数小时内明显减轻或消失不遗留任何脑实质损害的后遗症。辅助检查如眼底检查、影像学检查、脑电图和脑脊液检查等可支持诊断。

（二）鉴别诊断

1. 尿毒症性脑病

由于肾衰竭导致的以神经系统损害较为严重而突出的尿毒症性脑病，可表现为震颤、肌肉抽动、癫痫发作、精神错乱、幻觉、木僵以致昏迷。急、慢性肾衰竭的病史及诊断有助于与本病的鉴别。

2. 肺性脑病

肺性脑病指慢性肺部疾患，有呼吸功能衰竭，出现缺氧、CO_2 潴留，使脑组织供氧不足致脑缺氧，脑血管扩张，脑组织水肿，颅内压增高。

3. 胰腺脑病

在急性或慢性反复性胰腺炎的过程中，出现神经、精神症状，而在病理上胰腺及脑部均有形态的改变，即所谓的胰腺脑病。临床表现为精神障碍如谵妄、狂躁、迫害妄想、幻觉等，可有神经定位体征如单瘫、偏瘫。

4. 蛛网膜下腔出血

蛛网膜下腔出血也可有突发的剧烈头痛、呕吐、脑膜刺激征，部分患者也可有血压增高，意识障碍通常较轻，极少出现偏瘫，且脑脊液呈均匀血性等特点，可与高血压脑病鉴别。

5. 颅内占位性病变

颅内占位性病变虽有严重头痛，但为缓慢出现，非突然发生，其他颅内压增高症状和局灶性神经体征亦是进行性加重；血压虽可升高，但不及高血压脑病的显著增高。如临床疑为颅内肿瘤，可通过脑超声波、脑血管造影或 CT 等检查加以确诊。

二、审析病因病机

（一）肝肾阴虚

肾为先天之本，藏精生髓，而脑为髓之海，肾阴不足，脑海失充，上下俱虚，则发眩晕。肝肾同源，肾阴虚不能上滋肝木致肝阴亏虚，故两脏阴液常同亏。或因长期情志不遂，气郁化火，耗伤肝阴，不能上滋头目，亦见头晕目眩。

（二）风阳上扰

素体阳虚，或恼怒焦虑，气郁化火，灼伤肝阴，致肝阳化风，肝风内眩，风阳升动，上扰清空，发为眩晕。

（三）气血亏虚

久病不愈，耗伤气血，或脾胃虚弱，不能健运水谷，化生气血，导致气血两虚，脑失所养，皆能发生眩晕。

（四）痰浊中阻

嗜酒肥甘，饥饱劳倦，伤于脾胃，健运失司，致水谷不化，聚湿生痰，痰浊中阻，清阳不升，浊阴不降，引起眩晕。

（五）瘀血阻窍

气滞血瘀，气虚血瘀，痰浊交阻，导致脑络痹阻，故眩晕时作。

本病病位在清窍，是由于七情所伤，饮食失节，内伤虚损，引起阴阳平衡失调，病损的脏器主要在肝、脾、肾三脏。主要病机有肝阳上亢、肝肾阴虚、阴虚阳亢、阴阳两虚、痰浊、瘀血阻络等。

三、明确辨证要点

（一）辨脏腑

眩晕虽病在清窍，但与肝、脾、肾三脏功能失常关系密切。肝阴不足，肝郁化火，均可导致肝阳上亢，其眩晕兼见头胀痛，面潮红等症状；虚气血生化乏源，眩晕兼有纳呆，乏力，面色㿠白等；脾失健运，痰湿中阻，眩晕伴呕恶，头重，耳鸣等，肾精不足之眩晕，多兼腰酸腿软，耳鸣如蝉。

（二）辨标本

眩晕以肝肾阴虚，气血不足为本，风、火、痰、瘀为标。其中阴虚多见舌红少苔，脉弦细数；气血不足则见舌淡嫩，脉细弱。标实又有风性主动，火性上炎，痰性黏滞，瘀性留著之不同，临床需加辨识。

四、确立治疗方略

眩晕等治疗原则主要是补虚泻实，调整阴阳。缓者多偏虚，虚者以精气虚居多，宜填精生髓，滋补肾阴；气虚者宜益气养血，调补脾肾。急者多偏于实，实证以痰火为常见，痰湿中阻者，宜燥湿祛痰；肝火偏盛者，则当清肝泻火；肝阳上亢，化火生风者，则宜清镇潜降。本病发生多以阴虚阳亢者居多，治疗当以清火滋阴潜阳。虚实夹杂者，或因虚致实，或由实致虚，当扶正以祛邪，或祛邪以安正，临床应权衡标本缓急轻重，酌情论治。

五、辨证论治

（一）急性期

1. 肝阳上亢、脑络气壅证
（1）抓主症：头胀痛而眩，恼怒加重。
（2）察次症：急躁易怒，颜面潮红，失眠多梦，胁痛，口苦。
（3）审舌脉：舌红苔薄黄，脉沉弦有力或弦细数。
（4）择治法：平肝潜阳，降气疏络。
（5）选方用药思路：平素急躁易怒，致肝阳偏亢，肝阳升发太过，气逆于上致脑络气壅。故选用天麻钩藤饮加减。方中天麻平肝阳，熄肝风；钩藤清肝热，息风止痉；石决明平肝潜阳；山栀、黄芩清热泻火；益母草活血利水；川牛膝引血下行；杜仲、桑寄生补益肝肾；夜交藤、朱茯苓安神定志；代赭石平肝潜阳、重镇降逆。
（6）据兼症化裁：若见胁痛时作，伴口苦、恶心欲吐者，可配伍茵陈、柴胡、青皮等以理气疏肝，宣通气络；若见阴虚明显，形瘦，舌干少苔，脉弦细略数者，可选加生地、女贞子、旱莲草、麦冬、何首乌、生白芍等滋补肝肾之阴；若阴虚内热较甚，阴虚络道干涩，而见心烦多梦，五心烦热，大便干结，舌干红少苔，舌下络脉瘀紫，脉细数者，可配伍玄参、赤芍，并重用栀子；若见肝火亢盛，眩晕、头痛较甚，耳鸣、耳聋易作，目赤，口苦，舌红苔黄燥，脉弦数，可选加龙胆草、牡丹皮、菊花、青葙子、夏枯草，并重用黄芩清肝泻火；便秘者可选加大黄、芒硝或当归芦荟丸以通腑泄热。

2. 气火上逆、脑络血壅证
（1）抓主症：头痛且胀，可因情绪因素加重。
（2）察次症：面红目赤，口苦咽干，心中烦热，急躁易怒，失眠多梦，耳鸣嗡响或耳内如窒，或胸闷胁痛，便干尿黄。
（3）审舌脉：舌红苔黄，脉弦数有力。
（4）择治法：平肝顺气，降火宣壅。

（5）选方用药思路：素体阳盛，加之性急易怒，易致气火上逆，血随气逆，致脑络血壅，故选用龙胆泻肝汤加减。方中用龙胆草大苦大寒，上清肝胆实火，黄芩、栀子苦寒泻火，车前子、泽泻导湿热下行，牡丹皮、赤芍清热凉血，生地黄、当归、玄参滋阴养血，柴胡舒畅肝胆之气，并引药入肝胆之经，甘草护胃和中，调和诸药。

（6）据兼症化裁：头痛甚者可酌加天麻、钩藤平肝气，潜肝阳，止头痛；烦躁明显者，可酌加石决明清肝镇肝潜阳，重坠肝气，降逆平冲；重用黄芩、栀子清肝泻火，直折气火上逆；面红目赤，终日不减者，系气火壅盛，脑络血壅，宜重用咸寒凉血，如玄参、赤芍、牡丹皮，并酌加金银花、连翘、竹叶以透热转气，开壅宣络；大便干结者，系气火有余，充斥三焦，内灼大肠，耗伤津液所致，可酌加大黄、芦荟以清热泻火，导滞开结；头胀欲裂且痛者，可酌加益母草清热活血，通利脑络。

3. 脑络弛缓、津水外渗证

（1）抓主症：起病急骤，头痛头晕，持续不减，视物模糊，眼花黑矇。

（2）察次症：自觉头大头沉，重滞不舒，时有耳鸣，恶心欲吐，或有嗜睡，或谵妄，精神错乱，躁动不安，或抽搐，或有口舌不清，言语不利，半身不遂。

（3）审舌脉：舌质暗淡、黑滑，舌苔厚或腻，脉沉弦、弦紧有力。

（4）择治法：利水泄浊，解毒通络。

（5）选方用药思路：气火窜扰，脑络不利，络脉弛缓，气血壅迫，络中之血液外渗为水，水停泛浊，水浊壅滞，浊毒迫髓，影响脑神，故选用利水解毒汤（自拟方）加减。方中泽泻、半边莲、益母草、石菖蒲、茯苓、猪苓利水解毒，泄浊醒神；栀子清热泻火；桂枝温阳化气以利行水；甘草调和诸药。

（6）据兼症化裁：本型的主要病机是气火窜扰，脑络不利，络脉弛缓，气血壅迫，络中之血液外渗为水，水停泛浊，水浊壅滞，浊毒迫髓，影响脑神。关键的病机是津水外渗，浊毒迫髓。因而对于诸症明显者，可适当重用泽泻、半边莲、益母草、石菖蒲，并酌加泽兰，以增强利水解毒、泄浊醒神之功。

4. 毒滞脑络、脑神受损证

（1）抓主症：头痛较重，神昏或昏愦，半身不遂，鼻鼾痰鸣。

（2）察次症：面红目赤，躁扰不安，肢体强痉拘急，项背身热，频繁抽搐，甚则手足厥冷。

（3）审舌脉：舌质红绛，舌苔黄腻或干腻，脉弦滑数。

（4）择治法：清热解毒，豁痰开窍。

（5）选方用药思路：气火灼伤脑络，络破血溢，津水外渗，气、火、水、浊、瘀互结酝酿成毒，犯脑伤髓，故选用羚羊角汤合黄连解毒汤加减。方中羚羊角平肝潜阳、清肝明目、清热解毒；珍珠母平肝潜阳、清肝明目、镇心安神；夏枯草清肝火、散郁结；黄连苦寒以清热泻火解毒；黄芩清热上焦之火；黄柏清泻下焦之火；栀子通泻三焦之火，导热以下行；石菖蒲开窍宁神、化湿和胃；牡丹皮清热凉血、活血化瘀；竹茹、天竺黄清热化痰；远志宁心安神、去痰开窍。

（6）据兼症化裁：本型的主要病机系气火灼伤脑络，络破血溢，津水外渗，气、火、水、浊、瘀互结酝酿成毒，犯脑伤髓所致。因而，在汤药未备之时，应紧急配合灌服或鼻饲安宫牛黄丸。病情较重者，可将方中部分药物如黄连、黄芩、栀子、牡丹皮用量加大，以增强清热解毒之力。

（二）恢复期

1. 痰瘀互结、脑络结滞证

（1）抓主症：头痛如蒙如刺，经久不愈，时有眩晕，视歧黑矇，胸脘满闷，时有呕恶。

（2）察次症：兼见健忘，失眠，心悸，精神不振，耳鸣耳聋，面唇紫暗。

（3）审舌脉：舌暗淡或紫或有瘀斑、瘀点，苔白腻，脉弦滑、沉细或细涩。

（4）择治法：通窍活络，祛痰化瘀。

（5）选方用药思路：过食肥甘厚味及过量饮酒致脾胃运化功能失常，湿浊内生，久蕴化热化火，灼津为痰，痰滞经络，气机不畅，血行瘀滞，痰瘀互结，上扰清窍，脑络结滞，故选用通窍活血汤合半夏白术天麻汤加减。方中半夏燥湿化痰，天麻平肝息风，茯苓健脾渗湿，桃仁破血行滞而润燥，红花活血祛瘀止痛，赤芍、川芎活血化瘀，当归养血活血，红枣调和营卫，老葱通阳入络，郁金活血行气止痛，生姜调和脾胃，甘草调和诸药。诸药合用共奏通窍活络，祛瘀化痰之功。

（6）据兼症化裁：病程较长，头痛经久不愈者，系痰瘀阻络，脑络结滞之象，可加入全蝎、蜈蚣等虫类药搜剔络道，活瘀止痛。痰湿阻遏中气而现脘闷、纳呆、腹胀者，宜加白术、砂仁等理气化湿健脾；若痰湿犯胃，胃气不和而呕吐频繁者，宜加代赭石、竹茹和胃降逆止呕；痰湿着于四末而现肢体沉重，苔腻者，可加木瓜、石菖蒲等醒脾化湿；耳鸣重者，可重用葱白、郁金、石菖蒲等通阳开窍。

2. 肝肾阴虚、脑络不和证

（1）抓主症：头痛且眩，隐隐不舒，绵绵不愈，两目干涩，视物昏花，或有黑矇，耳鸣。

（2）察次症：少寐健忘，心烦口干，神疲乏力，腰酸腿软。

（3）审舌脉：舌红苔薄或少苔，脉弦细或沉细无力。

（4）择治法：肝肾阴虚、脑络不和宜滋养肝肾，养阴填精。

（5）选方用药思路：患者久病致肝肾两脏阴液亏虚，阴液不能滋养头部，致脑络不和，故选用左归丸加减。方中熟地滋肾阴、益精髓，山茱萸补养肝肾、固秘精气，山药补脾益阴、滋肾固精，龟板胶滋阴补髓，鹿角胶补益精血、温壮肾阳，枸杞子补肝肾、益精血，川牛膝益肝肾、强筋骨，菟丝子补肾固精、养肝明目。诸药合用，共奏滋养肝肾，养阴填精之功。

（6）据兼症化裁：若阴虚生内热，表现为五心烦热，舌红，脉弦细数者，可加炙鳖甲、知母、盐黄柏、牡丹皮以滋阴降火。

六、中成药选用

（1）天麻钩藤颗粒：适用于肝阳上亢证。组成：天麻、钩藤、石决明、栀子、黄芩、牛膝、杜仲（盐制）、益母草、桑寄生、首乌藤、茯苓。用法：开水冲服，每次 1 袋（5g），每日 3 次，或遵医嘱。

（2）心脑静片：适用于瘀血阻络证。组成：莲子心、珍珠母、槐米、黄柏、木香、黄芩、夏枯草、钩藤、龙胆、淡竹叶、铁丝威灵仙、天南星（制）、甘草、人工牛黄、朱砂、冰片。用法：口服，每次 4 片，每日 1～3 次。

（3）脑络通胶囊：适用于瘀血阻络证。组成：丹参浸膏、川芎浸膏、黄芪浸膏、甲基橙皮苷、盐酸托哌酮、维生素 B_6。用法：口服，每次 1～2 粒，每日 3 次。

（4）归芍地黄丸：适用于肝肾亏虚证。组成：当归、白芍（酒炒）、熟地黄、山茱萸（制）、牡丹皮、山药、茯苓、泽泻，辅料为蜂蜜。用法：口服，每次 6g，每日 2～3 次。

（5）再造生血片：适用于气血两虚、肝肾亏虚证。组成：菟丝子（酒炙）、红参、阿胶、黄芪、何首乌（制）、淫羊藿、黄精（酒制）、鹿茸（去毛）、仙鹤草、枸杞。用法：口服，每次 5 片，每日 3 次。

（6）首乌丸：适用于肝肾亏虚证。组成：制何首乌、地黄、牛膝（酒炙）、桑椹、女贞子（酒制）、墨旱莲、桑叶（制）、黑芝麻、菟丝子（酒蒸）、金樱子、补骨脂（盐炒）、豨莶草（制）、金银花（制）。辅料为：蜂蜜、纯化水、虫白蜡、二甲硅油。用法：口服，每次 6g（20 丸），每日 2 次。

七、单方验方

温胆汤加味，处方：石决明 20g，生山楂 15g，茯苓 12g，天麻 10g，钩藤 10g，夏枯草 10g，法半夏 10g，竹茹 10g，枳实 10g，胆南星 10g，石菖蒲 10g，山栀子 10g，郁金 10g，川芎 10g，生甘草 5g。每日 1 剂，水煎 2 次，合并药液，分 2 次服用。

八、中医特色技术

1. 针灸治疗

本病多为急进性，处方多选太冲、风池、百会、合谷、三阴交、阳陵泉、太溪、足三里等穴。多为泻法，每日针 1 次，7 日为 1 个疗程。

陈泽文针刺选取风池、百会、大杼，配合颈部夹脊穴，效果明显。

2. 温针灸治疗

童娟运用局部穴位如百会、风池、率谷调畅局部气血，并在中脘及气海穴加用温针灸以温中化痰、益气通络，调整颈性眩晕患者的脏腑功能，达到"标本同治"益气温中的作用。

3. 电针治疗

赵光华在枕下三角区、环枕筋膜、枕骨隆起处肌肉附着点，乳突处肌肉附着点，第 1、2 颈椎横突，风池穴、风府穴，斜方肌、胸锁乳突肌、肩胛提肌等颈椎周围软组织及颈项部压痛点等部位行手法治疗 20 分钟后，选取风池、完骨、天柱为主穴，根据病情的不同，再选取颈部夹脊穴等相关穴位，均采用捻转补法，每穴均行针 1 分钟以上，再接电针仪，用疏密波，留针 30 分钟，效果显著。

4. 耳针治疗

常用穴位有降压沟、脑干、内分泌、神门、眼、心等，每日或隔日针 1 次，每次选用其中 1～2 个穴位，留针 30 分钟，7～10 次为 1 个疗程，亦可用埋针法或用王不留行籽代替埋针，每日按压 2～3 次。

张红选取耳穴中晕区、枕、神门、交感、颈椎相应敏感区、耳背颈椎诸穴组成治眩主方，以王不留行籽贴压，保持刺激量，起到活血通络、醒脑定眩之效。

5. 推拿治疗

刘云霞采取针刺颈夹脊穴为主配合按摩的方法取得了满意的疗效。蒋仙庭运用针刺风池、百会、颈夹背穴位治疗，辅以推拿治疗，疗效明显。

九、各家发挥

（一）孙忠人治疗高血压脑病经验与体会

中医治疗高血压，不在于单纯降低血压，其重点在于调整机体阴阳的平衡，以期从根本上消除高血压发生和发展的内在因素，因而中医药对高血压的临床症状具有明显的改善作用，但对血压的降低作用来的缓慢。对于治疗高血压，中西医可取长补短，相辅相成，发挥更大的作用。

高血压性脑病的中医分型以肝胆实火、肝阳上亢、肝阳化风证较为多见。但要注意分析患者的特性，对肝火、肝阳、肝风、肾亏等孰先孰后，主次标本，比重多少，缓急轻重，都需分辨清楚，立法组方，必须权衡准确，才能取得良好的疗效。千万不可用"对号入座"式的方法，生搬硬套。因本病多是渐积而来，突然暴发，控制病情后需逐步认识，连续观察，深入治疗，注意守法守方，以观后效。

（二）常富业、王永炎等临床经验

高血压脑病病机复杂，临床表现纷繁多样，所涉及的中医病证也很多。近年来，由于高血压脑病发病率明显下降，临床报道资料有所减少，有淡化对本病研究的倾向。回顾对本病的研究认识，结合我们的经验，就本病的辨证施治需注意的几个关键问题撮要如下：

（1）重视未病先防：高血压脑病大多是因病而病，即是在一些原发病证的基础上，遇到某些诱因而发病。涉及的原发病证如头痛、眩晕、心悸、水肿、癃闭等虽然因病程较长，不易根治，但引起本病的诱发因素如情绪激动、寒冷刺激、严重失眠、恣意停服药物及手术创伤等是可以预防的。目前，引起本病的一些原发病证明显减少，只要重视上述诱发因素，做到未病先防，杜绝诱因，本病的发病率将会进一步下降。

（2）重视既病防变：高血压脑病一旦发病，若不及时救治，往往骤变为中风、痫病而使病情进一步恶化。因此，对于确诊的患者，应临危果断，紧急采用中西医救治措施，不可仅执一端，延误救治时机。

（3）急性期重视"水浊""浊毒"：长期以来，中医临床对于"水浊"这一病理因素缺乏重视，尤其是对其在本病乃至头痛、眩晕、中风病等发病中的地位认识不够。高血压脑病虽然由多种原发病遇多种诱因而发，但一旦发病，标志着脑络受损，脑络或结滞、或弛缓、或破溢，皆可影响血液正常运行而引起血液外渗为水或瘀血直接化水，水邪既生，蓄积增多，淀为水浊，浊蕴日久，又酿成毒。因而，急性期的首要治疗原则是针对"水浊""浊毒"治疗，及时投以利水解毒药物，方可切中病机，以期疗效。

（4）处理好气火、痰瘀与水浊、浊毒的关系：高血压脑病的主要基础病理因素是气火、痰浊、瘀血，为害机制分别是肝阳上亢、气火升动、血气上逆，或窜扰脉络，或痰浊结络，或瘀血滞络。这些基础病理因素一旦在某些诱因作用下，便贻害有加，众邪互结，脑络受损，络损生水，水淀为浊，浊酿成毒。因而在高血压脑病的急性期虽然强调加强对"水浊""浊毒"的治疗，但病情一旦缓解，尤其是进入恢复期后，应在祛邪上，重点针对气火、痰浊、瘀血进行治疗。待病情明显缓解后，方可调理肝脾肾，杜绝邪生之源。

（郭玉怀）

第六章 中枢神经系统脱髓鞘疾病

第一节 多发性硬化

多发性硬化（multiple sclerosis，MS）是一种免疫介导的中枢神经系统慢性炎性脱髓鞘性疾病。MS 病因不明，可能与病毒感染、自身免疫、遗传及环境等因素有关，最终导致中枢神经系统髓鞘脱失、少突胶质细胞损伤，部分可有轴突及神经细胞受损。MS 以亚急性起病多见，病灶具有时间和空间多发的特点，与绝大多数患者的临床表现相一致，每次发作的部位可相同或不同。

本病在中医学中属于"痿证""喑痱""骨繇""眩晕""视物昏渺"等范畴。

一、临床诊断要点与鉴别诊断

（一）诊断标准

MS 的诊断主要依靠临床病灶的空间多发性和临床病程的时间多发性，结合辅助检查的特异性表现，并排除引起此类病灶的其他疾病。

国际 MS 诊断专家组提出的 MS 诊断标准，即 McDonald 诊断标准（表 6-1）在 MRI 空间多发、时间多发的证据，脑积液检查的诊断价值等方面进行了进一步的改良。新版标准更符合临床实际，易于临床操作。

表 6-1　MS McDonald 诊断标准（2010 年）

临床表现	诊断 MS 所需附加条件
≥2 次临床发作；≥2 个病灶的客观临床证据或 1 个病灶的客观临床证据并有 1 次先前发作的合理证据。	无
≥2 次临床发作；1 个病灶的客观临床证据。	空间的多发性需具备下列 2 项中的任何一项： ①MS 4 个 CNS 典型病灶区域（脑室旁、近皮质、幕下和脊髓）中至少 2 个区域有≥1 个 T_2 病灶。 ②等待累及 CNS 不同部位的再次临床发作。

续表

临床表现	诊断 MS 所需附加条件
1 次临床发作；≥2 个病灶的客观临床证据。	空间的多发性需具备下列 2 项中的任何一项： ①MS 4 个 CNS 典型病灶区域（脑室旁、近皮质、幕下和脊髓）中至少 2 个区域有≥1 个 T_2 病灶。 ②等待累及 CNS 不同部位的再次临床发作。
1 次临床发作；1 个病灶的客观临床证据（临床孤立综合征）	时间的多发性需符合以下 3 项中的任何一项： ①任何时间 MRI 检查同时存在无症状的钆增强和非增强病灶。 ② 随访 MRI 检查有新发 T_2 病灶和（或）钆增强病灶，不管与基线 MRI 扫描的间隔时间长短。 ③等待再次临床发作。
提示 MS 的隐袭进展性神经功能障碍（PPMS）	回顾性或前瞻性调查表明疾病进展持续 1 年并具备下列 3 项中的 2 项： ① MS 特征病灶区域（脑室旁、近皮层或幕下）有≥1 个 T_2 病灶以证明脑内病灶的空间多发性。 ②脊髓内有≥2 个 T_2 病灶以证明脊髓病灶的空间多发性。 ③CSF 阳性结果［等电聚焦电泳证据表明有寡克隆区带和（或）IgG 指数增高］。

（二）鉴别诊断

1. 急性播散性脑脊髓炎

急性播散性脑脊髓炎（acute disseminated encephalomyelitis，ADEM）多发生在感染、疫苗接种后，起病急且凶险，常伴有意识障碍、高热、精神症状等，病程比较短，呈自限性及单相病程。

2. 颅内恶性淋巴瘤

颅内恶性淋巴瘤也可在 MRI 上显示脑室旁与 MS 斑块类似的病灶，部分患者对类固醇治疗有反应性，但此病无缓解，CSF-OB 缺如，必要时活检加以证实。

3. 结缔组织病

系统性红斑狼疮、脑动脉炎、干燥综合征（sjogren，ssyndrome，SS）、神经白塞综合征等可有类似 MS 的表现。这些疾病往往有其他器官受累的表现，通过详尽的病史、血清标志物检查等可进行鉴别。

4. 颈椎病脊髓型

颈椎病脊髓型与 MS 脊髓型有类似表现，脊髓 MRI 检查有助于鉴别。

5. 其他

如颅内血管畸形伴多次出血发作、腔隙性梗死等。应通过病史、MRI 及 DSA 等进行鉴别。

二、审析病因病机

（一）正虚邪实

从中医学来讲，既有六淫和七情致病，也有不内外因致病，比如外伤但前提是素体"正气不足"，即《内经》所云的"邪之所凑，其气必虚"，如果"正气存内"则"邪不可干"。正气不足、正邪相争，导致疾病的发生。从这个意义上说，MS 有正虚的一面，也有邪实的一面。

（二）肺热叶焦

《素问·痿论》论述痿证的病机有"有所亡失，所求不得，则发肺鸣，鸣则肺热叶焦，发为痿躄"，指感受温热邪毒，高热不退，或病后余热，都会灼伤肺叶。肺主通调水道，输布津液。若不能输布津液以润泽五脏，致使四肢筋脉失养，而致痿弱不用。由于下肢痿弱较为多见，故称"痿躄"。

（三）情志所伤

"悲哀太甚，则胞络绝……数溲血，传为脉痿"。过度悲伤，气血走于上，而使下部血脉空虚；或因失血过多，经脉空虚，使肌肉麻痹，进而发生本病。

（四）房事起居

"入房太甚，宗筋弛纵，发为筋痿""居处相湿，肌肉濡渍，发为肉痿"。筋痿之病发生于肝，是由于房事太过，内伤精气所致。如果逐渐被湿邪侵蚀，其居所潮湿，肌肉浸于湿邪中，就会导致肌肉麻木不仁，最终则发展为肉痿。

（五）劳倦热伤

"有所远行劳倦，逢大热而渴，渴则阳气内伐，内伐则热舍于肾，骨枯髓减，足不任身，发为骨痿"。由大热灼伤阴液，或长期过劳，肾精亏损，肾火亢盛等，使骨枯而髓减所致。

三、明确辨证要点

（一）辨病程

MS 的发病是新感毒邪，肺脾肝肾及督脉亏虚，痰瘀阻滞所致。MS 是以肾精亏虚为本，浊毒内蕴为标。急性发作期多为湿热浊毒损伤督脉、脑髓所致；缓解期多以精亏督虚、髓海不足为主；而复发期则因再感邪气或外邪引动宿邪复燃，毒邪鸱张而致病情加重。

（二）辨病因

（1）肾精亏损：言语不利，视物昏花，畏寒肢冷，肢麻筋紧，下肢无力，髓海不足，督脉空虚为内因，络瘀失荣为标。

（2）气血亏虚：头晕，眼花，面色萎黄，气短乏力，走路不稳，气血虚为本虚，风、湿、痰、瘀为标实。

（3）禀赋不足：肢体痿软无力，食少纳呆，腹胀，便溏，面色不华，神疲乏力，在先天不足基础上，复感外邪，致邪毒内蕴、脏腑失和所致。

四、确立治疗方略

MS 分为急性发作期、慢性进展期和缓解期。

（1）急性发作期治以清热解毒，祛风除湿为主。

（2）慢性进展期多以健脾益气，化痰活瘀为治则。

（3）缓解期则滋补肝肾健脾，理气填精生髓之法。

可见，诸医家辨证分型急性期多属风湿、湿热痰瘀阻络等，缓解期多以肝脾肾虚、痰瘀阻络之证为主。反复用激素治疗者则多伴有肝肾阴虚之证，用药配伍补肾养肝清热之剂，可减少激素之用量与不良反应。

五、辨证论治

1. 湿热浸淫证

（1）抓主症：肢体痿软无力，尤以下肢为重。

（2）察次症：兼见手足麻木微肿，胸脘痞闷，恶心呕吐，头晕头沉。

（3）审舌脉：舌苔黄，脉濡数。

（4）择治法：清热化湿通络。

（5）选方用药思路：湿热之邪浸淫于肢体，可选用加味三仁汤进行治疗。桑叶、芦根宣肺清肺，使肌肤郁热消散，腠理开合有度；萆薢分清泌浊，利下焦膀胱，引湿邪外出；冬瓜仁涤浊化痰，推陈致新。

（6）据兼症化裁：如肢体软瘫，神倦气短，纳差明显，舌淡，苔薄白，脉缓无力者，为脾虚较甚，则用上方去生地黄、山茱萸、龟甲、鹿角胶，重用黄芪；痰蒙清窍，神志不爽，加郁金、石菖蒲、天竺黄涤痰开窍；痰热腑实不通，加大黄、玄明粉、全瓜蒌、胆南星，通腑降逆，荡涤痰浊。

2. 风痰瘀痹证

（1）抓主症：肢体痿软无力，尤以下肢为重。

（2）察次症：风寒外侵入络忽发头晕，视物模糊。或伴发热、恶寒、头痛、项强，肢麻，手足笨拙，举步维艰，甚或瘫痪不起，脉细迟。

（3）审舌脉：舌质淡红，苔白滑或薄白。

（4）择治法：祛风化痰，活血通络。

（5）选方用药思路：风、痰、瘀互结，痹阻于经络，可选用大秦艽汤进行治疗。方中重用秦艽祛风通络，为君药。更以羌活、独活、防风、白芷、细辛等辛散之品，祛风散邪，加强君药祛风之力，并为臣药。语言与手足运动障碍，除经络痹阻外，与血虚不能养筋相关，且风药多燥，易伤阴血，故伍以熟地、当归、白芍、川芎养血活血，使血足而筋自荣，络通则风易散，寓有"治风先治血，血行风自灭"之意，并能制诸风药之温燥；脾为气血生化之源，故配白术、茯苓、甘草益气健脾，以化生气血；生地、石膏、黄芩清热，是为风邪郁而化热者设，以上共为方中佐药。甘草调和诸药，兼使药之用。

（6）据兼症化裁：风寒外侵入络忽发头晕，视物模糊。或伴发热、恶寒、头痛、项强，肢麻，手足笨拙，举步维艰，甚或瘫痪不起，脉细迟。

3. 瘀血阻络证

（1）抓主症：肢体痿软无力，尤以下肢为重。

（2）察次症：四肢痿软，手足麻木不仁，肢体抽掣作痛。

（3）审舌脉：舌质暗有瘀斑或瘀点，脉涩不利。

（4）择治法：益气活血通络。

（5）选方用药思路：瘀血阻滞于经络，肢体无以荣养，可选用通窍活血汤进行治疗。方中麝香为君，芳香走窜，通行十二经，开通诸窍，和血通络；桃仁、红花、赤芍、川芎为臣，活血消瘀，推陈致新；姜、枣为佐，调和营卫，通利血脉；老葱为使，通阳入络。诸药合用，共奏活血通窍之功。

（6）据兼症化裁：如肢体软瘫，神倦气短，纳差明显，舌淡，苔薄白，脉缓无力者，为脾虚较甚，则用上方去生地黄、山茱萸、龟甲、鹿角胶，重用黄芪；痰蒙清窍，神志不爽，加郁金、石菖蒲、天竺黄涤痰开窍；痰热腑实不通，加大黄、玄明粉、全瓜蒌、胆南星，通腑降逆，荡涤痰浊。

4.气虚血瘀证

（1）抓主症：肢体痿软无力，尤以下肢为重。

（2）察次症：头晕，眼花，面色萎黄，气短乏力，走路不稳，肢体麻木、束带感。

（3）审舌脉：舌质紫暗或有瘀点、瘀斑，苔白，脉细涩或迟涩。

（4）择治法：益气养血活血。

（5）选方用药思路：气虚无力行血而致血行瘀滞，可选用补阳还五汤进行治疗。本方重用生黄芪，补益元气，意在气旺则血行，瘀去络通，为君药。当归尾活血通络而不伤血，用为臣药。赤芍、川芎、桃仁、红花协同当归尾以活血祛瘀；地龙通经活络，力专善走，周行全身，以行药力，亦为佐药。

（6）据兼症化裁：如肢体软瘫，神倦气短，纳差明显，舌淡，苔薄白，脉缓无力者，为脾虚较甚，则用上方去生地黄、山茱萸、龟甲、鹿角胶，重用黄芪；痰蒙清窍，神志不爽，加郁金、石菖蒲、天竺黄涤痰开窍；痰热腑实不通，加大黄、玄明粉、全瓜蒌、胆南星，通腑降逆，荡涤痰浊。

六、中成药选用

（1）二妙丸：适用于湿热浸淫证。组成：黄柏、苍术，用法：口服，每次6～9g，每日2次。

（2）五苓散（胶囊、片、丸）：适用于湿浊内蕴证。组成：猪苓、茯苓、白术、泽泻、桂枝，用法：口服，丸剂，每次6～9g，每日2次；胶囊剂，每次3粒，每日2次；片剂，每次4或5片，每日3次。

（3）八味肾气丸：适用于脾肾阳虚证。组成：熟地黄、山药、茯苓、五味子、肉桂、泽泻、附子、牡丹花，用法：口服，每次9g，每日2次。

（4）知柏地黄丸（颗粒、口服液）：适用于肝肾亏虚证。组成：知母、熟地黄、黄柏、山茱萸（制）、山药、牡丹皮、茯苓、泽泻，用法：口服，大蜜丸，每次1丸，每日2次；浓缩丸，每次8丸，每日3次；颗粒剂，每次8g，每日2次；口服液，每次10ml，每日3次。

（5）人参养荣丸：适用于气虚血瘀证。组成：人参、白术（土炒）、茯苓、炙甘草、当归、熟地黄、白芍（麸炒）、炙黄芪、陈皮、远志（制）、肉桂、五味子（酒蒸）。辅料为赋形剂蜂蜜、生姜及大枣。用法：口服，每次1丸，每日2次。

七、单方验方

中药马钱子为主治疗多发性硬化：制马钱子6g，红花6g，黄芪30g，焦白术、半夏、陈皮、炒苍术、怀牛膝、独活、当归、川杜仲、板蓝根、焦三仙、砂仁各 10～15g，煎服，每日 1 剂。

八、中医特色技术

（一）中药外用

治疗 MS 患者可在中医药辨证施治的同时配合外用中药艾叶、樟木、干姜、附子、细辛、肉桂、苏木、红花等活血化瘀通脉；海风藤、络石藤舒筋通络。

（二）特殊针法

取督脉的百会、印堂醒脑开窍，安神定志；胆经之率谷（双侧）、风池（双侧）、头临泣（双侧）平肝息风，以上诸穴，均在头部，亦为局部取穴，可达活血散瘀、疗脑髓硬化的功效；肩髃、曲池、外关、髀关、风市、阴包通筋舒络；足三里、三阴交补益气血；丘墟、太冲平肝养肝。

九、各家发挥

（一）孙申田针灸治疗经验

（1）主穴：运动区（双侧）、情感区（双侧）、平衡区（双侧）、腹一区。

（2）配穴：风池（双侧）、地仓（双侧）、廉泉（双侧）、肩髃（双侧）、曲池（双侧）、手三里（双侧）、外关（双侧）、合谷（双侧）、中渚（双侧）、阳陵泉（双侧）、足三里（双侧）、阴陵泉（双侧）、悬钟（双侧）、太溪（双侧）、太冲（双侧）。

（3）操作：运动区、情感区、平衡区施以经颅重复针刺法，手法要求捻转稍加提插，由徐到疾，捻转速度在 200 转/分钟以上，连续 3～5 分钟。腹一区针刺时要求与皮肤表面成 15°角刺入腧穴，切勿伤及内脏，手法以小幅度捻转为主，不提插，得气为度。其余腧穴常规针刺，施以补法，诸穴得气后使用 G6805-Ⅱ型电麻仪，连续波刺激 20 分钟。每日 1 次，每次 40 分钟，2 周为 1 个疗程。

（二）高维滨治疗经验

1. 中药治疗

（1）辨病论治

1）方药：免疫调节方。沙参 20g，白芍 20g，天冬 20g，何首乌 30g，生地黄 30g，麦冬 20g，青蒿 20g，厚朴 20～30g。

2）用法：水煎服，每日 1 剂，早晚 2 次服，每次 100ml。

（2）辨证论治

1）肾阴虚。主证：头晕目眩，五心烦热，视物不清，肢体无力，步态不稳，感觉异常，舌质红少苔，脉细弱。

治疗：滋阴补肾。可用经验方。生地黄、何首乌、北沙参、龟甲、知母、玄参、麦冬、白芍、青蒿。

2）肾阳虚。主证。头晕目眩，手中不温，视物不清，肢体无力，步态不稳，尿频阳痿，舌淡苔白，脉沉细。

治疗：补肾壮阳：可用经验方。熟地黄、北沙参、何首乌、巴戟天、肉苁蓉、附子、肉桂、杜仲、鹿角片。

2. 针灸治疗

（1）夹脊电场疗法

1）取穴：C_1夹脊，L_1夹脊。

2）操作：将导线同侧上下连接，正极在上，负极在下，迟缓性瘫选疏密波，痉挛性瘫选择密波，通电30分钟，每日1次，6次后休息1次。

（2）头针疗法

1）取穴：运动区，感觉区，平衡区，舞蹈震颤区。

2）操作：每日1次，通电30分钟，6次后休息1次。

（韩　超）

第二节　视神经脊髓炎

视神经脊髓炎（neuromyelitis optica，NMO），又称 Devic 病、Devic 综合征，是一种选择性损伤视神经和脊髓的自身免疫性炎症脱髓鞘性疾病，由 Devic（1894 年）首次描述。常先后或同时累及视神经和脊髓，呈急性或亚急性起病，由于 NMO 和 MS 的临床表现有许多相似之处，两者容易混淆，但两者的临床经过、血清学、神经影像学、免疫学等方面均不同。

本病在中医学中属于"视歧""视物昏渺""青盲""痿证""眩晕"等范畴。

一、临床诊断要点与鉴别诊断

（一）诊断标准

根据患者急性起病，双侧同时或相继发生的视神经炎、急性横贯性或播散性脊髓炎的临床表现，结合 MRI 显示视神经和脊髓病灶，诱发电位异常，血清 NMO-IgG 抗体阳性等可做出临床诊断。NMO Wingerchuk 诊断标准见表 6-2。

表 6-2　NMO Wingerchuk 诊断标准

必需标准	支持标准
1.视神经脊髓炎	1.初次发病时脑部 MRI 检查阴性
2.急性脊髓炎	2.脊髓 MRI 显示长 T_2 信号病灶连续达到 3 个或 3 个以上椎体节段
	3.血清 NMO-IgG 抗体阳性

（二）鉴别诊断

1. 视神经炎

视神经炎多损害单眼，而 NMO 常两眼先后受累，并有脊髓病损或明显缓解—复发表现。

对于以视神经损害为首发表现的 NMO 患者应注意随访。

2. 急性脊髓炎

急性脊髓炎大多数患者病前有感染史，急性起病，呈横贯性脊髓损害表现，病程中无缓解，无视神经损害表现。

3. 多发性硬化

NMO 与 MS 的鉴别有时比较困难。往往需要通过血清学、CSF 及 MRI 检查才能进行鉴别。NMO 患者的血清 NMO-IgG 抗体常常阳性，CSF MNC>50×10^6/L。90%以上的 MS 患者可见 CSF-IgG、OB 阳性。头部 MRI 在 NMO 初期常正常，MS 常有典型病灶；NMO 脊髓纵向融合病灶超过 3 个脊髓节段，常见脊髓肿胀，并可增强，MS 脊髓病变极少超过 1 个脊椎节段。

4. 亚急性脊髓视神经病

亚急性脊髓视神经病多见于小儿，现有腹痛、腹泻等腹部症状，神经症状以感觉异常为主，常呈对称性，无复发，多无运动障碍，CSF 无明显异常。

二、审析病因病机

（一）足少阴肾经病

由于肾藏精生髓（髓即包括脊髓），脑为髓海，目系通于脑，若肾足少阴之经病则"目慌慌如无所见""懈怠安卧"，足少阴经筋病则"阳病者腰反折，不能俯；阴病者，不能仰"，符合 NMO 临床特点；肾司二便，开窍于前后二阴，助膀胱气化，主封藏，肾系病证常见尿频、尿失禁、少尿、无尿、便秘、泄泻等，也与 NMO 常见二便障碍临床症状相符。

（二）足厥阴肝经病

视神经状类经筋，相当于祖国医学的"目系"，足厥阴肝经"连目系"，故视神经病证归属足厥阴肝经。目为肝之窍，得血而能视。肝主藏血，肝血不足目系失濡，不能通达睛明，致目暗昏花；肝在体合筋，宗筋不得濡润通利，致四肢拘急或弛纵。且肝肾同源，共居下焦，所以可认为肝在 NMO 发病中与肾共为"先天之本"。

（三）脾胃虚弱

脾为后天之本，在体合肌肉，主四肢，脾病则"痹而不仁，发为肉痿"（《下经》）。胃为五脏六腑之海、水谷之海，与脾共同化生气血，上荣目系，培补精髓，濡润宗筋。宗筋主束骨而利机关，"阳明虚，则宗筋纵，带脉不引，故足痿不用也"，故脾胃虚弱是痿证发生的重要内因。

总之，肾、肝、脾胃虚损是发病的内在基础，病位在髓和目系。肾、肝、脾胃虚损致"元气败伤，则精虚不能灌溉，血虚不能营养"是本病发生或复发的根本原因。

三、明确辨证要点

（一）辨与肺脏发病关系

肺虚卫外不固，在外邪侵袭的情况下，常诱发本病。

（二）辨与脾脏发病关系

脾弱气血生化无源，不能运化精微，目失荣养，则视物模糊；同时，气虚则麻，血虚则木，周身皮肤感觉障碍、肢体乏力。

（三）辨与肾脏发病关系

肾虚则不能封藏。肾脏为先天之本，肾藏精、主骨、生髓。若肾失封藏，精亏则致头目失养；骨髓生化乏源，则肢体痿软无力。脾肾同时受累，则更易复发。

（四）辨与肝脏发病关系

若肝失调达，则肝气郁结而化火，继而导致玄府密闭。

四、确立治疗方略

将 NMO 分为急性发作期、慢性进展期和缓解期。

（1）急性发作期多属风湿、湿热痰瘀阻络，治以清热解毒、祛风除湿为主。

（2）慢性进展期多以健脾益气、化痰活瘀为治则。

（3）缓解期多以肝脾肾虚、痰瘀阻络之证为主。则治以滋补肝肾健脾、理气填精生髓之法。

五、辨证论治

1. 肝肾阴虚证

（1）抓主症：视物不清，肢体无力，步态不稳。

（2）察次症：头晕目眩，五心烦热，感觉异常。

（3）审舌脉：舌质红少苔，脉细弱。

（4）择治法：补肾益精，养肝明目。

（5）选方用药思路：肝肾阴液亏虚，虚热内扰，可选用杞菊地黄汤进行治疗。方中重用熟地大补肾阴，为君药。辅以山茱萸、枸杞子补肾养肝明目；山药滋肾补脾；菊花疏散风热，清肝明目，以助君药。佐以泽泻泻肾降浊，牡丹皮清散肝火，茯苓健脾渗湿，与君臣相合，补而不滞。诸药相合，共奏滋肾养肝明目之功。

（6）据兼症化裁：气血阻滞者可加全蝎、蜈蚣、僵蚕；肌肉跳动者加龙骨、牡蛎；脾胃虚弱者加黄芪、党参。

2. 痰瘀痹阻证

（1）抓主症：视物不清，肢体无力，步态不稳。

（2）察次症：平素体虚，外感痰邪，肢体关节、肌肉刺痛，固定不移。

（3）审舌脉：舌质紫暗或有瘀斑，舌苔白腻，脉弦涩。

（4）择治法：化痰行瘀，行痹通络。

（5）选方用药思路：痰瘀互结，留滞肌肤，闭阻经脉，可选用瓜蒌薤白半夏汤进行治疗。半夏燥湿化痰，降逆散结；配以瓜蒌、薤白豁痰通阳，理气宽胸。用于胸痹痰浊壅盛，病情较重者。

（6）据兼症化裁：气血阻滞者可添加全蝎、蜈蚣、僵蚕；肌肉跳动者加龙骨、牡蛎；脾胃虚弱者加黄芪、党参。

六、中成药选用

（1）六味地黄丸：适用于肝肾阴虚证。组成：熟地黄、酒萸肉、牡丹皮、山药、茯苓、泽泻。用法：口服，大蜜丸，每次 1 丸，每日 2 次。

（2）参苓白术丸：适用于脾虚证。组成：白扁豆、白术、茯苓、甘草、桔梗、莲子、人参、砂仁、山药、薏苡仁。用法：口服，每次 6～9g，每日 2～3 次。

七、单方验方

（一）生脉饮合三甲复脉汤加减

用药：太子参、北沙参、丹参、生黄芪、生牡蛎各 30g，五味子 20g，麦冬、盐牛膝、熟地各 15g，炙鳖甲、炙龟板各 12g，知母、白薇、羌活各 10g，全蝎 3g，蜈蚣 2 条，另用补中益气丸 8 粒（浓缩），每日 2 次；甘露消毒丸 6g，每日 2 次。针灸：头皮针感觉区、运动区。体针百会、四神聪、足三里、三阴交、阳陵泉、太冲，用平补平泻法，每日 1 次，留针 3 分钟。

（二）杞菊地黄汤加味

枸杞 15g，菊花 10g，生地 12g，泽泻 10g，牡丹皮 10g，山药 30g，云苓 15g，牛膝 12g，当归 10g，白芍 10g，炙黄芪 20g，党参 15g。

（三）夹脊针法

以脊髓损伤平面上下 2～4 椎体夹脊穴、睛明、瞳子髎、太阳、球后、四白为主，配合水沟、双侧极泉、合谷、委中、足三里、三阴交、太溪。治则：醒脑开窍，疏通经络，补髓明目为法。操作方法：华佗夹脊穴刺，在相应病损脊髓上下 2～4 椎体棘突旁 5 分进针，针向棘突斜刺 1.0 寸，施平补平泻手法，得气即可；睛明、球后操作时将眼球推向一侧，直刺进针 0.3 寸，不捻转提插；瞳子髎、太阳、四白直刺 0.3～0.5 寸，平补平泻手法；水沟向鼻中隔方向斜刺 0.3～0.5 寸，雀啄泻法，以患者眼球湿润或流泪为度；极泉为原穴沿经下移 2 寸，避开腋毛，肱二头肌内侧缘向下向内斜刺，进针 1.0 寸，用提插泻法，有触电感直达手指，并见前臂、手指抽动为度，不留针；合谷、委中直刺 1.0～1.5 寸，行提插泻法；三阴交、足三里、太溪直刺 1.0～1.5 寸，行提插补法。

八、中医特色技术

（一）针灸疗法

夹脊穴、睛明、瞳子髎、太阳、球后、四白为主，配合水沟、双侧极泉、合谷、委中、足三里、三阴交、太溪。治则：醒脑开窍，疏通经络，补髓明目为法。

（二）醒脑开窍针法

常用穴位有内关、水沟、三阴交、夹脊刺、风池、完骨、天柱、球后、睛明、太阳、极泉、尺泽、委中、合谷、足三里、光明。取穴针对 NMO 的病位和病因病机，在深刻理解"神"的内涵基础上"调神、治神"，宗"醒神开窍"法突破了"治痿独取阳明"的古训，开拓了"醒法"的主治范围。

九、各家发挥

高维滨针灸治疗本病经验详述如下。

1. 夹脊电场疗法

（1）取穴：C_1夹脊、L_1夹脊。

（2）操作：将导线同侧上下连接，正极在上，负极在下，迟缓性瘫痪选疏密波，痉挛性瘫选密波，通电 30 分钟，每日 1 次，6 次后休息 1 日。

2. 头针疗法

（1）取穴：运动区、感觉区、平衡区、舞蹈震颤区。

（2）操作：每日 1 次，留针 30 分钟，6 次为 1 个疗程，休息 1 日。

（徐雪娇）

第七章　运动障碍疾病

第一节　帕金森病

帕金森病（Parkinson disease，PD），又称震颤麻痹（paralysis agitans），由英国医师 James Parkinson 于 1817 年首先描述，是一种中老年常见的运动障碍疾病，以黑质多巴胺能神经元变形丢失和路易小体形成为主要病理特征，临床表现以静止性震颤、运动迟缓、肌强直和姿势步态异常为主要特征。

帕金森病起病年龄平均为 55 岁（20～80 岁），男、女比例为 3∶2。发病率随年龄增长而增加，54 岁以下为 5/10 万，55～64 岁为 32/10 万，65～74 岁为 113/10 万，75～84 岁为 254/10 万。我国现有帕金森病患者已超过 200 万。

本病在中医学中属"颤病""颤振""振掉""震颤""内风"等范畴。

一、临床诊断要点与鉴别诊断

（一）诊断标准

（1）中老年隐袭起病，缓慢进行性病程。

（2）4 项主症（静止性震颤、强直、少动、姿势反射障碍）至少出现 2 个，症状不对称（临床拟诊）或至少出现 3 个症状，或前 3 种症状中出现 2 个症状，两侧不对称（临床拟诊）。

（3）左旋多巴治疗有效。

（4）患者无眼外肌麻痹、小脑体征、直立性低血压、锥体系损害和肌萎缩等。

（二）鉴别诊断

1. 帕金森综合征

帕金森综合征有明确的病因，常继发于药物、感染、中毒、脑卒中和外伤等。

（1）脑炎后帕金森综合征：20 世纪上半叶流行的昏睡性脑炎常遗留帕金森综合征，目前罕见。

（2）药物或中毒性帕金森综合征：神经安定剂（吩噻嗪类及丁酰苯类）、利血平、甲氧氯普胺、α-甲基多巴、锂、氟桂利嗪等可导致帕金森综合征；MPTP、锰尘、一氧化碳、二硫化碳中毒或焊接时接触烟尘亦可引起。

（3）血管性帕金森综合征：患者有高血压、动脉硬化及脑卒中史，锥体束受损的病理征和典型的神经影像学改变可提供证据。

（4）外伤性帕金森综合征：如拳击、脑外伤等引起。

2. 进行性核上麻痹

进行性核上麻痹（progressive supranuclear palsy，PSP）可有强直、少动、姿势障碍等PD症状，须与PD鉴别。但该病患者可出现垂直性眼球运动麻痹及锥体束征，姿势障碍也与PD有所不同，倾向于向后跌倒。对左旋多巴治疗反应差。

3. 特发性震颤

特发性震颤多在40岁起病，缓慢进展，可发生于各年龄段，但以老年人多见。震颤为姿势性或动作性，主要见于上肢远端，下肢很少受累，常影响头，引起点头或摇晃，无强制、少动和姿势障碍。约1/3的患者有家族史，饮酒或服用普萘洛尔震颤可显著减轻。

二、审析病因病机

（一）肝肾阴虚

导致肝肾阴虚因素有两条：一是生理性虚损，即随年龄增长、人体的衰老，出现肝肾阴亏的表现。如《素问·上古天真论》曰"男子……七八肝气衰，筋不能动，天癸竭，精少，肾脏衰"，加之劳顿、房事过多等将息失宜，忧思劳神，使阴精更虚，形体衰败；二是病理性肝肾虚损，年高多病，或久病及肾，使肝肾亏虚。肝肾阴亏，水不涵木，肝风内动，发为颤证。

（二）气血两虚

气血亏虚原因也不外两端，一为化生无源，一为耗伤太过。脾胃为气血化生之源，若饮食失节，劳倦过度；或情志失调，肝气横逆，或思虑内伤，均可伤脾，脾虚则气血生化乏源。久病不复，精血暗耗，气血消耗太过，都可导致气血亏虚。"气主煦之，血主濡之"，气虚筋脉失于温煦，血虚筋脉失于濡养，则拘紧僵直，血虚化风，又可加重震颤。诚如高鼓峰在《医宗己任编》云："大抵气血俱虚不能荣养筋骨，故为之振摇而不能主持也。"

（三）痰热动风

脾虚不能运化津液，则易聚湿生痰。五志过极，皆可化火，木火过甚而克脾土；或外感毒邪，入里化热，伤及脾胃，则热与痰结，阳热化风，可见颤抖等现象。

（四）血瘀动风

气为血之帅，气虚则推动无力，血行停滞；或情志不遂，肝失疏泄，气机不畅，血行受阻。即气虚血瘀或气滞血瘀。另肝肾阴亏，阴液不足，经脉失于充盈，"无水舟停"，均可致瘀血内阻，筋脉失濡，拘急僵直，发为本病。

（五）髓海不足

肝肾亏虚，肾精匮乏；气血不足，精血化生无源，均可导致髓海空虚。除了可见颤证一般症状外，还有动作迟缓，反应迟钝，神情呆滞，记性减退等。现代 CT、MRI 等影像学发现帕金森病患者病久多有脑萎缩，也从另一方面印证髓海不足的存在。

大多中医学者认为本病本虚标实，肝肾亏损、气血不足是其本，风、火、痰、瘀为其标。而风、火、痰、瘀随着病情日久相互夹杂，毒损脑络，久而筋脉失养，发为本病。总之，肝肾不足是基本病机，痰饮毒邪是病理因素，血瘀阻络是病理环节。

三、明确辨证要点

（一）辨标本

以病象而言，头摇肢颤为标，脑髓与肝脾肾脏器受损为本；从病因病机看，精气血亏虚为病之本，痰热、内风为病之标。

（二）察虚实

本病为本虚标实之患。即机体脏气虚损的见证属正虚，痰热动风的见证属邪实。

四、确立治疗方略

《内经》的治疗大法以"虚则补之，实则泻之，不虚不实以经取之"为主，具体治疗，主要责之于肝，并从肝肾同源论治。根据"肾气平均，筋骨劲强，肝气衰，筋不能动，肾脏衰，形体皆极""肝主筋，肾主骨"，提出"肝苦急，急食甘以缓之，肝欲散，急食辛以散之。用辛补之，酸泻之""厥阴之复，治以甘清，佐以苦辛，以酸泻之"；也从脾胃论治，"阳明虚则筋纵带脉不引，故足痿不用也"。

因"脾胃者，仓廪之官，五味出焉"为气血生化之源，又"脾气散精"输布于四肢肌肉，所以可从脾胃论治。从阴阳方面，《素问·生气通天论》"阳气者，精则养神，柔则养筋"，调和阴阳，以平为期。取经以少阳、太阳、督脉、阴阳维为主。后代医家依据《内经》的治疗原则，辨证论治，创立了大量有效的方刘，以《证治准绳》《张氏医通》《赤水玄珠》较为齐备：肝肾同治，滋阴息风；养血柔筋息风；清热涤痰息风；温阳散寒；补脾益气；舒肝理气；利水化湿等。

五、辨证论治

1. 肝肾不足证
（1）抓主症：筋络骨机关，不得屈伸，走路颤摇，不能久立。
（2）察次症：头晕、目涩、胁痛、烦热。
（3）审舌脉：舌红少津，脉弦细或弦数。
（4）择治法：滋补肝肾、养阴息风。

（5）选方用药思路：肝肾不足，无以滋养筋络肌骨，可选用大定风珠汤进行治疗。方中鸡子黄、阿胶滋阴养液以熄内风；地黄、麦冬、白芍养阴柔肝；龟板、鳖甲、牡蛎育阴潜阳；麻仁养阴润燥；五味子、甘草酸甘化阴。诸药合用共奏滋阴养液，柔肝息风之功。

（6）据兼症化裁：痰热动风加胆南星、钩藤；肝风内动加珍珠母、石决明；血瘀动风加桃仁、红花；肝肾阴虚加枸杞、山茱萸；气血亏虚加当归、黄芪；阴阳两虚加附子、肉桂。

2. 痰湿动风证

（1）抓主症：筋络骨机关，不得屈伸，走路颤摇，不能久立。

（2）察次症：胸脘痞闷，怕冷，形体肥胖。

（3）审舌脉：舌质紫暗，舌苔白腻，脉濡细。

（4）择治法：健脾燥湿，豁痰息风。

（5）选方用药思路：脾虚则生痰，痰湿易生风，可选用导痰汤加减进行治疗，此为痰中、痰厥之借治方也。夫类中既因湿痰，则无论兼风与否，自应以燥湿化痰为根本不二之治法。本方即二陈汤加胆南星、积实是也。胆南星祛风痰，合半夏有助燥湿之效；积实能降泄，合二陈有推墙倒壁之功，故痰中症用之宜焉。

（6）据兼症化裁：痰热动风加胆南星、钩藤；肝风内动加珍珠母、石决明；血瘀动风加桃仁、红花；肝肾阴虚加枸杞、山茱萸；气血亏虚加当归、黄芪；阴阳两虚加附子、肉桂。

3. 气血两虚证

（1）抓主症：筋络骨机关，不得屈伸，走路颤摇，不能久立。

（2）察次症：头晕目眩，少气懒言，乏力自汗。

（3）审舌脉：舌淡苔白，脉细弱。

（4）择治法：益气养血，息风和络。

（5）选方用药思路：化生无源，或耗伤太过，导致气血亏虚。可选用八珍汤进行治疗，方中人参与熟地相配，益气养血，共为君药。白术、茯苓健脾渗湿，助人参益气补脾；当归、白芍养血和营，助熟地滋养心肝，均为臣药。川芎为佐，活血行气，使熟地、当归、白芍补而不滞。炙甘草为使，益气和中，调和诸药。

（6）据兼症化裁：痰热动风加胆南星、钩藤；肝风内动加珍珠母、石决明；血瘀动风加桃仁、红花；肝肾阴虚加枸杞、山茱萸；气血亏虚加当归、黄芪；阴阳两虚加附子、肉桂。

4. 气滞血瘀证

（1）抓主症：筋络骨机关，不得屈伸，走路颤摇，不能久立。

（2）察次症：胸胁胀闷，走窜疼痛，急躁易怒，胁下痞块，刺痛拒按。

（3）审舌脉：舌质紫暗或见瘀斑，脉涩。

（4）择治法：益气活血、化痰息风。

（5）选方用药思路：气虚血瘀或气滞血瘀，可选用通窍活血汤进行治疗，方中赤芍、川芎行血活血，桃仁、红花活血通络，葱、姜通阳，麝香开窍，黄酒通络，佐以大枣缓和芳香辛窜药物之性。其中麝香味辛性温，功专开窍通闭，解毒活血因而用为主药；与姜、葱、黄酒配伍更能通络开窍，通利气血运行的道路，从而使赤芍、川芎、桃仁、红花更能发挥其活血通络的作用。

（6）据兼症化裁：痰热动风加胆南星、钩藤；肝风内动加珍珠母、石决明；血瘀动风加桃仁、红花；肝肾阴虚加枸杞、山茱萸；气血亏虚加当归、黄芪；阴阳两虚加附子、肉桂。

六、中成药选用

（1）六味地黄丸（颗粒、胶囊、片、口服液）：适用于风阳内动证。组成：熟地黄、酒萸肉、牡丹皮、山药、茯苓、泽泻。用法：大蜜丸，每次1丸，每日2次。浓缩丸，每次8丸，每日3次；颗粒剂，每次1袋，每日2次，开水冲服；胶囊剂，每次2粒，每日2次；片剂，每次8片，每日2次；口服液，每次10ml，每日2次。

（2）补中益气丸（合剂、颗粒、口服液）：适用于气血不足型证。组成：黄芪（蜜炙）、党参、甘草（蜜炙）、白术（炒）、当归、升麻、柴胡、陈皮、生姜、大枣。用法：浓缩丸，每次8～10丸，每日3次；合剂，每次10～15ml，每日3次；颗粒剂，每次6g，每日2或3次；口服液，每次10ml，每日2或3次。

（3）杞菊地黄丸（胶囊、片、口服液）：适用于肝肾亏虚证。组成：枸杞子、菊花、熟地黄、酒萸肉、牡丹皮、山药、茯苓、泽泻。辅料为蜂蜜。用法：大蜜丸，每次1丸，每日2次，温开水送服；浓缩丸，每次8丸，每日3次；胶囊剂，每次5～6粒，每日3次；片剂，每次3～4片，每日3次；口服液，每次10ml，每日2次。

（4）金匮肾气丸（片）：适用于脾肾阳虚证。组成：地黄、山药、山茱萸（酒炙）、茯苓、牡丹皮、泽泻、桂枝、附子（制）、牛膝（去头）、车前子（盐炙）。辅料为蜂蜜。用法：每次1丸，每日2次；片剂，每次4片，每日2次。

七、单方验方

（1）定颤汤：天麻、川芎、白僵蚕、怀牛膝、枸杞、当归、钩藤、制首乌、山萸肉、白芍、伸筋草、生牡蛎、葛根、生龙骨。

（2）止颤汤：炙黄芪、丹参、知母、白芍、钩藤、制大黄、天麻。

（3）益肾消颤汤：制何首乌、山茱萸、菟丝子、淫羊藿、黄精、肉苁蓉、益智仁、石菖蒲、枸杞子、生地黄。

八、中医特色技术

（一）梅花针叩刺法

采用梅花针联合体针治疗帕金森病，梅花针叩刺部位：上肢先从肩部开始，分别叩击伸肌群和屈肌群。下肢取行于下肢前面的足阳明经和行于下肢后面的足太阳经。背部主要沿两侧的足太阳经往下叩。轻轻地叩击，以皮色稍红为度。

（二）刺络放血法

以曲泽、委中、大椎、太阳等为主，在穴位所在部位找到瘀血络脉，常规消毒后，用磨快的三棱针迅速刺入约1cm，任其自然出血，待血止后，再加拔火罐，进一步拔出瘀血。每2周刺血1次治疗帕金森病。

（三）隔药灸法

选用制乳香、没药、续断、两头尖等药，用灸法及药物敷脐隔药灸神阙穴治疗帕金森病。

九、各家发挥

（一）孙申田针灸治疗本病经验

（1）主穴：运动区（中央前回区）（双侧）、舞蹈震颤区（锥体外系区）（双侧）、情感区（额区）、完骨（双侧）。

（2）配穴

1）上肢：少海（双侧）、曲池（双侧）、手三里（双侧）、外关（双侧）、合谷（双侧）。

2）下肢：血海（双侧）、风市（双侧）、阳陵泉（双侧）、足三里（双侧）、阴陵泉（双侧）、绝骨（双侧）、丘墟（双侧）、太冲（双侧）、照海（双侧）。

（3）手法：头部穴位应用"经颅重复针刺功法"，其他穴位得气为度。

按语：头部穴位应用"经颅重复针刺功法"，捻转频率 200 次/分钟，捻转时间 3～5 分钟，使其达到一定刺激量而调节大脑多巴胺系统和胆碱能系统，使其脑内多巴胺含量增多，达到治疗作用。由于增加的多巴胺含量是有一定限度的，所以对早期轻型的帕金森患者，针刺治疗可改善其症状。配以局部选穴达到养血活血祛风、止痉定颤的作用。

（二）高维滨治疗本病经验

1. 中医药治疗

高维滨认为，热病之后，肝阴耗伤；或年老体弱，肝肾阴虚，精血亏损；或脾虚生化不足，运化不能而痰瘀阻络，均可导致筋脉失养而发本病。

（1）辨病论治

1）平肝息风。用息风汤。天麻、钩藤、白芍、洋金花。

2）滋阴息风。经验方。枸杞子、肉苁蓉、何首乌、山茱萸、厚朴、茯苓、白芍、天麻、海桐皮、木瓜。

（2）中药药理分析：本病是黑质-纹状体通路多巴胺减少，乙酰胆碱的功能相对增强。枸杞子、肉苁蓉、山茱萸、何首乌保护黑质神经元，天麻有增加脑内多巴胺的作用，厚朴也有抗乙酰胆碱作用，与白芍共用，活性增强，厚朴又有中枢性肌松弛的作用。木瓜可以缓解肌张力增高，茯苓、海桐皮也可以改善左旋多巴在体内吸收过程。洋金花抗乙酰胆碱（洋金花有毒性用量不宜大，由 1g 开始）。

2. 针灸治疗

（1）电项针疗法

1）取穴：风池、供血。

2）操作：正极在上，负极在下，同侧连接，选疏波，使头部轻度抖动，每日 1 次，每次 30 分钟，6 次后休息 1 日。

（2）电针疗法

1）取穴：通天透承光、风池。

2）操作：导线正极连通天穴，负极连风池穴，选疏波，电流量以患者能耐受为度，每日1次，每次30分钟，6次后休息1日。

（3）头针疗法

1）取穴：舞蹈震颤控制区、运动区、平衡区。

2）操作：用28号1.5寸针灸针，针尖与头皮成30°夹角，快速刺入皮下，每分钟捻转200次，留针30分钟，期间共捻针3次，每次1分钟，每日1次，10次为1个疗程，休息3日。

（韩 超）

第二节 肝豆状核变性

肝豆状核变性又称 Willson（WD）病，是一种常染色体隐性遗传的铜代谢障碍引起的家族性疾病。1912年由 Willson 首先发现，是以豆状核变性和肝硬化为主要病理改变，好发于儿童或青年人。

肝豆状核变性的患者由于铜代谢障碍，肝吸收率高于正常，铜蓝蛋白远较正常人少，而直接反应铜，则远较正常人多，因其中铜与血清蛋白分离，故出现大量的游离铜，可沉积在肝、脑、肾等脏器内，尤其肝和脑的含铜量高于正常10～20倍。临床特征为进行性加重的锥体外系症状、精神症状、肝硬化、肾功能损害及角膜色素环。

本病的患病率各国报道不一，一般在（0.5～3）/10万，欧美国家罕见，但在某些国家和地区，如意大利南部和西西里岛、罗马尼亚某些地区及日本的一些小岛的患病率较高，我国较常见。

本病在中医学中属"肝风""颤振"等范畴。

一、临床诊断要点与鉴别诊断

（一）诊断标准

WD 有以下几个临床特点：①阳性家族遗传史；②肝病史或肝病征/锥体外系症状、体征；③肉眼或裂隙灯证实角膜有 K-F 环；④血清铜蓝蛋白或铜氧化酶活力显著降低和（或）肝铜增高；⑤尿铜＞1.6μmol/24h；⑥肝铜＞250μg/g（干重）。根据以上特征，不难作出对 WD 的诊断。

（二）鉴别诊断

1. 帕金森病

帕金森病大多于50岁以后发病，震颤呈典型的静止性震颤。同时伴有肌强直、运动迟缓、姿势步态异常等，无铜代谢障碍及角膜 K-F 环。

2. 小舞蹈病

小舞蹈病多见于5～15岁儿童，女性较多，病前常有呼吸道感染、咽喉炎等 A 族β溶血性链球菌感染史。以不自主舞蹈样动作、肌张力降低和精神异常等为临床特征，约30%的患者有类风湿关节炎和皮下结节等风湿热表现，没有角膜 K-F 环及铜代谢异常，也无肝损害。

3. 其他门脉性肝硬化

引起门脉性肝硬化的原因很多，有中毒性、酒精性、感染性、营养不良性、循环障碍性及 WD 等。部分肝型 WD 患者以肝硬化为主要临床表现时，其肝症状与其他原因引起肝硬化患者的症状基本相似，极易误诊。凡有以下情况的肝硬化患者，应考虑 WD 的可能：30 岁以前，尤其是儿童期起病的肝硬化，排除肝炎、血吸虫感染和酒精中毒等病因引起者，应疑为本病；同胞有死于肝病者；幼年曾有一过性黄疸史；肝硬化患者神经系统体检发现可疑下肢病理反射时，对其筛查具有一定意义。对具有上述任何一项表现者，均应进一步行眼裂隙灯检查，血清铜蓝蛋白、24 小时尿铜等指标检测，以便诊断。

二、审析病因病机

（一）气滞血瘀，禀赋不足

中医认为先天不足是引起本病的根本原因，情志失调、饮食不节、劳倦内伤等可诱发和加重本病。发病以青少年、儿童多见，多起病缓慢，逐渐加重。临床前期或早期多以肝肾不足、气血亏虚为主。肾为先天之本，先天禀赋不足导致肾的开合失司是引起铜毒内聚的重要原因。

（二）铜浊邪毒，酿生湿热

铜浊毒邪贯穿于肝豆状核变性发生、发展和变化的整个病变过程，决定着其发生、发展及转归。铜毒郁久，酿生湿热，湿浊、痰湿、热邪既是病理产物又是隶属于"毒邪"的致病因素。铜毒伤脾，脾失运化，湿浊内生，蕴而化热，临床可见口中臭秽、口苦口腻、便秘、心烦易怒、食欲低下、巩膜黄染、小便短赤、脘腹胀闷、腹大如鼓、下肢水肿、舌质红、苔黄或黄腻、脉弦或弦滑等症。

（三）火热燔灼，引动肝风

肝豆状核变性患者常表现有肢体震颤、手足蠕动、步履艰难，甚至四肢强直挛缩、言语含糊等肝风症状。铜毒内聚，蕴生湿热，热极生风，肝主风，阳主动，此木气太过而克土，脾主四肢，四肢者，诸阳之末。火热内盛，熏蒸燔灼，消耗津液，筋脉失荣；鼓动阳气，妄而不宁，由是产生热极生风证。

（四）痰瘀互结，先天元阴不足

《灵枢·邪客》云："营气者，其津液，注之于脉，化以为血。"而在病理变化中，痰来自津，瘀本乎血，津聚液停形成痰饮，血滞血留而为瘀血。肝豆状核变性的后期痰瘀多同时出现，导致病情缠绵难愈，其主要因湿热、铜毒之邪侵袭，加之患者肝郁或素体脾虚的潜在因素，致使机体不能鼓邪外出，以致湿热铜毒留滞体内而发病。

综上所述，肾为先天之本，先天禀赋不足导致肾的开合失司是引起铜毒内聚的重要病机。火热燔灼是导致肝风内动的常见病机。"日嗜脂甘，纵情酒色，阴气先伤，阳独盛。阳气盛则化火动风，或化湿生痰，上冲头目，使人昏倒，肢体不用，或半身不遂"，阐明了阳盛化火动风的病机。湿为有形之邪，易阻滞气机，气滞则津聚成痰，血滞为瘀；热则炼液化痰，煎血成瘀。肝郁则疏泄失权，气机壅滞，气壅不通，血壅不流，遂为瘀血。脾虚湿困，运化失常则致津液内停，聚为痰饮。综合分析，历代医家认为本病与湿、热、痰及先天不足最为密切。

三、明确辨证要点

（一）辨病性

本病病性主为本虚标实。肝肾阴虚、气血亏虚等脏腑气血功能失调为本病之本，属虚，多表现为颤抖无力、腰膝酸软、眩晕消瘦、病势迁延难愈，遇劳而加重；风、火、痰、瘀等引起风动之象为病之标，属实，多表现为颤抖较剧、肢体僵硬、烦躁不宁、胸闷体胖等，常遇郁怒而发。临床多虚实夹杂证，但应注意主次之分。

（二）辨病因

本病的主要病理因素主要是痰湿、瘀滞、肝风三个方面。无论气滞血瘀、痰湿阻络、或土虚木亢、阴虚风动均可引起本病。因瘀滞者，多以肝病症状为主，如肝脾肿大、胁肋胀痛等；因痰湿者，常出现精神症状，如肌肉强直、张嘴流涎等；因土虚木亢者，临床以震颤为主要表现。

四、确立治疗方略

肝豆状核变性的首发症状及其临床表现差别较大，但并非无规律可循，临床上除对常见的证型开展固定方药治疗外，还应根据患者临床其他表现进行中医辨证，并在此基础上遣方用药。因此辨证论治仍然是肝豆状核变性治疗中必须遵守的原则和核心内容。肝豆状核变性以热毒、痰、瘀为主要病理因素，湿热内蕴、痰瘀互结为最常见的证候，同时可有肝气郁结、肝肾阴亏、脾肾阳虚等不同中医证型。湿热内蕴、痰瘀互结可引动肝风和癥积，随着疾病的发展，可演变为"颤病""黄疸"等。

五、辨证论治

（一）辨病论治

（1）方药：肝豆汤。黄连、姜黄、金钱草、泽泻、参三七。加减：对于病程长者或年老体弱者可酌加知柏地黄丸或八珍汤。

（2）用法：水煎服，每日1剂，早晚2次服，每次100ml。

（二）辨证施治

1. 湿热内蕴证

（1）抓主症：手足颤抖，言语含糊，行走困难，启步艰难，肢僵挛缩。

（2）察次症：口涎不止，口苦或臭，头目昏眩，纳谷不馨，腹胀痞满，尿赤便结，鼻衄齿衄，黄疸水鼓。

（3）审舌脉：舌质偏红或红，舌苔黄腻，脉弦滑数。

（4）择治法：清热化湿，通腑利尿。

（5）选方用药思路：湿邪重浊黏腻，侵袭人体，蕴于脾胃或肝胆，可选用肝豆汤进行治疗。方中大黄具有利尿的作用，同时兼有止血作用；姜黄可以利胆又可利尿；泽泻利尿；金钱草可利胆汁；参三七起活血止血作用；结合黄连清热祛湿，又可促进利尿排毒。诸药合用，共奏清热化湿、通腑利尿之效。

（6）据兼症化裁治疗：若纳食不馨，食后脘腹胀满，可加保和丸；若肢体沉困可加车前子、猪苓、茯苓；余毒未清，可加板蓝根、土茯苓、虎杖等清热解毒。

2. 痰瘀互结证

（1）抓主症：言语謇涩，肢体抖动，屈伸不利，表情呆板，反应迟钝。

（2）察次症：泛恶流涎，胸脘痞满，纳呆，便秘，胁下积块，触按疼痛，肌肤甲错。

（3）审舌脉：舌质暗淡或有瘀斑，苔薄腻，脉弦滑。

（4）择治法：化痰祛瘀，活血散结。

（5）选方用药思路：痰热与瘀血相互搏结，可选用四君子汤加调营饮进行治疗。方用四君子汤和黄芪健脾益气，扶正祛痰，调营饮中当归、川芎、赤芍等以活血化瘀；莪术、延胡索、大黄行气活血；辅以陈皮、大腹皮、白芷理气消胀。

（6）据兼症化裁：若湿蕴化热，则加茵陈、土茯苓、金钱草等清利湿热之品；若小便赤涩不利，可加滑石、通草、蟋蟀粉以利窍行水；若气阴两虚，加沙参、玉竹、麦冬以养阴益胃。

3. 肝气郁结证

（1）抓主症：精神抑郁，反应迟钝，表情呆滞。

（2）察次症：性情异常，急躁易怒，哭笑无常，肢体抖动，步态不稳，语言含糊，饮水呛咳，头昏且胀，胸胁或少腹胀闷窜痛，脘闷纳呆。

（3）审舌脉：舌质淡红，苔白，脉弦。

（4）择治法：疏肝理气解郁。

（5）选方用药思路：肝失疏泄，气机郁滞，可选用柴胡疏肝散进行治疗。方中以柴胡功善疏肝解郁，用以为君；香附理气疏肝而止痛，川芎活血行气以止痛，二药相和，助柴胡以解肝经之郁滞；陈皮、枳壳理气行滞；芍药、甘草养血柔肝，缓急止痛；甘草调和诸药。诸药相合，共奏肝理气解郁之功。

（6）据兼症化裁：若口苦口干，烦躁易怒，溲黄便秘加山栀、牡丹皮、黄芩、夏枯草。若胃失和降，恶心呕吐者，可加半夏、陈皮、生姜、竹茹等和胃降逆。

4. 肝肾阴亏证

（1）抓主症：肢体抖动，手舞足蹈，膝挛趾收，躯体扭转。

（2）察次症：步履蹒跚，酸楚频作，呆傻愚笨，言语含糊，腰酸腿软，头晕目眩，口咽干燥，五心烦热，盗汗，便秘。

（3）审舌脉：舌干红，少苔，脉弦细数。

（4）择治法：滋补肝肾，育阴息风。

（5）选方用药思路：肝肾两脏阴液亏虚，阴不制阳，可选用左归丸进行治疗。方中熟地、山药、山茱萸补益肝肾阴血；龟板胶、鹿角胶均为血肉有情之品，二味合用，调和阴阳；复配菟丝子、枸杞子、牛膝补肝肾，强腰脊，健筋骨。合用可滋补肝肾，育阴息风。

（6）据兼症化裁：若心中烦热者加竹叶、灯心草清热除烦；大便干燥者加肉苁蓉、火麻仁润肠通便；若神志恍惚、恐惧、抑郁、焦虑者，可合甘麦大枣汤以缓急，养心安神。

5. 脾肾阳虚证

（1）抓主症：腹大胀满，纳呆，便溏，腹痛绵绵。

（2）察次症：喜温喜按，畏寒神倦，四肢不温，面色㿠白，遍身不泽，口淡不渴，肢体浮肿，小便短少。

（3）审舌脉：舌淡胖，苔白滑，脉沉迟无力。

（4）择治法：温补脾肾，化气行水。

（5）选方用药思路：脾肾阳气亏虚，虚寒内生，可选用济生肾气丸治疗。方中地黄滋补肾阴，少加肉桂、附子助命门之火以温阳化气；山茱萸、山药补肝益肾，化生精血；牛膝滋阴补肾；泽泻、茯苓利水以排铜毒，并可防地黄之滋腻；牡丹皮清肝泻火；车前子清热利湿。诸药合用共奏温补脾肾，化气行水之效。

（6）据兼症化裁：若畏寒蜷缩，下利清谷者，可酌加补骨脂、巴戟天、肉苁蓉等；心中烦热者加竹叶、灯心草清热除烦。

六、中成药选用

（1）知柏地黄丸（颗粒、口服液）：适用于湿热内蕴型。组成：知母、黄柏、熟地黄、山药、山茱萸、牡丹皮、茯苓、泽泻。用法：大蜜丸，每日 2 次；浓缩丸，每次 8 丸，每日 3 次；颗粒剂，每次 8g，每日 2 次；口服液，每次 10ml，每日 3 次。

（2）柴胡舒肝散：适用于肝气郁结型。组成：陈皮、柴胡、川芎、香附、枳壳、芍药、甘草。用法：每次 1 袋，每日 2 次。

（3）左归丸（颗粒、口服液）：适用于肝肾阴亏型。组成：枸杞子、龟板胶、鹿角胶、牛膝、山药、山茱萸、熟地黄、菟丝子。用法：大蜜丸，每次 1 丸，每日 2 次；浓缩丸，每次 8 丸，每日 3 次；颗粒剂，每次 8g，每日 2 次；口服液，每次 10ml，每日 3 次。

（4）济生肾气丸：适用于脾肾阳虚型。组成：车前子、茯苓、附子、牡丹皮、牛膝、肉桂、山药、山茱萸、熟地黄、泽泻。用法：每次 9g，每日 2 次。

七、单方验方

自拟疏肝利胆排毒汤。基本方药物组成：柴胡 15g，金钱草 30g，郁金 15g，茵陈 15g，青皮 20g，陈皮 20g，大黄 9g，泽泻 15g，萆薢 12g，威灵仙 18g，鸡血藤 18g，川芎 9g。煎服，每日 1 剂。

八、中医特色技术

本病可用头针疗法。

（1）取穴：舞蹈震颤区、运动区。

（2）操作：快速捻转配合提插，留针 30 分钟，间断行手法 3 次，每次 2～3 分钟，每日 1 次，10 次为 1 个疗程，休息 3 日。

九、各家发挥

高维滨治疗本病经验详述如下。

1. 中医药治疗

中医学认为，肝豆状核变性，强调"毒邪"为患，治疗着眼点放在"排毒"上，疏肝利胆、利尿以排毒。

方药：肝豆汤。

大黄、姜黄、泽泻、金钱草、黄连、参三七、辛夷、延胡索、甘草。

2. 针灸治疗

（1）毫针疗法

1）处方：百会、神庭、风池、供血。加减：情感障碍显著者加四神聪，言语困难、咀嚼障碍者加廉泉、下关。

2）操作：每日 1 次，留针 30 分钟，治疗 10 次为 1 个疗程。

（2）头针疗法

1）处方：舞蹈震颤区、运动区。

2）操作：快速捻转配合提插，留针 30 分钟，间断行手法 3 次，每次 2～3 分钟，每日 1 次，10 次为 1 个疗程，休息 3 日。

按语： 高维滨结合西医药理病理学理论，认为肝豆汤对治疗本病有确切疗效，根据现代药理分析，大黄有效成分大黄酚有轻度利尿的作用，大黄酸有止血作用。姜黄可以利胆又轻度利尿。泽泻利尿，金钱草利胆汁，参三七活血止血。黄连含锌高，含铜低，锌离子不仅影响肠道对铜的吸收，且又促进尿排铜。临床中可酌加相应对症药物，疗效亦佳。

（尹洪娜）

第三节　小舞蹈病

小舞蹈病，又称风湿性舞蹈病、感染性舞蹈病或 Sydenham 舞蹈病，多见于儿童和青少年，其临床特征为不自主的舞蹈样动作、肌张力降低、肌力下降和精神障碍等。

小舞蹈病起病前多有溶血性链球菌感染史，或在发病前后有风湿病的其他表现。少数由一氧化碳中毒、吩噻嗪类药物过量、脑炎、猩红热等引起。

小舞蹈病目前已趋减少，据国外统计，在 1940 年前，儿科医院的住院患者中有 0.9%因舞蹈病而入院，1950 年后降至 0.2%。随着我国居住和营养条件的改善，以及抗生素的进展及应用，风湿热的流行性显著降低，风湿性舞蹈病的发病率也明显下降。该病多见于 5～15 岁儿童，男女发病之比为 1：（2～3）。3 岁以前或 15 岁以后起病者极少见。

本病在中医学中属"肝风""振掉""骨繇"等范畴。

一、临床诊断要点与鉴别诊断

（一）诊断标准

根据起病年龄、典型的舞蹈样动作、肌张力降低、肌力减退，以及可能存在的急性风湿热的其他表现（如心肌炎、发热、皮下结节、血沉增快和白细胞增多等），MRI 显示基底核区 T_2WI 高信号等，诊断不难。

（二）鉴别诊断

1. 习惯性痉挛

习惯性痉挛也称习惯性动作，多见于儿童，无风湿热的典型症状。其异常运动特点是同一肌群快速的、刻板的、重复的、局限的不自主动作等，不伴有肌张力降低和情绪改变。

2. 抽动秽语综合征

抽动秽语综合征见于儿童，表现为快速、刻板的及反复不规则的多发性肌肉抽动，常累及头面部、颈肌群和咽喉肌，伴有喉中发怪声或秽语。

3. Huntington 舞蹈病

Huntington 舞蹈病多见于中年以上，除舞蹈动作外，常有遗传史和痴呆，少数儿童期发病者多伴肌强直。

二、审析病因病机

古代医家认为本病有虚实两方面，实证病因为风壅经络、痰热风动；虚证病因为肝肾阴虚、气血亏虚。

（一）风壅经络

风邪致病多致"动""急"的症状，如眩晕、筋惕肉瞤、手足抽动等，皆体现了风邪的这一致病特性，故有"诸风掉眩，皆属于肝"之说。此外风为阳邪，易袭阳位，"四肢者，阳也"。故多有四肢病变。风邪侵袭可见四肢舞蹈样动作。

（二）痰热风动

风气通于肝，其用为动，风的病症常和肝有关系。小舞蹈病多见于小儿，因小儿神气怯弱、肝常有余，体属纯阳，易从热化，又因肝气主升，具有刚强躁急的生理特性，肝气易升发太过，故肝阳易亢，肝风易动筋脉不能任持自主随风而动，牵动肢体，出现头部颤抖摇动、筋脉拘挛、抽搐等症状。

（三）肝肾阴虚

肝主藏血，其充在筋，主身之筋膜，《素问·阴阳应象大论》中称"肝生筋"。《素问·平人气象论》载："脏真散于肝，肝藏筋膜之气也。"若肝之精血不足，肝阳不潜相火升腾血虚生风且不能养筋，两者皆可出现手足震颤之征象。

（四）气血亏虚

肾精亏虚，无以生髓，髓海不足则动作迟缓、表情呆滞。精不化血，肝血失于滋养，筋脉失于濡养致虚风内动而诱发本病。所以筋脉虽靠阴血濡养却不能失阳气温煦。《伤寒论·太阳病脉证并治》载："盖阳气者，精则养神，柔则养筋。筋脉为肝所主，筋脉失温煦则肝气必乱，疏泄失常，风便乍起。"

综上所述，本病的基本病机为肝风内动，筋脉失养。"肝主身之筋膜"，为风木之脏，肝风内动，筋脉不能任持自主，随风而动，牵动肢体及头颈颤抖摇动。其中又有肝阳化风、血虚生风、阴虚动风、瘀血生风、痰热生风等不同病机。肝肾同源，若水不涵木，肝肾交亏，肾虚髓减，脑髓不充，下虚则高摇。若脾胃受损，痰湿内生，土不栽木，亦可致风木内动。痰或因脾虚不能运化水湿而成，或热邪煎熬津液所致。痰邪多与肝风或热邪兼夹为患，闭阻气机，致使肌肉筋脉失养，或化热生风致颤。

三、明确辨证要点

（一）辨病性

本病为本虚标实。肝肾阴虚、气血亏虚等脏腑气血功能失调为本病之本，属虚，多表现为颤抖无力、腰膝酸软、眩晕消瘦、病势迁延难愈，遇劳而加重；风、火、痰、瘀等引起风动之象为病之标，属实，多表现为颤抖较剧、肢体僵硬、烦躁不宁、胸闷体胖等，常遇郁怒而发。临床多为虚实夹杂证，但应注意主次之分。

（二）辨病位

本病病位主要在脑，但与心、肝、肾相关。若见筋惕肉瞤，毛甲无华，为病在脑、肝与肾。若兼见腰酸腿软，肢体麻木，失眠多梦，为病位在心与肾。临床应注意仔细辨证。

四、确立治疗方略

本病的治疗，应遵循急则治标，缓则治本，标本兼治三大法则。若患者颤震明显，其风火、痰热、瘀血症状也较明显时，应先平肝息风，清热化痰，或活血化瘀；若标证不明显，主要表现为肾精亏虚或脾气不足者，则重在填精补脑或补益气血，所谓缓则治本；若本虚标实者，又当补虚泻实，攻补兼施。

五、辨证论治

（一）中药治疗

1. 气血亏虚证

（1）抓主症：头摇肢颤、面色㿠白，表情淡漠。

（2）察次症：神疲乏力，动则气短，心悸健忘，眩晕，纳呆。

（3）审舌脉：舌体胖大，舌质淡红，舌苔薄白滑，脉沉濡无力或沉细弱。

（4）择治法：益气活血。

（5）选方用药思路：气血亏虚者，无以濡养肢体，可用八珍汤进行治疗。方中四物汤补血，四君子汤补气。可加天麻、钩藤、全蝎等平肝息风，全方共奏补益气血、息风定颤之效。

（6）据兼症化裁：若气虚运化无力，湿聚成痰，可酌加化痰通络止颤之品，如半夏、白芥子、胆南星等；心悸、失眠、健忘，加远志、柏子仁、炒枣仁；气滞血瘀，肢体颤抖，疼痛麻木加鸡血藤、丹参、桃仁、红花。

2. 肝肾阴虚证

（1）抓主症：肢体抖动，手舞足蹈，膝挛趾收，躯体扭转，步履蹒跚。

（2）察次症：酸楚频作，呆傻愚笨，言语含糊，腰酸腿软，头晕目眩，口咽干燥，五心烦热，盗汗，便秘。

（3）审舌脉：舌红，少苔，脉弦细数。

（4）择治法：滋补肝肾，育阴息风。

（5）选方用药思路：肝肾阴虚，水不涵木，可选用大补元煎进行治疗。方中熟地、山茱萸、枸杞子、当归、杜仲滋补肝肾，滋阴养血；山药、党参益气补脾。可酌加龟板胶、鹿角胶、阿胶等补髓养阴；加牡蛎、鳖甲滋阴潜阳，加石菖蒲、远志安神宣窍。

（6）据兼症化裁：若心中烦热者加竹叶、灯心草清热除烦；大便干燥者加肉苁蓉、火麻仁润肠通便；若神志恍惚、恐惧、抑郁、焦虑者，可合甘麦大枣汤以缓急，养心安神。

3. 风痰经络证

（1）抓主症：言语謇涩，肢体抖动，屈伸不利，表情呆板，反应迟钝。

（2）察次症：泛恶流涎，胸脘痞满，纳呆，便秘，胁下积块，触按疼痛，肌肤甲错。

（3）审舌脉：舌质暗淡或有瘀斑，苔薄腻，脉弦滑。

（4）择治法：化痰祛瘀，活血散结。

（5）选方用药思路：风中经络，可选用化痰通络汤进行治疗。方中半夏、茯苓、白术健脾燥湿；胆南星、天竺黄清热化痰；天麻平肝息风；香附疏肝理气；丹参活血化瘀；大黄通腑泄泻。

（6）据兼症化裁：若瘀血明显者，可加桃仁、红花、赤芍以活血化瘀；若烦躁不安，苔黄腻，脉滑数者，可加黄芩、栀子以清热泻火。

4. 痰热风动证

（1）抓主症：头摇不止，肢麻震颤，重则手不能持物。

（2）察次症：头晕目眩，胸脘痞闷，口苦口黏，甚则口吐涎沫，舌体胖大，有齿痕。

（3）审舌脉：舌质红，舌苔黄腻，脉弦滑数。

（4）择治法：清热化痰，平肝息风。

（5）选方用药思路：痰热互结生风，导致颤摇不止，可选用导痰汤进行治疗，导痰汤即二陈汤加胆南星、枳实。方中二陈汤燥湿化痰，为化痰祖方，加入胆南星清热化风痰，枳实理气导痰下行。

（6）据兼症化裁：若痰湿内聚，加煨皂角、白芥子；胸闷脘痞，加瓜蒌皮、厚朴、苍术；神识呆滞，加石菖蒲、远志；肌肤麻木不仁，加地龙、丝瓜络、竹沥；心烦易怒者，加郁金、天竺黄、黄连、牡丹皮；震颤较重，加天麻、生石决明、珍珠母、羚羊角（水牛角代）、全蝎、地龙平肝息风。

（二）针灸治疗

本病可采用项针疗法、头针疗法。

（1）取穴：风池、翳明、供血、舞蹈震颤区、运动区。

（2）操作：针尖与头皮成30°，快速刺入皮下，每分钟捻转200次，留针10分钟，再捻转1～2分钟后令患者活动，反复3次。每日1次，10次为1个疗程。

六、中成药选用

（1）六味地黄丸（颗粒、胶囊、片、口服液）：适用于风阳内动型。组成：熟地黄、山茱萸、牡丹皮、山药、茯苓、泽泻。用法：大蜜丸，每次 1 丸，每日 2 次；浓缩丸，每次 8 丸，每日 3 次；颗粒剂，每次 1 袋，每日 2 次，开水冲服；胶囊剂，每次 2 粒，每日 2 次；片剂，每次 8 片，每日 2 次；口服液，每次 10ml，每日 2 次。

（2）补中益气丸（合剂、颗粒、口服液）：适用于气血不足型。组成：炙黄芪、党参、炙甘草、炒白术、当归、升麻、柴胡、陈皮。用法：浓缩丸，每次 8～10 丸，每日 3 次；每次 6g，每日 2 或 3 次；合剂，每次 10～15ml，每日 3 次；颗粒剂，每次 6g，每日 2 或 3 次；口服液，每次 10ml，每日 2 或 3 次。

（3）杞菊地黄丸（胶囊、片、口服液）：适用于肝肾亏虚型。组成：枸杞子、菊花、熟地黄、酒萸肉、牡丹皮、山药、茯苓、泽泻。用法：大蜜丸，每次 1 丸，每日 2 次，温开水送服，浓缩丸，每次 8 丸，每日 3 次；胶囊剂，每次 5～6 粒，每日 3 次；片剂，每次 3～4 片，每日 3 次；口服液，每次 10ml，每日 2 次。

（4）金匮肾气丸（片）：适用于脾肾阳虚型。组成：地黄、山药、山茱萸、茯苓、牡丹皮、泽泻、桂枝、制附子、牛膝、车前子。用法：每次 1 丸，每日 2 次；片剂，每次 4 片，每日 2 次。

七、单方验方

（1）给予牵正散加减治疗，处方：白附子、天竺黄各 60g，石菖蒲、陈皮各 30g，胆南星 40g，制远志 35g，蜈蚣 35 条，琥珀 6g，珍珠粉 20g，朱砂 0.1g。上药研粉和匀，另以白芍 100g 煎浓汁，加蜂蜜适量为丸，如绿豆大。每日 3 次，每次 3g，温开水送服。7 日为 1 个疗程，总疗程 4～6 周。

（2）齐向华用四妙勇安汤治疗小舞蹈病疗效确切。

（3）朱鸿铭认为，治疗风湿性舞蹈病可从 3 个阶段着手，初起证属外受风邪、引动肝风，治宜疏散外风、平肝息风，方用羌菊白麻汤；若症状逐渐加重，证属风邪化热、肝风内动、痰瘀阻络，治宜平肝息风、豁痰通络，方用五虫息风汤；急性发作期过后，肝风虽止、肝肾阴亏未复，治宜滋养肝肾以固其本、少佐清热解毒，方用滋肾养肝汤。

（4）自拟舞蹈汤（金银花、蒲公英、制白附子、川芎、僵蚕、煅龙齿、珍珠粉、羚羊角粉）。

八、中医特色技术

本病可用针灸治疗。

（1）体针：取内关、水沟、三阴交、风池、完骨、天柱、合谷、太冲及手足阳明经排刺。肝肾阴虚配涌泉、太溪；气血不足配关元、血海；痰热风动配足三里、阳陵泉。头皮针取运动区、舞蹈震颤控制区。

（2）针药结合治疗：取百会、曲池（左侧）、太冲（左侧），以及风池、内关（左侧）、阳陵泉（左侧）。两组穴交替进行针刺，配合治疗中度刺激及中药治疗（桑枝、薏苡仁各 20g，钩藤、菊花、云茯苓各 15g，地龙 10g，僵蚕 6g，川黄连 5g，每日 1 剂），连用 1 周后症状完全消失。

九、各家发挥

高维滨治疗本病经验详述如下。

1. 中医药治疗

中医学认为本病主要分为风邪外侵和气血瘀滞两种证型，并根据证型的不同特点，进行辨证组方，抑肝散加半夏、陈皮、辛夷、延胡索可抑制由于交感神经，特别是多巴胺能使神经引起的运动增多。补阳还五汤可以改善血液循环，甘麦大枣汤也可以抑制中枢性多巴胺能过多引起的舞蹈病。

2. 针刺治疗

（1）项针疗法，取穴：风池、翳明、供血。

（2）头针疗法

1）取穴：舞蹈震颤区、运动区。

2）操作：针尖与头皮成 30°，快速刺入皮下，每分钟捻转 200 次，留针 10 分钟，再捻转 1～2 分钟后令患者活动，反复 3 次。每日 1 次，10 次为 1 个疗程。

按语： 通过用中西医结合的方法分析提出：本病患者系有脑内神经递质多巴胺偏高。现代药理研究表明独活济生汤有抗风湿，改善血液循环，镇静、镇痛等作用。同时配合针刺风池、供血可以改善椎-基底动脉血液循环，翳明可以改善颈内动脉系统供血，对基底核部位的血流量有增多作用，舞蹈震颤区、运动区针刺后产生的电磁场可以使其脑细胞得到活化，功能改善。一般本病针刺结合中药口服治疗显著，1 周左右即见显效，值得临床广泛推广。

（吕晓琳）

第四节 抽动秽语综合征

抽动秽语综合征又称为 Tourette 综合征（Tourette's syndrome），多在 2～15 岁起病，男孩多见。发病机制不明，可能与遗传因素、纹状体 DA 递质活动过度或 DA 受体超敏有关。应用 DA 受体拮抗剂能有效控制抽动症状。反之，如用苯丙胺可使抽动明显恶化。

小儿抽动秽语综合征（TS）属中医的"肝风""瘛疭""慢惊风"的范畴。

一、临床诊断要点与鉴别诊断

（一）诊断标准

本病诊断依据 DSM-III 的诊断标准：①发病年龄 2～15 岁；②有复发性不自主的重复、快速、无目的动作，并涉及多组肌肉；③多发性发音抽动；④可受意志控制达数分钟至数小时；⑤数周或数月内症状可有波动；⑥病程至少持续 1 年。需注意与小舞蹈病和习惯性痉挛鉴别。

（1）发病年龄 2～15 岁。

（2）有复发性不自主的重复、快速、无目的动作，并涉及多组肌肉。

（3）多发性发音抽动。

（4）可受意志控制达数分钟至数小时。

（5）数周或数月内症状可有波动。

（6）病程至少持续一年。需注意与小舞蹈病和习惯性痉挛鉴别。

（二）鉴别诊断

1. 小舞蹈病

小舞蹈病又称风湿性舞蹈病或 Sydenham 舞蹈病，多见于 5～15 岁女童，表现为不自主、无规律的急速舞蹈动作，肌张力降低和精神障碍。早期症状不明显，不易被察觉，表现为注意力分散、学习成绩下降、动作笨拙、坐立不安、持物易落地、四肢远端及面部轻微不自主运动等。舞蹈样症状可以是全身性，也可以是一侧较重，主要累及面部和肢体远端。表现为挤眉、弄眼、撅嘴、吐舌、扮鬼脸，上肢各关节交替伸屈、内收，下肢步态颠簸，精神紧张时加重，睡眠时消失。患儿可能会用有意识地主动运动去掩盖不自主运动。不自主舞蹈样动作可干扰随意运动，导致步态笨拙、持物跌落、动作不稳、暴发性言语。

舞蹈症常在发病 2～4 周内加重，3～6 个月内自发缓解。约 20% 的患儿会在 2 年内复发。少数在初次发病 10 年后再次出现轻微的舞蹈症。伴有肌张力低下、肌无力和精神障碍患儿常伴某些精神症状，如焦虑、抑郁、情绪不稳、激惹等。有时精神症状先于舞蹈症出现。青春期后发病率迅速下降，偶有成年妇女发病，主要为孕妇。脑炎、白喉、水痘、麻疹、百日咳等感染，以及系统性红斑狼疮和一氧化碳中毒等偶可引起本病。

2. 习惯性痉挛

习惯性痉挛是一组儿童期发病原因未明的运动障碍，以反复、迅速、无目的、不自主的单一或多部位肌群收缩为特征，又称抽动障碍，系一种突然发生的、快速的、常重复或交替出现的，且仅限于一组肌群的不随意运动。抽动障碍主要发病于儿童期，原因不明。表现为突发、反复快速、不自主的一个部位或多个部位的肌肉运动抽动和发声抽动，临床表现为各式各样的动作或运动，通常头面部是首发部位，出现的抽动动作可见皱眉、眨眼、撅嘴、摆头、点头、转颈、耸肩、甩手、踩脚、踢腿等。由于发声器官和膈肌的运动抽动而发出清喉声、咳嗽声、鸡鸣声、打嗝声等，根据动作的构成和持续的时间可分为短暂性抽动障碍、慢性运动抽动或发声抽动障碍及 Tourette 综合征，本病可伴有注意力不集中、多动、学习困难、强迫性动作和思维或其他行为障碍。

依照临床症状往往由轻到重，由简单抽动到复杂多样，并且发作频度增加，间隔缩短，症状发生部位多数有由上到下，由"中心"到周围的规律。不同的临床症状常交替出现，半数患儿开始发作时为单个简单抽动，少年时期几种抽动有可能同时存在，对患儿的身心健康影响较大。

二、审析病因病机

（一）先天禀赋不足

《易传》曰："天地氤氲，万物化醇，男女构精，万物化生。"小儿之形体皆始于父母二精相合，若父之精血不足，母之气血虚弱，则致小儿先天禀赋不足。《颅囟经》云："小儿之瘦痫，盖他人之过也。"亦指出父母的体质决定了小儿禀赋。现在女性生育年龄大多较之以前有所推迟，甚至已错过最佳生育年龄。对于非时之育的危害，古代文献早有记载。如《活幼心书》曰："男即二八，卫气方正，女即二七，荣血方行……女人过于七七，产诞婴孩。"

（二）感受外邪

由于小儿肌肤薄弱，藩篱疏松，卫外不固，易为外邪所侵。若感受六淫之气，损伤卫阳，内应心肝，则久病复燃，诸症迭起。或外邪从阳化热，火淫引动肝风，则见摇头耸肩，挤眉弄眼，张口歪嘴。《小儿药证直诀》曰："伤风后得之，口中气出热，呵欠顿闷，手足动摇"，"伤风兼肝则发搐烦闷"，指出外感后可导致抽动症状出现，甚至加重。

（三）情志失调

历代医家多认为小儿性诚朴执拗，无慎痴贪妄之苦，且脏腑娇嫩、神气怯弱，若有突然、强烈或反复、持久的惊吓恐惧等不良情志刺激作用于人体，打破机体动态过程的平衡，可导致脏腑阴阳气血失调而致病。《王氏医存》曰："人惟随心事少，拂意事多，故病常兼肝郁""若儿早开知识，所愿难偿，或失去耍玩，欢爱久别，期许永久，畏僧常遭，此等懊闷，郁于柔嫩之肝胆，儿既不会告语家人，医人又难察而忽之"，长久积累，必导致脏腑功能失调，病理产物滋生积聚，一触即外形于肢体，而症作矣。

（四）饮食不节

小儿脾常不足，加之神识未开，饮食不知自节，故此常为饮食所伤。《内经》中有五味所伤，损及脏腑功能的记载，"生病起于过用"，又曰"饮食自倍，肠胃乃伤"。由于小儿生长发育迅速，一方面必须保证其所摄营养充足；而另一方面，小儿脏腑娇嫩，脾胃运化功能较薄弱，如果饥饱无常，喂养不当或纵其喜好，饮食不节或五味有所偏嗜，皆能影响脾胃运化功能，使脾胃受损，机体阴阳失调，气血紊乱。

病机以脾虚肝亢，痰浊内生，清浊升降失司，风痰鼓动为主，主要责之于肝，与心、脾、肾功能失调，风、火、痰内扰关系密切。无论何种因素，导致肝的功能失调，均可触动肝风而形成本病。其病性有虚有实，病初多实，日久易虚，本虚标实之证多见。本病属"痰饮"范畴，病机与"痰"和"瘀"有关。因此在小儿多发性抽动症的治疗方面，始提出了从肝、脾、肾出发，"痰""瘀"同治，辨病与辨证相结合的治疗思路。

三、明确辨证要点

（一）湿热内蕴，痰火扰心

心烦易怒，皱眉眨眼，张口歪嘴，摇头耸肩，发作频繁，抽动有力，口出异声秽语，胸闷口苦，溲赤便溏，苔黄而腻，脉濡数有力。

（二）脾虚肝旺，肝风内动

肌肉抽动无力，时发时止，时轻时重，精神倦怠，面色萎黄，胸闷气短，叹息胁胀，食欲不振，睡卧露睛，形瘦性急，喉中时有吭吭作响，声低力弱，大便稀溏，舌质淡，苔薄白，脉弦细或无力。

（三）肝肾亏虚，虚风内动

形体消瘦，两颧潮红，五心烦热，性情急躁，口出秽语，挤眉眨眼，耸肩摇头，肢体震颤，睡眠不宁，大便干结，舌质红绛，舌苔光剥，脉细数或弦细。

四、确立治疗方略

明代医家张介宾认为："凡小儿之病最多者，惟惊风之属……此其为故，总由筋急使然。盖血不养筋，所以筋急。真阴亏损，所以血虚，此非水衰之明验乎？"

（1）心神失调：总以心神失调为其本，肝风内动为其标。心、肝为最先累及的脏腑，若病情进一步发展则会影响肺、脾、肾脏。抽动症患儿多以脾肾两脏虚损为本，心肝两脏有余为标。疾病初期偏重于清心疏肝；中后期则以调补脾胃及滋补肾阴为主。

（2）抽动的症状是由于患儿素体真阴不足，或热病伤阴，或肝病及肾，肾阴亏损，水不涵木，虚风内动所致，并在治疗上主张滋阴潜阳、平肝息风为治疗大法。

（3）其根据小儿"肝常有余"的特点，主张应根据患儿不同的病情特点与疾病的不同阶段，选择性地使用清肝、疏肝、平肝、柔肝等不同的治肝之法，治疗的整个过程均应注意顾护脾胃。而对于病情长期难以缓解的患儿，其认为与"瘀""虚"的关系密切，故更加注重活血化瘀、补肾益精法的使用。

五、辨证论治

1.肝风内动证

（1）抓主症：耸肩甩手为主的肢体抽动，可见口出秽语。

（2）察次症：肢体抽搐、眩晕、震颤。

（3）审舌脉：舌多红绛、干燥，脉多弦数。

（4）择治法：清肝泻火、息风镇静。

（5）选方用药思路：肝肾阴液精血亏虚，血不养筋，肝阴不能制约肝阳，可选用泻青丸进行治疗。龙胆、大黄，苦寒味厚，沉阴下行，直入厥阴而散泻之，所以抑其怒而折之使下也；羌活气雄，防风善散，故能搜肝风而散肝火，所以从其性而升之于上也；少阳火郁多烦躁，栀子能散三焦郁火而使邪热从小便下行；少阳火实多头痛目赤，川芎能上行头目而逐风邪，且川芎、当归乃血分之药，能养肝血而润肝燥，一泻一散一补，同为平肝之剂，故曰泻青。

（6）据兼症化裁：鼻部抽动患者可添加苍耳子、辛夷；喉部抽动明显患者可添加山豆根、桔梗、玄参；点头明显患者需重用葛根，添加伸筋草；四肢抽动明显患者可添加桑寄生、伸筋草、木瓜、鸡血藤；抽动频繁患者添加蜈蚣、全蝎、乌梢蛇。

2.痰火扰神证

（1）抓主症：耸肩甩手为主的肢体抽动，可见口出秽语。

（2）察次症：性情急躁易怒，或发作时昏仆抽搐，心烦失眠。

（3）审舌脉：舌红，苔黄腻，脉弦滑。

（4）择治法：清火涤痰、平肝安神。

（5）选方用药思路：五志化火，痰随火升，痰热上扰清窍，可选用礞石滚痰丸进行治疗。方中大黄苦寒直降，荡涤积滞，祛热下行为君药；黄芩苦寒清肺为臣；礞石攻逐顽痰为佐；沉香疏畅气机，为诸药开导，引痰火易于下行，故为使药。诸药合用，共奏降火逐痰之效。

3.脾虚肝亢证

（1）抓主症：耸肩甩手为主的肢体抽动，可见口出秽语。

（2）察次症：素有胸胁胀闷，嗳气食少，每因抑郁恼怒，或情绪紧张之时，发生腹痛泄泻。

（3）审舌脉：舌质紫暗或有瘀斑，脉细弦。

（4）择治法：扶土抑木、以平肝亢。

（5）选方用药思路：情志不遂，郁怒伤肝，肝失条达，横乘脾土，可选用钩藤异功散进行治疗。方中钩藤平肝息风，人参、茯苓补气健脾。上述各药共奏抑木扶土之功效。

4.阴虚风动证

（1）抓主症：耸肩甩手为主的肢体抽动，可见口出秽语。

（2）察次症：手足震颤、蠕动，肢体抽搐，眩晕耳鸣，口咽干燥，形体消瘦，五心烦热，潮热颧红。

（3）审舌脉：舌红少津，脉弦细数。

（4）择治法：滋水涵木、降火息风。

（5）选方用药思路：肝阴亏虚，虚风内动，可选用三甲复脉汤进行治疗。方用生地、白芍、阿胶滋阴，配合牡蛎、鳖甲、龟板育阴潜阳，共奏息风止痉之功，为其配伍特点。

六、中成药选用

大定风珠：适用于阴虚风动型。组成：白芍、地黄、麦冬、龟板、牡蛎、鳖甲、阿胶、甘草、五味子、麻仁、鸡子黄。用法：每次15粒，温开水送服，每日2次，或遵医嘱。

七、单方验方

（1）刘弼臣经过多年的临床研究，以自拟方定风制动冲剂加减。基本方辛夷、苍耳子、玄参、板蓝根、山豆根、木瓜、半夏、伸筋草、天麻、钩藤、白芍、全蝎。选用辛夷、苍耳子、板蓝根、玄参从肺论治，宣窍通闭以治缩鼻；菊花、黄连清热明目以治眼动；天麻、钩藤疏肝息风以治头摇，有清滋而不腻胃，寒凉而不伤正之功。白芍、炙甘草酸甘合化，养肝柔肝以治腹部挛急。重者则加用全蝎、蛤蚧，两药辛温燥烈走窜性猛，最能搜剔风邪，开痰行滞，但用量不宜太过，应予掌握。蝉蜕、僵蚕、牛蒡子清热利咽，也可控制异常发声。石菖蒲、半夏、郁金豁痰通窍以疗秽语。全方共奏清肺化痰、利咽通窍、息风通络之功。

（2）马融结合多年的临床经验，认为儿童多发性抽动的病因，应更多地考虑到儿童所处的与以往不同的现代家庭及社会环境，同时他提出应注重脏腑辨证，辨病与辨证相结合，切勿忽视病史及舌脉。他采用理脾平肝息风法治疗小儿多发性抽动症取得了很好的临床疗效。基本方天麻、钩藤、石决明、桑叶、菊花、半夏、陈皮、茯苓、羌活、黄芩、白芍、甘草。方中天麻、钩藤、石决明、桑叶、菊花平肝息风，白芍养血柔肝，半夏、陈皮、茯苓利气化痰，黄芩清热泻火燥湿，羌活祛风胜湿，甘草调和诸药，全方共奏理脾平肝息风之功。理脾平肝息风法治疗小儿多发性抽动症疗效显著，与西药组疗效相当，同时服用中药治疗抽动证经临床观察，无任何毒副作用，服用安全，无西药治疗的不良反应，值得大力推广。

八、中医特色技术

（一）穴位注射疗法

凌振宇采用穴位注射治疗儿童抽动症，取转移因子注射液 3mg，分别轮替注射足三里、三阴交，隔日 1 次。

（二）头针疗法

单永华仁门等用头皮针治疗多发性抽动症临床观察，主穴取额中线、顶中线、顶旁线。配穴根据症状不同选取枕上正中线、额旁线、顶颞前斜线、颞后线等。同时配合耳穴贴压。

（三）腹针疗法

运用腹针治疗多发性抽动症，基本穴位中脘、水分、气海、关元、天枢。随证配穴外陵、滑肉门、建里、石关、三阴交。

（四）磁珠疗法

王正、王素云将患儿辨证分型为肝阳化风、阴虚风动、血虚生风、风痰扰乱四型，应用磁珠耳穴贴贴压，主穴对贴，取脾、胃、肝、风溪等相应部位，结合辨证取穴。

（五）振腹疗法

孙正伟运用振腹疗法治疗儿童多动症、抽动症，选穴神庭、率谷、角孙、内关、神门、合谷、膻中、关元、足三里、三阴交、百会、风府、天柱、心俞、肾俞、涌泉。

（六）推拿疗法

孙富采用穴位推拿治愈顽固性多发性抽动症，以双手拇指指腹按揉双侧内关、神门、灵道、风池、太阳、率谷各 1 分钟，按揉四神聪、人中、承浆各 2 分钟，推小天心、清心经、肝经各 300 次，分推坎宫 10 次。

九、各家发挥

（一）孙申田针灸治疗经验

（1）主穴：百会、神庭、头维（双侧）、腹三区。

（2）配穴：太阳（双侧）、迎香（双侧）、风池（双侧）、廉泉、内关（双侧）。

（3）操作：百会、神庭、头维应用"经颅重复针刺功法"，捻转频率 200 次/分钟，捻转时间 3～5 分钟，使其达到一定刺激量。腹三区位于腹正中线上，剑突至肚脐分成四等分，在第三区段（相当于第三等分）的中间位置，距腹正中线旁开 1.5 寸，左右各一，针刺时要求与皮肤表面成 15°角平刺入腧穴，手法以小幅度捻转为主，不提插，得气为度。风池穴进针时要求针尖朝向对侧风池穴处，施以邪法。其余腧穴常规针刺，诸穴得气后使用 G8605-Ⅱ型电麻仪，连续波刺激 20 分钟，强度以患者能耐受为度。每日 1 次，每次 40 分钟，2 周为 1 个疗程。

（二）高维滨治疗经验

1. 中医药治疗

（1）辨病论治：养肝息风。

（2）方药：延胡索 20g，辛夷 10g，黄芪 20g，女贞子 10g。

（3）用法：水煎服，每日 1 剂，早晚 2 次服。

（4）中药药理分析：药理研究认为本方可以抑制由于交感神经功能偏亢，特别是多巴胺功能偏亢引起的抽动增多。由于目前认为病毒感染可诱发本病，或使病情反复。因而可以加用莪术、虎杖抗病毒，改善脑部微循环；黄芪能抗柯萨奇病毒、疱疹病毒，又能提高机体免疫力。

2. 针灸治疗

（1）头针疗法

1）取穴：舞蹈震颤区、言语一区。

2）操作：每日 1 次，通电 30 分钟，6 次后休息 1 日。

（2）电项针疗法

1）取穴：风池、供血。

2）操作：每日 1 次，通电 30 分钟，6 次后休息 1 日。

将两组导线分别连接风池、供血穴，正极在上，负极在下，选择疏波，以头部轻微抖动为度。每次 30 分钟，6 次后休息 1 日。

（杨稀瑞）

第八章 癫 痫

癫痫（epilepsy）是由于多种原因导致的脑部神经元高度同步化异常放电所致的临床综合征，临床表现具有发作性、短暂性、重复性及刻板性的特点。根据异常放电神经元位置不同及异常放电扩散范围的差异，导致患者的发作形式不同，临床上分为运动、感觉、意识、行为及自主神经等单独或组合出现的功能障碍。临床上每次发作或每种发作的过程称为痫性发作（seizure），而一个患者可有一种或数种形式的痫性发作。

癫痫属于中医"痫病"的范畴，又称癫痫、痫证、癫疾或巅疾，俗称"羊痫风"。

一、临床诊断要点与鉴别诊断

（一）诊断标准

癫痫是由多种病因导致的疾病，其诊断需要遵循三步原则：首先应明确发作性症状是否为癫痫发作；其次判断是哪种类型的癫痫或癫痫综合征；最后应明确发作的病因是什么。

1. 病史

完整和详尽的病史对于癫痫的诊断、分型和鉴别诊断都有非常重要的意义。一般患者发作时大多数都有不同程度的意识障碍，难以描述发作的情形，故应询问患者家属或目击者。病史包括起病年龄、发作的详细过程、病情发展过程、发作诱因、是否有先兆、发作的频率和治疗经过；既往史包括母亲妊娠时是否异常或妊娠用药史，围生期是否异常，过去是否患有疾病，如颅脑外伤、脑炎、脑膜炎、心脏病或肝肾疾病；家族史应包括各级亲属是否有癫痫发作或与之相关的疾病。

2. 辅助检查

（1）脑电图（EEG）：是诊断癫痫最重要的辅助检查方法。脑电图对于癫痫发作性症状的诊断有很大价值，有助于明确癫痫的诊断和分型，以及确定特殊综合征。如全面性发作中全身强直-阵挛发作（大发作），其典型的脑电图表现是强直期开始逐渐增强的 10 次/秒棘波样节律，然后频率逐渐降低，波幅不断增高，阵挛期弥漫性慢波伴间歇期棘波，痉挛后期呈明显脑电抑制，发作时间越长，抑制的越明显；强直性发作：典型发作期脑电图为暴发性多棘波；阵挛性发作：脑电图缺乏特异性表现，可见快活动、慢波及不规则棘-慢波；失神发作（小发作）：脑电图出现 3Hz 棘-慢综合波或尖慢波综合。不典型失神发作起始和终止均有缓慢典型失神发作，除意识丧失外，常伴有肌张力降低，偶有肌阵挛，脑电图显示较慢的（2.0～2.5Hz）不规则棘-慢波或尖-慢波，背景活动异常；肌阵挛发作：发作期典型的脑电图表现为多棘-慢波。失张力发作：脑电图显示多为多棘-慢波或低电位活动。

（2）神经影像学检查：包括 CT 和 MRI，可确定脑结构异常或病变，对癫痫及癫痫综合征诊断和分类颇有帮助，有时可作出病因诊断，如颅内肿瘤、灰质异位等。MRI 较为敏感，特别是对冠状位和海马体积测量，能够较好地显示出海马区的病变。功能影像学检查能从不同角度反映脑局部代谢变化，从而辅助癫痫灶的定位。

（二）鉴别诊断

1. 晕厥

晕厥为脑血流灌注短暂全面下降，缺血缺氧所致意识瞬间丧失。多有明显的诱因，如久站、见血、剧痛、情绪激动和严寒等，胸腔内压力急剧增高，如咳嗽、哭泣、大笑、用力、憋气、排便和排尿等也可诱发。常有恶心、头晕、无力、震颤、腹部沉重感或眼前发黑等先兆。与癫痫发作比较，跌倒时较缓慢，表现为面色苍白、出汗，有时脉搏不规则，偶可伴有抽动、尿失禁。少数患者可出现四肢强直-阵挛性抽搐，但与痫性发作不同，多发作于意识丧失 10 秒以后，且持续时间短，强度较弱。单纯性晕厥发生于直立位或坐位，卧位时也可发作多提示痫性发作。晕厥引起的意识丧失极少超过 15 秒，以意识迅速恢复并完全清醒为特点，不伴有发作后意识模糊，除非脑缺血时间过长。

2. 假性癫痫发作

假性癫痫发作又称为癔症样发作，是一种非癫痫性的发作性疾病，是由心理障碍而非脑电紊乱引起的脑部功能异常。可有运动、感觉和意识模糊等类似癫痫发作症状，难以区分。发作时脑电图上无相应的痫性放电和抗癫痫治疗无效是鉴别的关键。但应注意，10%假性癫痫发作患者可同时存在真正的癫痫，10%～20%癫痫患者中伴有假性发作。

3. 短暂性脑缺血发作

短暂性脑缺血发作多见于老年患者，常有高血压、动脉硬化、冠心病、糖尿病等病史，临床症状多为缺失症状（感觉丧失或减退、肢体瘫痪）、肢体抽动不规则，也无头部和颈部的转动，症状常持续 15 分钟到数小时，脑电图无明显痫性放电；而癫痫见于任何年龄，以青少年为多，前述危险因素不突出，癫痫多为刺激症状（感觉异常、肢体抽搐），发作持续时间多为数分钟，极少超过半小时，脑电图上多为痫性放电。

4. 低血糖症

血糖水平低于 2mmol/L 时可产生局部癫痫样抽动或四肢强直发作，伴有意识丧失，常见于胰岛 B 细胞瘤或长期服用降糖药的 2 型糖尿病患者，病史有助于鉴别。

5. 发作性睡病

发作性睡病可引起意识丧失和猝倒，易误诊为癫痫。根据突然发作的不可抑制的睡眠、睡眠瘫痪、入睡前幻觉及猝倒症四联征可鉴别。

6. 基底动脉型偏头痛

基底动脉型偏头痛因意识障碍应与失神发作鉴别，但其发作缓慢，程度较轻，意识丧失前常有梦样感觉；偏头痛为双侧，多伴有眩晕、共济失调、双眼视物模糊或眼球运动障碍，脑电图可有枕区棘波。

二、审析病因病机

（一）先天因素

痫病多见于幼年者，与先天因素密切相关。《内经》认为多因"在母腹中时，其母有所大惊"所致。母体精气之耗伤，必使胎儿发育异常，出生后，易发生痫病；而妊娠期间，母体多病，服药不当，损及胎儿，尤易成为发病的潜在因素；或出生时的意外伤害均能导致痫病的发生。

（二）七情失调

情志中主要是惊恐，《素问·举痛论》曰："恐则气下。"由于突受大惊大恐，易使气机逆乱，进而脏腑损伤，肝肾受损，易致阴不敛阳而生热生风。脾胃受损，易导致痰浊内聚，一遇诱因，蒙蔽心神清窍。

（三）脑部外伤

由于意外，如跌扑撞击，或出生时难产等导致脑窍受损，瘀血阻络，经脉不通，脑神失养，使神志逆乱，昏不知人，遂发痫病。清代周学海《读医随笔·证治类》曰："癫痫之病，其伤在血……杂然凝滞于血脉，血脉通心，故发昏闷，而又有抽掣叫呼者，皆心肝气为血困之象。"

（四）其他

因六淫之邪，或因饮食失调，或因其他疾病，导致脏腑损伤，积痰内伏，一遇劳累过度，生活起居失调，致气机逆乱，触动积痰，生热动风，阻塞经络，闭塞心窍，上扰脑神，遂发痫病。

痫之为病，主要病理因素是痰，每因风、火等因素触动，导致痰瘀内阻，蒙蔽脑神而发病。以心脑神机失用为本，风、火、痰、瘀致病为标。痫病与五脏均有所联系，但主要是心、肝，顽痰闭阻心窍，肝经化火内动。久之耗伤精气，导致心肾亏虚；或气血不足，或心脾两虚。

三、明确辨证要点

（一）确定病性

来势急促，神昏猝倒，不省人事，牙齿紧闭，颈项强直，四肢抽搐，病性属风；发作时口吐涎沫，气粗痰鸣，呆木无知，发作后或有情绪错乱，幻听，错觉，或有梦游者，病性属痰；猝倒啼叫，面赤身热，口流血沫，平素或发作后有大便秘结，口臭者，病性属热；发作时面色潮红，紫红，口唇青紫，或有颅脑外伤、产伤等病史者，病性属瘀。

（二）辨病情轻重

判断病情的轻重需要注意两个方面，一是发病时间持续的长短，一般发病持续时间越长，病情越重；反之亦然。二是发作间隔时间的长短，一般间隔时间越短，病情越严重；反之亦然。总之，其临床表现的轻重与痰浊的深浅和正气的盛衰密切相关。

四、确立治疗方略

痫病的治疗，宜分标本虚实，频繁发作时，以治标为主；平时治疗则应补虚以治本。

癫痫为痰、风所引起，风主动，易出现抽搐，且会导致痰蒙心窍，从而出现意识障碍，故气血不和，肝脏失调，肝风内动，因此，定痫息风是治疗的主要方法。

患者神志病变多是因火热炽盛引起的，郁火可以转变为肝火，进一步影响肾阴虚，津液不足，再加痰、火、风等诱因，从而阻蔽心包出现神志方面的症状，治疗应平肝息风。"无痰不作痫"，癫痫的治疗首先应该祛痰，顽痰是痫病反复发作的主要病因，故在治疗应祛痰开窍。《婴童百问》中记载"血滞心窍，邪气在心，积惊成痫"。脑窍受损，瘀血阻络，经脉不通，脑神失养，故在治疗上应活血祛瘀。

总之，在癫痫发作期，痰瘀阻窍，肝郁化火生风，或风痰闭阻，或痰火炽盛，因此应着重清肝泻火，涤痰息风，开窍定痫。在缓解期，病久损伤人体正气，首先累及心脾，继损肝肾，加以痰瘀凝结，在治疗上应该注重在化痰祛瘀的基础上益气养血，健脾化痰，滋补肝肾，宁心安神以固本。

五、辨证论治

1. 风痰闭阻证

（1）抓主症：突然跌倒，神志不清，抽搐吐涎，或伴有尖叫、大小便失禁，或短暂意识不清，双目发呆，谈话中断，持物落地，或精神恍惚而无抽搐。

（2）察次症：发作前常有眩晕、头晕、胸闷、乏力、痰多、情志不舒等症状。

（3）审舌脉：舌质红，苔白腻，脉多弦滑有力。

（4）择治法：涤痰息风，开窍定痫。

（5）选方用药思路：本证由素体痰盛，肝阳化风，风痰闭阻，上扰清窍所致，应选用定痫丸加减。方中竹沥、石菖蒲、胆南星、半夏、川贝豁痰开窍；天麻、全蝎、白僵蚕用于平肝息风定痫。

（6）据兼症化裁：眩晕、目斜视者，加生龙骨、生牡蛎、磁石、珍珠母以重镇安神；神志昏蒙者，可加郁金以开窍醒神；惊恐不安者，加琥珀粉、远志以镇静安神。

2. 痰火扰神证

（1）抓主症：发作时昏仆抽搐，吐涎，或吼叫。

（2）察次症：平日急躁易怒，心烦失眠，病发后，症状加重，甚至彻夜不眠；咳痰不爽，口苦咽干，便秘溲黄，目赤。

（3）审舌脉：舌红，苔黄腻，脉弦滑而数。

（4）择治法：清热泻火，化痰开窍。

（5）选方用药思路：本证由痰浊蕴结，痰火内盛，上扰脑神所致，故选用龙胆泻肝汤合涤痰汤加减。方中龙胆草、石决明、山栀子以泻肝火；泽泻、车前子、木通泻热通利；当归、生地黄凉血滋阴；天麻、钩藤、全蝎、地龙凉肝息风；半夏、胆南星、枳实、竹茹、石菖蒲涤痰开窍。

（6）据兼症化裁：肝火动风者，加天麻、石决明、钩藤、地龙、全蝎以平肝息风；痰火壅盛，大便秘结者，加生大黄、青礞石以涤痰泻火通便。

3. 瘀阻脑络证

（1）抓主症：头晕头痛，痛有定处，常伴有单侧肢体抽搐，或一侧面部抽动如口角、眼角等，颜面口唇青紫。

（2）察次症：多继发颅脑外伤、产伤、颅内感染性疾病后、或先天脑发育不全者。

（3）审舌脉：舌质暗红或有瘀斑，舌苔薄白，脉涩或弦。

（4）择治法：活血化瘀，息风通络。

（5）选方用药思路：本证由瘀血阻窍，脑络闭阻，脑神失养导致风动，故选用通窍活血汤加减。方中红花、桃仁、当归、赤芍、生地活血化瘀养血；柴胡、枳壳、川芎行气活血；桔梗载药上行；牛膝通利血脉，引血下行；白僵蚕、地龙、蜈蚣以通络定痫。

（6）据兼症化裁：头痛者，加丹参以活血祛瘀；痰涎盛者，加半夏、胆南星、竹茹以化痰开窍。

4. 心脾两虚证

（1）抓主症：反复发痫，猝然昏仆，神疲乏力，面色苍白，口吐白沫，四肢抽搐无力，口噤目闭，二便自遗。

（2）察次症：心悸气短，体瘦纳呆，大便溏薄，失眠多梦。

（3）审舌脉：舌质淡，舌苔白腻，脉沉细而弱。

（4）择治法：补益气血，健脾宁心。

（5）选方用药思路：本证因痫发日久以耗伤气血，心脾两伤，心神失养所致，故选用六君子汤合归脾汤加减。方中党参、茯苓、白术、炙甘草以健脾化湿；陈皮、半夏、制天南星、石菖蒲以化痰开窍；地龙、蜈蚣以镇静定痫。

（6）据兼症化裁：形寒肢冷，偏阳虚者，加附子、干姜以温阳化湿；痰浊偏盛者，加胆南星、竹茹、瓜蒌、石菖蒲、旋覆花以化痰降浊；大便溏薄者，加炒薏苡仁、炒扁豆、炮姜以健脾止泻；夜游者，加生龙骨、生牡蛎、生铁落以镇心安神。

5. 心肾亏虚证

（1）抓主症：痫病频发，健忘，心悸，头晕目眩，腰膝酸软，神疲乏力。

（2）察次症：神思恍惚，健忘失眠，两目干涩，面色晦暗，耳轮焦枯不泽，大便干燥。

（3）审舌脉：舌质淡红，脉沉细而数。

（4）择治法：补益心肾，潜阳安神。

（5）选方用药思路：本证因痫病日久，心肾精血亏虚，髓海失养所致，故选用左归丸合天王补心丹加减。方中人参、甘草以补气；当归补血；熟地黄、山药、山茱萸、枸杞、杜仲以补养肝肾；石菖蒲、远志以安神开窍；天麻、钩藤以息风定痫。

（6）据兼症化裁：神思恍惚者，加阿胶以补益心血；心中烦热者，加焦山栀、莲子心以清心除烦；大便干燥者，加玄参、天花粉、当归、火麻仁以润肠通便；形寒肢冷者，加制附子、肉桂。

六、中成药选用

（1）医痫丸：可用于痰阻脑络证。组成：生白附子、天南星、半夏、猪牙皂、僵蚕、乌梢蛇、蜈蚣、全蝎、白矾、雄黄、朱砂。用法：口服，每次 6g，每日 2 次。

（2）蝎蜈片：可用于各型癫痫证。组成：全蝎、蜈蚣等。用法：口服，每次 2 片，每日 2 次。

（3）桂芍镇痫片：可用于各型癫痫证。组成：桂枝、白芍、党参、半夏、柴胡、黄芩、甘草、生姜、大枣。用法：口服，每次 3 片，每日 2 次。

（4）神康宁片：可用于心脾两虚证。组成：酸枣仁、地黄、山药、远志、当归、丹参、珍珠母、五味子、首乌藤、合欢皮、合欢花、大枣。用法：口服，每次 5 片，每日 3 次。

（5）羚羊角胶囊：可用于痰火扰神证。组成：羚羊角粉。用法：口服，每次 0.3～0.6g，每日 1 次。

七、单方验方

（1）葛根 30g，郁金 30g，木香 30g，白胡椒 15g，香附 30g，白矾 15g，皂角刺 15g，丹参 30g，朱砂 5g，胆南星 30g。研末和匀为散，每次 7g，每日 2 次，30 日为 1 个疗程。

（2）木耳 120g，红糖 30g，蝉蜕 6g，钩藤 6g，胆南星 4.5g，将红糖拌木耳煮熟吃，其余药物水煎服，空腹服用，连服 1 个月。

（3）硼砂 30g，青黛 10g，山药 60g，研末，每次 3g，每日 3 次，逐渐减量。

（4）胡椒 6g，地龙 12g，大黄豆 500g，以 2.5kg 水煎药，至水干为止。将药渣倒掉，服用黄豆，每次 2～4 粒，每日 2 次。

（5）鲜桃花 1 大把，小米 30g，加水 3 碗，熬成粥，一次服完，连续服用 3 年。

（6）癫克星：丹参、牛黄、麝香、珍珠、珍珠母、犀角粉、羚羊角、琥珀、熊胆、冰片、薄荷、高丽参、枯矾、石菖蒲、钩藤、天麻等 40 余味。以上药物，除牛黄、麝香、珍珠、犀角粉、羚羊角、熊胆、冰片外，丹参、珍珠母、琥珀、薄荷、高丽参、枯矾、石菖蒲等 20 余味粉碎成细粉，其余朱砂等 18 味用水煎煮 2 次，过滤，合并滤液浓缩稠膏状，加入细粉拌匀，干燥、研细。将牛黄、麝香等研细，与上述粉末研配，过筛，混匀，分装胶囊，每粒重 0.5g。口服，每次 1 粒，每日 3 次（小儿酌减），疗程为 3 个月。

八、中医特色技术

（一）针灸治疗

癫痫发作期选用水沟、百会、后溪、涌泉、合谷、太冲、丰隆，毫针泻法，水沟采用雀啄手法，以患者神志复苏或有反应为度。缓解期主穴选取腧穴鸠尾、筋缩、间使、阳陵泉、丰隆、太冲，如痰火扰神，加曲池、神门、内庭；风痰内阻者，加风池、中脘、合谷；心脾两虚者，加心俞、脾俞、足三里；肝肾阴虚者，加肝俞、肾俞、三阴交；瘀阻脑络者，加百会、膈俞、内关；夜发者，加照海；昼发者，加申脉。主穴采用毫针泻法，鸠尾向巨阙斜刺 1 寸，配穴按虚补实泻进行操作。

（二）穴位注射法

间使、丰隆、太冲、鸠尾、太冲、大椎。选用维生素 B_1 和维生素 B_{12} 注射液，每穴注射

0.5～1ml，每日 1 次。

（三）耳穴治疗

耳穴压豆疗法选用利眠、贲门、幽门、神门、腰、枕小神经、皮质下、心、额、枕、脑点、肾等。

（四）埋线治疗

（1）选穴

1）主穴：①大椎、筋缩、丰隆（双侧）；②心俞（左侧）、肝俞（左侧）、阳陵泉（双侧）；③心俞（右侧）、肝俞（右侧）、臂臑（双侧）。

2）配穴：风火上炎型加胆俞（左侧或右侧）；风动痰阻型加风池（左侧或右侧）；瘀血内停型加隔俞（左侧或右侧）；心脾两虚型加脾俞（左侧或右侧）；肾元不足型加肾俞（左侧或右侧）。

①～③三组主穴轮流取用，每次埋线加配穴一个，配穴左右交替。

3）操作：采用注射器针头埋植法，将剪去针尖的 30 号毫针插入 8 号注射器针头，制作成埋线针。将消毒后的羊肠线剪成 1cm 长的线段，穿入埋线针的针头内，线头不外露，备用。选定穴位常规消毒后，将穿好线的埋线针快速刺入穴位，到达皮下得气后，前推毫针，同时后退注射器针头，将羊肠线埋入穴位皮下，拔出埋线针，伤口贴上创可贴。每隔 15 日埋线 1次，交替选穴。连续治疗 3 个月。

（2）长强、鸠尾、心俞（双侧）、足三里（双侧），将羊肠线注入穴位皮下组织或肌层内，每隔 20 日埋线 1 次，3 次为 1 个疗程。治疗儿童原发性癫痫。

（五）推拿治疗

先开天门、推坎宫、推太阳、按总筋、分推手部阴阳各 24 次；再"推五经"，包括清脾经 200 次，补脾经 100 次，清心经 300 次，清肝经 250 次，补肺经 150 次，补肾经 350 次。拇指点按百会及四神聪各 2～3 分钟，双手掌自上而下沿着患儿肋间隙分推胸肋部 100～150次。患者俯卧位，术者立于一侧，以手掌食中二指自上而下，即从大椎直推至长强（推督脉）150 次；打通督脉经气，强健身体，双拇指点按双侧心俞、肝俞、脾俞、足三里各 2 分钟，虚掌拍打大椎穴 24 次；捏脊 15～25 遍，按肩井 2～3 次。缓解期隔日 1 次，每次 20 分钟，10 日为 1 个疗程，连续治疗 3 个疗程。

九、各家发挥

（一）高维滨治疗经验

（1）毫针疗法：选用人中、合谷、涌泉、太冲腧穴，上下配穴，用泻法。持续行针，直到患者恢复意识，适用于癫痫发作期。

（2）头针疗法：选用运动区、晕听区、舞蹈震颤控制区。当癫痫大发作时选用运动区、舞蹈震颤控制区；小发作时选用感觉区；精神运动性发作选用晕听区。快速进针，留针 30分钟，期间捻针 3 次，每次捻针 1 分钟，每分钟 200 转，隔日 1 次，10 日为 1 个疗程。

（3）中药治疗：各型发作均可采用癫痫宁，石菖蒲 20g，白芍 20g，丹参 10g，三药水煎服，早晚各 1 次，或将药物研末，每次服用 5g，每日 2 次，饭后服用。

（二）孙申田治疗经验

取穴：①长强，痰气盛阻塞心脉者加丰隆，伴有风动抽搐、痰阻神明者加太冲；②百会、人中；③如局部病灶发作时可选用发作部位在大脑皮质相对应的部位进行针刺。其中长强、百会、人中及丰隆、太冲采用毫针泻法，而局灶发作选穴应用"经颅重复针刺法"，一般要求针刺捻转速度快，操作时间较长，从而使其刺激量达到一定刺激强度作用于大脑皮质相对应的部位，而达到治疗目的。具体手法是捻转稍加提插，由徐到疾，捻转速度达到 200 转/分钟以上，连续 3～5 分钟，休息 5 分钟后再重复以上捻转，一般要求施术 3 次。

（三）王东岩治疗经验

黑龙江中医药大学王东岩采用童安散治疗头痛型癫痫，学龄前儿童（4～6 岁），每次服1.5g；学龄儿童（7～14 岁），每次服 2.5g，每日服 3 次；童安散是根据中医学化痰息风的方法研制而成，是健脾燥湿、化痰息风止痛之剂。在长期临床应用中取得了较好的疗效。

（四）程为平治疗经验

黑龙江中医药大学程为平在长期临床实践中总结从虚论治，以填精益髓、补肾养脑、补虚断痫为法，临床应用首乌黄精汤有明显疗效。首乌 20g，黄精 20g，天麻 15g，钩藤 15g，山药 15g，白术 15g，当归 15g，茯神 15g，远志 15g，珍珠母 10g，生龙牡各 10g，甘草 5g，小儿用量减半。方以何首乌、黄精为君药，何首乌具有补血益脑、滋补肝肾作用，其性温和，入脑经补脑血当首选，《本草述》曰："治中风、头痛、鹤膝风、痫证、黄疸。"黄精滋肾润肺，补脾益气，《本草纲目》曰："补诸虚，止寒热，填精髓，下三虫。"两药相伍共奏补肾填精益髓之效。配以天麻、钩藤平脑息风通络；山药、白术补肾健脾，固肾益精；当归补血益体，活血调经；茯神、远志养脑安神；珍珠母、生龙牡重镇安神；甘草调和诸药。根据临床症状不同进行加减，夹风者，加水牛角丝、僵蚕、全蝎平肝息风；夹火者，实火用黄芩、黄连、栀子、竹叶清热泻火，虚火用知母、百合、天冬、麦冬滋阴清虚火；夹痰者，加半夏、茯苓、薏苡仁、砂仁、苍术燥湿化痰；夹郁者，加柴胡、白芍、枳壳行气疏肝解郁；夹瘀者，加桃仁、红花活血化瘀。

（范苗苗）

第九章 头 痛

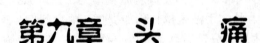

头痛（headache）是临床十分常见的自觉症状，通常指局限于头颅上半部，包括眉弓、耳轮上缘和枕外隆突连线以上的疼痛。大致可分为原发性和继发性两类。头痛的发病机制十分复杂，原因颇多。据统计，全球每年约有 6 亿头痛患者，在我国 90% 的男性及 95% 的女性患过头痛。

头痛中医又称为"首风""脑风"，是指头部经脉绌急或失养，清窍不利所引起的头部疼痛为特征的一种病证。

一、临床诊断要点与鉴别诊断

（一）诊断标准

（1）在头痛的诊断过程中，应首先区分是原发性或是继发性。

（2）详细的病史能为头痛的诊断提供第一手资料。在病史采集中应重点询问头痛的起病方式、发作频率、发作时间、持续时间，头痛的部位、性质、疼痛程度及伴随症状；注意询问头痛诱发因素、前驱症状、加重和减轻的条件。

（3）应全面了解患者年龄与性别、睡眠和职业情况、既往病史和伴随疾病、外伤史、服药史、中毒史和家族史等一般情况对头痛发病的影响。

（4）体格检查与神经影像学或脑脊液穿刺等辅助检查，能为颅内器质性病变提供客观依据。

（二）鉴别诊断

1. 偏头痛类头痛

（1）典型偏头痛：约占偏头痛的 10%，多有家族史。有明显的先兆期，如眼前闪光或冒金星、暗点、黑矇、偏盲。其他先兆症状是精神不振、嗜睡、肢体感觉异常、轻瘫和失语。先兆症状持续数分钟后，随之是单侧剧烈头痛，有时双侧或左右交替发作。疼痛多在前额、颞部、眼眶，可向半个头部扩散，性质为跳痛、胀痛、敲击痛。同时颞浅动脉搏动增强，压迫可使头痛略减。患者面色苍白、恶心、出汗、畏光、畏声，常伴呕吐，吐后头痛明显减轻。发作持续数小时，长者可达 1～2 日，多在上午或日间发作，可每日发作或数周、数月甚至数年发作 1 次，每日均可发作称为偏头痛持续状态。

（2）普通偏头痛：约占头痛的 2/3。先兆症状不明显，可在头痛前数小时或数日内出现一些胃肠道症状或情绪改变，头痛部位及性质与上述相似，持续时间长，可达数日，常有家族史。

（3）基底动脉型偏头痛：患者多为年轻妇女和女孩，发作与月经有明显关系。开始发病时出现以视觉障碍和脑干功能紊乱为表现的先兆，如闪光、暗点、黑矇、复视、眩晕、构音障碍、口周及舌麻、肢体麻木、共济失调等。持续数分钟后发生昏厥，意识恢复后出现枕部或一侧头部剧烈跳痛，伴恶心、呕吐，持续数小时，常有家族史。

（4）特殊类型偏头痛：如眼肌瘫痪型偏头痛、偏瘫型偏头痛、腹型偏头痛等。

（5）丛集性偏头痛：又称组胺性头痛。主要见于男性，多在中年发病，常在夜间入睡后突然发作而无先兆。开始时发病疼痛在一侧眼眶周围或眼球后，迅速扩至同侧额、颞、耳、鼻及面部，性质为跳痛、灼烧痛，伴有同侧眼及面部发红、流泪、流涕、鼻塞，常以有规律的方式每日发作，连续数周或数月。间隔数月或数年再复发。组胺诱发试验阳性。

2. 脑血管疾病引起的头痛

颅内动脉瘤常有恒定一侧眼眶周围的搏动性痛，或一侧头部胀痛，有时伴有该侧动眼神经不完全麻痹。颅内血管畸形引起的头痛多在 20 岁之前出现，常位于病灶侧，伴有癫痫发作。当动脉瘤破裂或畸形血管出血时，产生自发蛛网膜下腔出血，头痛多急骤发生，如爆裂样，数分钟达高峰，常伴有呕吐及脑膜刺激征，高血压引起的脑出血在出血前数日或数小时多伴有头痛、头晕，出血开始即有剧烈头痛、呕吐及意识障碍。脑梗死与脑栓塞的部分患者有轻度头痛，颞动脉炎患者表现为单侧或双侧颞部或眼部的潜在性烧灼痛。高血压头痛一般引起枕部及额部疼痛。

3. 肌紧张性头痛

这是慢性头痛最常见的类型，多见于青壮年女性。头痛如重压样、紧箍样。有时以头顶及枕部明显。情绪不佳、紧张、失眠可使头痛加重，一般无阳性体征。继发性肌紧张性头痛是在头颅、颈椎病的基础上产生的。检查可出现原发病证。

4. 药物过度使用性头痛

药物过度使用性头痛曾被称为药源性头痛、药物误用性头痛。该病是仅次于紧张性头痛和偏头痛的第三大常见头痛类型，患病率为 1%～2%。头痛患者在发作期过度使用急性对症药物，将促使原有头痛如偏头痛或紧张性头痛转为慢性，头痛往往较为严重，致残率和疾病负担较高。

5. 低颅压性头痛

低颅压性头痛是脑脊液压力降低（<60mmH$_2$O）导致的头痛，多为体位性。患者常在直立 15 分钟内出现头痛或头痛明显加剧，卧位后头痛缓解或消失。

6. 精神性头痛

精神性头痛部位不定，或全头痛。性质多样或含糊不清，长期存在，但有波动性。头痛轻重与情绪改变、疲劳、失眠及天气有关，常伴有自主神经功能紊乱症状，临床检查无器质性病变的体征。

7. 全身性疾病引起的头痛

急性感染性疾病由于发热引起剧烈的血管扩张性头痛，内分泌、代谢性疾病、中毒性疾病也常见头痛。饮酒后也常因血管扩张而头痛。

8. 五官疾病引起的头痛

常因五官疾病导致的头痛，或放射至相应部位引起头痛，如眼部疾病引起头痛，位于眼眶及额部，鼻及鼻旁部疾病引起额及鼻弓部疼痛，牙病引起颞部疼痛。

9. 颅内感染性头痛

颅内感染性头痛如各种病原体所致的脑炎、脑膜炎均有头痛，脑脓肿、脑寄生虫也有程度不等的头痛。

10. 头皮下静脉丛炎

头皮下静脉丛炎常因晚上洗头，没有擦干后使水分滞留于头皮，夜间冷凝，长此导致血液循环不畅。如在冬天，寒湿交加，更易发病，疾病之初，头皮局部有麻木感，伴绵绵隐痛，或头晕头痛，头后顶部多见。体征检查可触及局部头皮增厚、增粗，颗粒状结节。乃至皮下呈节段性条索性隆起，多见于颅骨沟缝上，筋结形态。

11. 其他

其他疾病引起的头痛如颅内压变化引起的头痛、脑肿瘤、腰穿后头痛、头部外伤后头痛、癫痫性头痛等。

二、审析病因病机

（一）外感六淫，绌急经脉证

起居不慎，风寒湿热之邪外袭，头部经脉绌急，发为头痛。"巅高之上，唯风可到"，故头痛多为风邪所致，又有风为"六淫之首""百病之长"，故常夹时气为患。若夹寒邪，寒凝血滞，络道被阻，发为头痛；若夹热邪，风热上炎，上犯清空，而为头痛；若夹湿邪，湿蒙清空，清阳不展，而致头痛。如《医碥·头痛》说："六淫外邪，为风、寒、湿三者最能郁遏阳气。火、暑、燥三者皆属热，受其热则汗泻，非有风寒湿袭之，不为患也。然热甚亦气壅脉满，而为痛矣。"

（二）情志失调，肝阳上亢证

郁怒伤肝，肝失条达，肝气郁结，气郁化火，火性炎上，循经上扰清空可致头痛。

（三）饮食不洁，劳倦伤脾证

饮食不洁，嗜酒肥甘，脾失健运，聚湿生痰，痰浊阻遏清阳，上蒙清空而致头痛。

（四）禀赋不足，肾精亏虚证

先天亏虚，房劳过度，或久病及肾，肾精亏久，脑髓空虚而致头痛。

（五）跌仆损伤，瘀阻脉络证

外伤跌仆或久病入络，均可致气滞血瘀，脉络瘀阻，不通则痛。

总之，头痛之因有外感和内伤两端。如《类证治裁·头痛》说："头为天象，诸阳会焉，若六淫外侵，精华内痹，郁于空窍，清阳不运，其痛乃作。"外感者以风邪最常见，常兼夹寒、热、湿为患；内伤者病位虽在脑，但与肝、脾、肾关系最为密切，瘀血内阻也是头痛的一个重要原因，凡此种种，或单独为患，或相互兼杂，形成气血、阴阳同病，脏腑虚实并见的复杂局面。

三、明确辨证要点

（一）辨属性

外感头痛起病较急，常伴有外邪束表或犯肺的症状，应区别风、寒、湿、热之不同。内伤头痛，其痛反复发作，时轻时重，应分辨气虚、血虚、肾虚、肝阳、痰浊、瘀血之异。气虚者脉软，血虚者脉芤，肾虚者腰膝酸软，肝阳亢者筋惕肢麻，痰浊者头眩恶心，瘀血者如锥刺。

（二）辨病位

就病因而言，一般气血、肝肾阴虚者，多以全头作痛；阳亢者痛在枕部，多连项脊；寒厥者痛在巅顶；肝火者痛在两颞；偏头痛者痛在一侧，痛连同侧眼齿。就经络而言，太阳头痛，多在头后部，下连于项；阳明头痛，多在前额及眉棱；少阳头痛，多在头之两侧，连及耳部；厥阴头痛，自巅顶部位，或连于目系。

（三）辨病因

气虚头痛与过劳有关；寒湿头痛常因天气变化而变化；肝火者因情志波动而加重；阳亢者因饮酒或暴食而加重；肝肾阴虚者每因失眠而病作或加重；偏头痛者，常遇郁怒或风寒则痛发。

四、确立治疗方略

初病多实，治宜祛邪，以祛风散邪为主，久病多虚，治宜以补虚为主。在此基础上根据不同病因辨证论治。

（一）实证祛邪为主

实证头痛或因外感风寒湿热之邪，或因肝火、痰浊、瘀血、内生之邪阻于脑络，血行不畅而致头痛。故治拟祛邪为先，冀邪除络通而痛除，如风寒头痛治拟疏风散寒；风热头痛则疏风散热；风湿头痛则祛风胜湿；肝火头痛则清肝泻火；瘀血头痛则活血化瘀为治。

（二）虚证补虚为要

虚证头痛或因气血亏虚或因肾精不足致清气不升，脑络失荣而致头痛。治宜补虚为要，随证选用滋补肝肾、补气养血等法。但因虚亦可致滞，大多经络失畅，故补益同时需加用通络之品，以迅速缓解症状。尤甚对虚实夹杂证，更应视标本缓急，补虚与祛邪有所侧重。

（三）治宜清灵，善用引经药

头居人体最高位，因此药宜清灵，方能善达上窍，为使药效直趋病所，可根据头痛部位，参照经络循行路线，选用引经药物，以增强药效。

（四）缠绵不愈，可用虫药

对于经年难愈，反复发作，部位固定的头部刺痛，可在辨证论治的基础上酌情加入全蝎、蜈蚣、僵蚕、地龙、䗪虫等，以祛瘀通络，解痉止痛。虫类药可入煎剂，亦可研磨冲服，因其多有小毒，切忌过量。

五、辨证论治

1. 风寒头痛

（1）抓主症：头痛时作，痛连项背，遇风尤剧。

（2）察次症：恶寒畏风，口淡不渴，

（3）审舌脉：舌质淡红，苔薄白，脉浮紧。

（4）择治法：疏风散寒。

（5）选方用药思路：本证因外受风寒，循太阳经上犯头枕部及项部，寒凝血瘀，络道被阻，清阳之气被遏而发为头痛，可用川芎茶调散，方中川芎善于祛风活血止痛；薄荷、荆芥轻而上行，善能疏风止痛，并能清利头目；防风、羌活、白芷、细辛均为善于止辛温药，有疏散风寒、止痛作用。其中川芎可行血中之气，祛血中之风，上行头目，为临床治外感头痛之要药。

（6）据兼症化裁：若寒邪侵犯厥阴经，引起巅顶头痛、干呕、吐涎沫，甚至四肢厥冷，苔白，脉弦，治当温散厥阴寒邪，用吴茱萸汤去人参、大枣加半夏、藁本、川芎之类，以温散降逆。若寒邪客于少阴经脉，症见足寒气逆，头痛，背冷，脉沉细，治宜温散少阴寒邪，方用麻黄附子细辛汤加白芷、川芎以温经止痛。

2. 风热头痛

（1）抓主症：头痛且胀，其则头痛如裂。

（2）察次症：发热或恶风，面红目赤，口渴欲饮，便秘溲黄。

（3）审舌脉：舌质红，苔黄，脉浮数。

（4）择治法：疏风清热。

（5）选方用药思路：感受风热之邪，热为阳邪，其性上炎，风热中于阳络，上扰清窍，故头痛且胀，其则头痛如裂，选用芎芷石膏汤加减，本方以川芎活血行气，祛风止痛；白芷祛风散湿，通窍止痛；石膏清热泻火，除烦止渴，共为主药，以疏风清热。

（6）据兼症化裁：若热甚伤津，症见舌红少津，则可加知母、石斛、天花粉等生津止渴。若大便秘结，口鼻生疮，腑气不通者，可用黄连上清丸苦寒降火，通腑泻热。

3. 风湿头痛

（1）抓主症：头痛如裹。

（2）察次症：肢体困重，身热不扬。胸闷纳呆，小便不利，大便溏薄。

（3）审舌脉：舌质淡红，苔白腻，脉濡。

（4）择治法：祛风胜湿。

（5）选方用药思路：风、湿之邪侵袭人体，上犯巅顶，清窍被邪阻遏，故头痛如裹，选用羌活胜湿汤加减，方中羌活、独活祛风湿，利关节；防风、藁本祛风除湿，发汗止痛；川芎活血，祛风止痛；蔓荆子治头风疼痛；炙甘草调和诸药。合用具有祛风胜湿之效，为治风湿外感头痛之主方。

（6）据兼症化裁：若头痛发生于夏季暑湿内侵，症见身热汗少，或身热微恶寒，汗出不畅，口渴胸闷，干呕不食，治宜清暑化湿，用黄连香薷饮加藿香、佩兰、荷叶、竹茹、知母等。

4. 肝阳头痛

（1）抓主症：头胀痛，或抽掣而痛，头痛多为两侧。

（2）察次症：头痛而眩，心烦易怒，夜眠不宁，或兼胁痛，面红口苦。

（3）审舌脉：舌质红，苔薄黄，脉弦有力。

（4）择治法：平肝潜阳。

（5）选方用药思路：肝阳上亢者，选用天麻钩藤饮加减，本方重在平肝潜阳息风，对肝阳上亢，甚至肝风内动所致的头痛疗效较好。方中天麻、钩藤、石决明以平肝潜阳；黄芩、栀子以清肝火；牛膝、杜仲、桑寄生以补肝肾；夜交藤、茯神以养心安神，另再加入牡蛎、龙骨增加重镇潜阳之功。

（6）据兼症化裁：若头痛甚剧，胁痛，口苦面红，便秘溲赤，苔黄、脉弦数，肝火偏旺者，治宜清肝泻火，上方可加郁金、龙胆草、夏枯草等。

5. 肾虚头痛

（1）抓主症：头痛且空。

（2）察次症：腰痛酸软，神疲乏力，遗精带下，耳鸣少寐。

（3）审舌脉：舌红少苔，脉细无力。

（4）择治法：养阴补肾。

（5）选方用药思路：脑为髓海，其主在肾，肾虚髓不上荣，可见头痛且空，眩晕耳鸣等，选用大补元煎加减，本方重在滋补肾阴。方中熟地黄、山茱萸、山药、枸杞子滋补肝肾之阴；人参、当归气血双补；杜仲益肾强腰。如病情好转，亦可常服杞菊地黄丸补肾阴潜肝阳以巩固治疗。

（6）据兼症化裁：若头痛而畏寒，面白，四肢不温，舌淡，脉沉细而缓，证属肾阳不足，可用右归丸温补肾阳，填补精血。

6. 气虚头痛

（1）抓主症：头痛隐隐，时发时止，遇劳加重。

（2）察次症：头晕，神疲乏力，气短懒言，自汗，面色㿠白。

（3）审舌脉：舌质淡红或淡胖，边有齿痕，苔薄白。脉细弱或脉大无力。

（4）择治法：益气升清。

（5）选方用药思路：气虚无以推动血、津、液等运行，清窍失养，导致头部隐痛，选用顺气和中汤加减，方中黄芪、人参、白术、甘草健脾益气，旺盛生化之源；当归、白芍养血；陈皮理气和中；升麻、柴胡引清气上升；蔓荆子、川芎、细辛祛风止痛。合而有益气升清，祛风止痛，标本兼顾的作用，为治头痛良方。

（6）据兼症化裁：若自汗较重，可酌加五味子酸收敛汗。

7. 血虚头痛

（1）抓主症：头痛而晕，缠绵不休。

（2）察次症：面色少华，头晕，心悸怔忡，失眠多梦。

（3）审舌脉：舌质淡，苔薄白，脉细弱。

（4）择治法：养血为主。

（5）选方用药思路：血虚不足，无以上荣头面，虚火上逆，故头痛而晕，选用加味四物汤加减，本方即四物汤加甘草、菊花、蔓荆子、黄芩。方中当归补血养肝，和血调经为君；熟地黄滋阴补血为臣；白芍药养血柔肝和营为佐；川芎活血行气，畅通气血为使。四味合用，补而不滞，滋而不腻，养血活血，可使营血调和；菊花、蔓荆子平肝祛风清头目。

（6）据兼症化裁：若血不养肝而致肝血不足，阴不敛阳，肝阳上扰，往往头痛并见耳鸣、腰膝酸软及五心烦热等症，宜用加味四物汤去川芎，加石决明、牡蛎、女贞子、钩藤，忌投辛散之剂。

8. 痰浊头痛

（1）抓主症：头痛昏蒙重坠。

（2）察次症：胸脘满闷，呕恶痰涎，眩晕，倦怠无力。

（3）审舌脉：舌质淡红，苔白腻，脉滑或弦滑。

（4）择治法：化痰降逆。

（5）选方用药思路：脾失健运，痰浊中阻，上蒙清窍，清阳不升，可见头痛昏蒙，选用半夏白术天麻汤加减，本方具有健脾化痰、降逆止呕、平肝息风的作用。方中半夏、白术、茯苓、陈皮、生姜健脾化痰、降逆；天麻平肝息风，为治头痛、眩晕之要药。并可加入厚朴、白蒺藜、蔓荆子等药。

（6）据兼症化裁：若胸脘痞闷，纳呆者，可酌加厚朴、枳实、石菖蒲宽胸和中降逆。

9. 瘀血头痛

（1）抓主症：头痛经久不愈，痛处固定不移，痛如锥刺。

（2）察次症：日轻夜重，或有头部外伤，或长期头痛史。

（3）审舌脉：舌质紫，苔薄白，脉细或细涩。

（4）择治法：活血化瘀。

（5）选方用药思路：久病入络，或头部外伤，瘀血内停，脉络不畅，头痛经久不愈，痛处固定不移，痛如锥刺，选用通窍活血汤加减。本方以桃仁、红花、川芎、赤芍活血化瘀，麝香、生姜、葱白温通脉络。并可酌加郁金、石菖蒲、细辛、白芷以理气宣窍，温经止痛。

（6）据兼症化裁：头痛甚者，可加虫类搜逐之品，如全蝎、蜈蚣、䗪虫等。如久病气血不足者，可加黄芪、当归。如头痛缓解，但有头晕、健忘、不寐、多梦等症状，上方可去麝香，加何首乌、枸杞子、熟地黄、石菖蒲、酸枣仁、天麻等养心安神、益肾平肝。

六、中成药选用

（1）川芎茶调散：适用于风寒头痛。组成：川芎、白芷、羌活、细辛、防风、荆芥、薄荷、甘草。用法：饭后清茶冲服，每次3～6g，每日2次。

（2）桑菊感冒片：适用于风热头痛。组成：桑叶、菊花、连翘、薄荷、苦杏仁、桔梗、甘草、芦根。用法：口服。每次4～8片，每日2～3次。

（3）藿香正气水：适用于风湿头痛。组成：苍术、陈皮、厚朴（姜制）、白芷、茯苓、大腹皮、生半夏、甘草浸膏、广藿香油、紫苏叶油。用法：口服，每次5～10ml，每日2次，用时摇匀。

（4）天麻钩藤颗粒：适用于肝阳头痛。组成：天麻、钩藤、石决明、栀子、黄芩、牛膝、杜仲（盐制）、益母草、桑寄生、首乌藤、茯苓。用法：开水冲服，每次 1 袋（5g），每日 3 次，或遵医嘱。

（5）人参归脾丸：适用于气血亏虚（偏气虚）。组成：人参、白术（麸炒）、茯苓、甘草（蜜炙）、当归、木香、远志、龙眼肉、酸枣仁（炒）。用法：口服，每次 5g，每日 2 次。

（6）养血清脑颗粒：适用于气血亏虚（偏血虚）。组成：当归、川芎、白芍、熟地黄、钩藤、鸡血藤、夏枯草、决明子、珍珠母、延胡索、细辛。用法：口服，每次 1 袋，每日 3 次。

（7）右归丸：适用于肾虚头痛（肾阳虚）。组成：熟地黄、附子（炮附片）、肉桂、山药、山茱萸（酒炙）、菟丝子、鹿角胶、枸杞子、当归、杜仲（盐炒）。用法：口服，每次 1 丸，每日 3 次。

（8）六味地黄丸：适用于肾虚头痛（肾阴虚）。组成：熟地黄、酒萸肉、牡丹皮、山药、茯苓、泽泻。辅料为蜂蜜。用法：口服，大蜜丸每次 1 丸，每日 2 次。

（9）半夏天麻丸：适用于痰浊头痛。组成：法半夏、天麻、黄芪（蜜炙）、人参、苍术（米泔炙）、白术（麸炒）、茯苓、陈皮、泽泻、六神曲（麸炒）、麦芽（炒）、黄柏。用法：口服，每次 6g（1 袋），每日 2～3 次。

（10）血府逐瘀胶囊：适用于瘀血头痛。组成：柴胡、当归、地黄、赤芍、红花、炒桃仁、麸炒枳壳、甘草、川芎、牛膝、桔梗。用法：口服，每次 6 粒，每日 2 次，1 个月为 1 个疗程。

七、单方验方

头痛多分为外感头痛和内伤头痛。在外感头痛中，若属于风寒头痛，可选用川芎茶调散、都梁丸、天麻头痛片、正柴胡饮冲剂等；若属于风热头痛，可选用桑菊感冒片、羚羊感冒片、清热解毒口服液等；若属于风湿头痛，可选用藿香正气水、九味羌活丸等。在内伤头痛中，若属于肝阳头痛，可选用天麻钩藤颗粒、全天麻胶囊、天麻头风灵片、天舒胶囊、复方羊角颗粒、松龄血脉康胶囊；若属于气血亏虚头痛，可选用人参归脾丸、人参健脾丸、补中益气丸、养血清脑颗粒、人参养荣丸、八珍颗粒、天麻头痛片；若属于肾虚头痛，可选用补肾益脑丸、六味地黄丸、天麻首乌片、天麻头风灵片、天麻醒脑胶囊、右归丸、金匮肾气丸；若属于痰浊头痛，可选用半夏天麻丸、正天丸、头痛宁胶囊、清脑复神液；若属于瘀血头痛，可选用血府逐瘀胶囊、头痛宁胶囊、大川芎丸、天舒胶囊、天麻头痛片。

八、中医特色技术

本病可用针灸治疗。

1. 基本治疗

（1）治法：疏调经脉，通络止痛。以局部穴位为主，配合循经远端取穴。

（2）主穴

1）阳明头痛：头维、印堂、阳白、阿是穴、合谷、内庭。

2）少阳头痛：太阳、率谷、风池、阿是穴、外关、足临泣。

3）太阳头痛：天柱、后顶、阿是穴、后溪、申脉。

4）厥阴头痛：百会、四神聪、阿是穴、内关、太冲。

5）全头痛：太阳、百会、头维、印堂、率谷、风池、合谷。

（3）配穴：风寒头痛加列缺、风门；风热头痛加曲池、大椎；风湿头痛加阴陵泉；肝阳头痛加行间、太冲；痰浊头痛加丰隆、阴陵泉；瘀血头痛加血海、膈俞；血虚头痛加气海、足三里；肾虚头痛加太溪、肾俞。紧张性头痛加阿是穴（枕部、头顶部或在颈项肩部肌肉紧张或压痛处）、神门、安眠、颈夹脊；丛集性头痛加丝竹空、承泣、迎香；偏头痛加角孙、完骨。

（4）操作：阿是穴可点刺出血；紧张性头痛在颈项肩部肌肉紧张或压痛处刺络拔罐或用闪罐法。风寒头痛风门加灸；风热头痛大椎点刺出血，或加拔罐；瘀血头痛膈俞刺络拔罐。头痛急性发作期可每日治疗 2 次。

（5）方义：头部腧穴可疏导局部经气，调和气血；远端穴均为手足同名经穴相配，一上一下，同气相求，加强疏导经气作用。风池为足少阳与阳维脉交会穴，功长祛风活血、通络止痛；合谷调气活血止痛。

2. 耳针法

取耳穴枕、额、脑、神门。毫针刺或王不留行籽按压。顽固性头痛可在耳背静脉点刺出血。

3. 皮肤针法

取穴太阳、印堂及阿是穴。皮肤针叩刺，出血少量，适用于外感及瘀血头痛。

4. 穴位注射法

阿是穴、风池用 1% 的盐酸普鲁卡因或维生素 B_{12} 注射液，每穴 0.5～1.0ml，每日或隔日 1 次，适用于顽固性头痛。

九、各家发挥

（一）孙申田针灸治疗经验

1. 偏头痛

（1）偏头痛归属少阳经头痛，经络辨证循经取穴，治宜疏通经络，调和气血。

1）主穴：百会、情感区、足临泣、外关、内庭。

2）配穴：丝竹空透太阳、头维、攒竹、完骨。

3）操作：百会、情感区、头维穴手法要求捻转稍加重提插，由徐到疾，捻转速度在 200 转/分钟以上，连续 3～5 分钟。足临泣、内庭穴直刺入 1.5 寸深，施以泻法，刺激强度以患者能耐受最大量为度，留针过程中采用弹法、飞法以增强针刺感应。其余腧穴常规针刺，诸穴得气后使用 G6805-Ⅱ型电麻仪，连续波刺激 20 分钟。每日 1 次，每次 40 分钟，2 周为 1 个疗程。嘱百会、情感区长时间留针，达 8 小时以上，睡前起针。

（2）小儿头痛证属营血亏虚、痰浊内生者，治宜疏通经络，调和气血。

1）主穴：百会、神庭、足临泣、外关。

2）配穴：丝竹空透太阳。

3）操作：取穴处常规皮肤消毒，采用 0.35mm×40mm 毫针，百会、神庭捻转速度在 200 转/分钟以上，连续 3～5 分钟。小儿手法快、轻、浅、短，足临泣、外关穴直刺入 1.0～1.2 寸深，施以泻法，刺激强度以患儿能耐受最大量为度，留针过程中采用弹法、飞法以增强针刺感应。丝竹空透太阳以得气为度，诸穴得气后使用 G6805-Ⅱ型电麻仪，连续波刺激 10 分钟。每日 1 次，每次 20 分钟，2 周为 1 个疗程。

2. 紧张性头痛

（1）紧张性头痛归属厥阴经头痛，经络辨证循经取穴，治宜疏经通络，调神止痛。

1）主穴：百会、情感区、太冲、内关。

2）配穴：安眠、气海、足三里。

3）操作：取穴处常规皮肤消毒，采用 0.35mm×40mm 毫针，百会、情感区手法要求捻转稍加提插，由徐到疾，捻转速度在 200 转/分钟以上，连续 3～5 分钟。太冲、内关穴直刺入 1.0～1.5 寸深，施以补法使针感向上传至病所其效最佳，达不到病所也要使针感有向上传导的感觉。刺激强度以患者能耐受最大量为度，留针过程中采用弹法、飞法以增强针刺感应。其余腧穴常规针刺，施以补法，诸穴得气后使用 G6805-Ⅱ型电麻仪，连续波刺激 20 分钟。每日 1 次，每次 40 分钟，2 周为 1 个疗程。

（2）紧张性头痛归属太阳者，系因营血亏虚，不能上荣于脑髓脉络者，治宜调神益智，安神止痛。

1）主穴：百会、情感区、申脉、后溪。

2）配穴：风池、太阳、神门、三阴交、照海。

3）操作：取穴处常规皮肤消毒，采用 0.35mm×40mm 毫针，百会、情感区手法要求捻转稍加提插，由徐到疾，捻转速度在 200 转/分钟以上，连续 3～5 分钟。申脉、后溪施以泻法，针感向上传导效佳。其余腧穴常规针刺，施以平补平泻手法，诸穴得气后使用 G6805-Ⅱ型电麻仪，连续波刺激 20 分钟。每日 1 次，每次 40 分钟，2 周为 1 个疗程。

3. 血管神经性头痛

头痛证属营血亏虚，不能上荣于脑者，治宜通经活络，调神止痛。

（1）主穴：百会、情感区、外关、足临泣。

（2）配穴：丝竹空透太阳。

（3）操作：取穴处常规皮肤消毒，采用 0.35mm×40mm 毫针，百会、情感区手法要求捻转稍加提插，由徐到疾，捻转速度在 200 转/分钟以上，连续 3～5 分钟。足临泣、外关穴直刺入 1.0～1.5 寸深，施以泻法使针感向上传至病所其效最佳，达不到病所也要使针感有向上传导的感觉。刺激强度以患者能耐受最大量为度，留针过程中采用弹法、飞法以增强针刺感应。其余腧穴常规针刺，诸穴得气后使用 G6805-Ⅱ型电麻仪，连续波刺激 20 分钟。每日 1 次，每次 40 分钟，2 周为 1 个疗程。

4. 经行头痛

经行头痛证属血瘀阻络者，治宜活血化瘀，行气止痛。

（1）主穴：百会、情感区、足临泣、外关。

（2）配穴：丝竹空透率谷、风池、血海、足三里、三阴交。

（3）操作：取穴处常规皮肤消毒，采用 35mm×40mm 毫针，百会、神庭穴手法要求捻转稍加提插，由徐到疾，捻转速度在 200 转/分钟以上，连续 3～5 分钟。足临泣、外关穴直刺入 1.0～1.5 寸深，施以泻法，刺激强度以患者能耐受最大量为度，留针过程中采用弹法、飞法以增强针刺感应。其余腧穴常规针刺，血海、足三里、三阴交穴施以补法，诸穴得气后使用 G6805-Ⅱ型电麻仪，连续波刺激 20 分钟。每日 1 次，每次 40 分钟，2 周为 1 个疗程。嘱百会、情感区长时间留针，达 8 小时以上，睡前起针。

（二）高维滨针灸治疗经验

1. 毫针疗法

（1）上下配穴法

1）取穴：太阳、头维、合谷、足三里、太冲。

2）操作：用泻法，合谷、足三里、太冲穴的针感应向下传，以引邪下行。每日1次，或痛时针刺，每次留针30分钟，其间行针2次，6次后休息1日。

本法适用于各种原因引起的血管性头痛。太阳、头维穴为近部取穴，内有颞动脉，针刺可调整颞动脉的舒缩功能而止痛，合谷、足三里、太冲为远部取穴，可协同止痛。

（2）夹脊配穴法

1）取穴：颈2、4、6夹脊。

2）操作：用泻法。每日1次，每次30分钟，其间行针2次，每次1～2分钟，6次后休息1日。

本法适用于肌紧张性头痛。上述三穴的脊神经后支支配头项部肌肉，产生紧箍感，针刺后肌肉紧张得以缓解而止痛。

（3）上下配穴法

1）取穴：太阳、百会、印堂、合谷、足三里、内庭。

2）操作：用泻法。远部穴使针感向下传，以潜浮阳。每日1次，每次30分钟，6次后休息1日。

本法适用于精神性头痛。本方可调整中枢神经系统的功能而镇痛。

（4）近部取穴法

1）取穴：下关穴为主。鼻源性头痛加攒竹、印堂、迎香；眼缘性头痛加太阳、阳白、鱼腰；牙病性头痛加颧髎、夹承浆、太阳。

2）操作：用泻法。每日1次，每次30分钟，6次后休息1日。

本法适用于五官疾病引起的头痛。下关穴内有三叉神经节，支配头面部的感觉功能，其余各穴均为局部取穴，治疗穴位所在部位的疾病。

（5）近部取穴法

1）取穴：风池、风府、下关。

2）操作：用泻法。每日1次，每次30分钟，6次后休息1日。

本法适用于颅内压变化及颅内感染引起的头痛。风池可以改善颅内的血液循环，又治后头痛；风府可以调整脑脊液循环；下关治前部头痛。

（6）近部取穴法

1）取穴：风池、玉枕、通天、阿是穴、合谷。平补平泻。

2）操作：每日1次，一般2～3次即愈。

本法适用于头皮下静脉丛炎，针刺可以改善静脉血液循环，减轻炎症。

2. 水针疗法

（1）处方1

1）取穴：风池、太阳、阿是穴、合谷。

2）配穴：攒竹、印堂、翳风。

3）操作：取天麻注射液2ml，注入2～3个穴，每日或隔日1次，一般治疗10次。适于各种原因引起的头痛。

（2）处方2：以疼痛部位的近部穴或阿是穴。

操作：用1%盐酸普鲁卡因注入1～3个穴，每穴0.5ml，每日1次。适于久治不愈痛不可忍者。

（赵婧男）

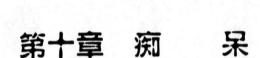

第十章 痴 呆

第一节 阿尔茨海默病

阿尔茨海默病（Alzheimer disease，AD）是发生于老年和老年前期，以进行性认知功能障碍和行为损害为特征的中枢神经系统退行性病变。临床上表现为记忆障碍、失语、失用、失认、视空间能力损害，抽象思维和计算力损害，人格和行为改变等。AD 是老年期最常见的痴呆类型，占老年期痴呆的 50%～70%。随着对 AD 认识的不断深入，目前认为 AD 在痴呆阶段之前还存在一个极为重要的痴呆前阶段，此阶段可有 AD 病理生理改变，但没有或仅有轻微临床症状。

AD 是痴呆最常见的原因，其发病率随年龄逐渐增高。流行病学调查显示，65 岁以后老年人，年龄每增加 5 岁，AD 的发病率就会增加 1 倍；85 岁以上老年人中，20%～50%患有AD。预计 2050 年以后，全球 AD 的患病率将是目前的 4 倍。本病通常为散发，女性多于男性，女性患者的病程通常较男性患者长。约 5%的患者可有明确的家族史。如果家族中有先证患者，则一级亲属有较高患病风险，其中尤以女性为著。此外，双生子研究发现，如一方患 AD，同卵双生的另一方患病率为 90%，而双卵双生的另一方患病率为 45%，较普通人群患病率是显著增高的。

AD 属于中医学"痴呆"范畴，又称"神呆""愚痴""呆痴"和"呆病"。

一、临床诊断要点与鉴别诊断

（一）诊断标准

应用最广泛的 AD 诊断标准是由美国国立神经病语言障碍卒中研究所和阿尔茨海默病及相关疾病学会（the National Institute of Neurological and Communicative Disorders and Stroke and the Alzheimer Diseases and Related Disorders Associations，NINCDS-ADRDA）1984 年制订，2011 年美国国立老化研究所和阿尔茨海默协会对此标准进行了修订，制订了 AD 不同阶段的诊断标准，并推荐了 AD 痴呆阶段和轻度认知损害（MCI）期的诊断标准用于临床。

1. AD 痴呆阶段的临床诊断标准

（1）很可能的 AD 痴呆

1）核心临床标准：①符合痴呆诊断标准；②起病隐匿，症状在数月至数年中逐渐出现；

③有明确的认知损害病史；④表现为遗忘综合征（学习和近记忆下降，伴1个或1个以上其他认知域损害）或者非遗忘综合征（语言、视空间或执行功能三者之一损害，伴1个或1个以上其他认知域损害）。

2）排除标准：①伴有与认知障碍发生或恶化相关的卒中史，或存在多发或广泛脑梗死，或存在严重的白质病变；②有路易体痴呆的核心症状；③有额颞叶痴呆的显著特征；④有原发性进行性失语的显著性特征；⑤有其他引起进行性记忆和认知功能损害的神经系统疾病，或非神经系统疾病，或药物过量或滥用证据。

3）支持标准：①在以知情人提供和正规神经心理测验得到的信息为基础的评估中，发现进行性认知下降的证据；②找到致病基因（APP、PS1或PS2）突变的证据。

（2）可能的AD痴呆：有以下任一情况时，即可诊断。

1）非典型过程：符合很可能的AD痴呆诊断标准中的第1条和第4条，但认知障碍突然发生，或病史不详，或认知进行性下降的客观证据不足。

2）满足AD痴呆的所有核心临床标准，但具有以下证据：①伴有与认知障碍发生或恶化相关的卒中史，或存在多发或广泛脑梗死，或存在严重的白质病变；②有其他疾病引起的痴呆特征，或痴呆症状可用其他疾病和原因解释。

2. AD源性MCI的临床诊断标准

（1）符合MCI的临床表现：①患者主诉，或者知情者、医师发现的认知功能改变；②一个或多个认知领域受损的客观证据，尤其是记忆受损；③日常生活能力基本正常；④未达痴呆标准。

（2）发病机制符合AD的病理生理过程：①排除血管性、创伤性、医源性认知功能障碍；②有纵向随访发现认知功能持续下降的证据；③有与AD遗传因素相关的病史。

在临床研究中，MCI和Pre-MCI期的诊断标准还采纳了两大类AD的生物标志物。一类反映Aβ沉积，包括脑脊液Aβ42水平和涉及PET淀粉样成像；另一类反映神经元损伤，包括脑脊液总tau蛋白和磷酸化tau蛋白水平、结构MR显示海马体积缩小或内侧颞叶萎缩、氟脱氧葡萄糖PET成像、SPECT灌注成像等。目前对这些生物标志物的理解还有限，其临床应用还有待进一步改进和完善。

（二）鉴别诊断

AD是老年期痴呆的最常见类型，在此仅简述其他几类常见痴呆与之相比的特点。

1. 血管性痴呆

血管性痴呆（vascular dementia，VD）包括缺血性或出血性脑血管病，或者是心脏和循环障碍引起的低血流灌注所致的各种临床痴呆，是痴呆的常见类型之一。AD与VD在临床表现上有不少类似之处，但病因、病理大相径庭，治疗和预后也不相同（表10-1）。VD常常相对突然起病（以天到周计），呈波动性进程，这在反复发生的皮质或皮质下损害的患者（多发梗死性痴呆）中常见。然而，需要注意的是，皮质下小血管性痴呆起病相对隐匿，发展进程较缓慢。神经心理学测验如斯特鲁普（Stroop）色词测验，言语流畅性测验简易智力状况检查法（mini-mentalstateexamination，MMSE），数字符号转换测验，结构模仿，迷宫测验等有助于两者的鉴别。Hachinski缺血评分量表≥7分提示VD，≤4分提示AD，5分或6分提示为混合性痴呆。这一评分标准简明易行，应用广泛。但缺点是未包含影像学指标。

表 10-1   阿尔茨海默病（AD）与血管性痴呆（VD）的鉴别要点

	AD	VD
性别	女性多见	男性多见
病程	进展性、持续进行性发展	波动性进展
认知功能	全面性痴呆，人格崩溃	斑片状损害，人格相对保留
自觉症状	少	常见头痛、眩晕、肢体麻木等
伴随症状	精神行为异常	局灶性神经系统症状体征
CT/MRI	脑萎缩	脑梗死灶或出血灶
PET/SPECT	颞、顶叶对称性血流低下	局限性、非对称性血流低下

2. 额颞叶痴呆

额颞叶痴呆（frontotemporal dementia，FTD）的形态学特征是额极和颞极的萎缩。但疾病早期，这些改变并不明显，随着疾病的进展，MRI、SPECT 等检查上才可见典型的局限性脑萎缩和代谢低下。在视觉空间短时记忆、词语的即刻、延迟、线索记忆和再认、内隐记忆、注意持续性测验中，FTD 患者的表现比 AD 患者要好，而 Wisconsin 卡片分类测验、Stroop 测验、连线测验 B 等执行功能表现比 AD 患者差。FTD 记忆缺损的模式属于"额叶型"遗忘，非认知行为，如自知力缺乏、人际交往失范、反社会行为、淡漠、意志缺失等，是鉴别 FTD 与 AD 的重要依据（表 10-2）。

表 10-2   额颞叶痴呆（FTD）与阿尔茨海默病（AD）的鉴别要点

	FTD	AD
自知力丧失	常见，早期即出现	常见，疾病晚期出现
摄食改变	食欲旺盛，酷爱碳水化合物类物质	厌食、体重减轻更多见
刻板行为	常见	罕见
言语减少	常见	疾病晚期出现
失抑制	常见	可有，但程度较好
欣快	常见	罕见
情感淡漠	常见，严重	常见，不严重
自我忽视（自我照理能力差）	常见	较少，疾病晚期出现
记忆损害	疾病晚期才出现	早期出现，严重
执行功能障碍	早期出现，进行性加重	大部分患者晚期才出现
视空间能力	相对保留	早期受累
计算能力	相对保留	早期受累

3. 路易体痴呆

路易体痴呆（dementia with Lewy bodies，DLB）患者与 AD 相比，回忆及再认功能均相对保留，而言语流畅性、视觉感知及操作任务的完成等方面损害更为严重。在认知水平相当的情况下，DLB 患者较 AD 患者功能损害更为严重，运动及神经精神障碍更重。同时，该类痴呆患者的生活自理能力更差。

4. 帕金森病痴呆

帕金森病痴呆（Parkinson disease dementia，PDD）指帕金森病患者的认知损害达到痴呆的程度。相对于其他认知领域的损害，PDD 患者的执行功能受损尤其严重。PDD 患者的短时记忆、长时记忆能力均有下降，但严重度比 AD 轻。视空间功能缺陷也是常见的表现，其程度较总体严重度的 AD 重。

PDD 与 DLB 在临床和病理表现上均有许多重叠。反复的视幻觉发作在两种疾病中均较常见。但帕金森病患者痴呆表现通常在运动症状 10 年甚至更长时间以后方才发现。然而，除了症状出现顺序、起病年龄的不同及对左旋多巴胺制剂反应的些微差别外，DLB 与 PDD 患者在认知损害领域、神经心理学表现、睡眠障碍、自主神经能力损害、帕金森病症状、神经阻断剂高敏性及对胆碱酯酶抑制剂的疗效等诸多方面均十分相似。因此有学者指出，将两者截然分开是不科学的。DLB 与 PDD 可能是广义 Lewy 体疾病谱中的不同表现。

5. 其他

（1）正常颅压性脑积水：以进行性智能衰退、共济失调步态和便尿失禁三大主征为特点。部分老年期正常颅压性脑积水需与血管性痴呆混淆，但前者起病隐匿，亦无明确卒中史。正常颅压性脑积水是可治性痴呆的常见病因，除了病史问询和详细体检外，确定脑积水的类型还需结合 CT、MRI、脑室脑池扫描等才能作出判断。

（2）亨廷顿病（Huntington disease，HD）：为常染色体显性遗传病，多于 35～40 岁发病。最初表现为全身不自主运动或手足徐动，伴有行为异常，如易激惹、淡漠、压抑等。数年后智能逐渐衰退。早期智能损害以记忆力、视空间功能障碍和语言欠流畅为主，后期发展为全面认知衰退，运用障碍尤其显著。根据典型的家族史、运动障碍和进行性痴呆，结合影像学检查手段，诊断不难。

（3）进行性核上行麻痹（progressive supranuclear palsy，PSP）：为神经变性疾病，目前病因仍不明确。病理改变为在一些皮质下结构中可见神经原纤维缠结、颗粒空泡变性、神经元丢失等。临床多为隐匿起病，表现为性格改变、情绪异常、步态不稳、视觉和语言障碍。主要特点为核上性眼肌麻痹、轴性肌强直、帕金森综合征、假性延髓性麻痹和痴呆。典型患者诊断不难，但在疾病早期和症状不典型的病例需与帕金森病、小脑疾病和基底核疾病相鉴别。

（4）感染、中毒、代谢性疾病：痴呆还可能是多种中枢神经系统感染性疾病如 HIV、神经梅毒、朊蛋白病、脑炎等的表现之一。维生素 B_{12} 缺乏、甲状腺功能减退、酒精中毒、一氧化碳中毒、重金属中毒等均可出现痴呆。

对于痴呆及其亚型的诊断，需综合临床、影响、神经心理、实验室检查、病理等多方面检查共同完成。

二、审析病因病机

（一）年迈体虚

脑为髓海，元神之府，神机之用。人至老年，脏腑功能减退，年高阴气自半，肝肾阴虚，或肾中精气不足，不能生髓，髓海空虚，髓减脑消，则神机失用而成痴呆。正如《医林改错》所说："年高无记性者，脑髓渐空。"此外，年高气血运行迟缓，血脉瘀滞，脑络瘀阻，亦可使神机失用，而发生痴呆。

（二）情志所伤

所欲不遂，或郁怒伤肝，肝失疏泄，可致肝气郁结，肝气乘脾，脾失健运，则聚湿生痰，蒙蔽清窍，使神明被扰，神机失用而形成痴呆；或日久生热化火，神明被扰，则性情烦乱，忽哭忽笑，变化无常，久思积虑，耗伤心脾，心阴心血暗耗，脾虚气血生化无源，气血不足，脑失所养，神明失用；或脾虚失运，痰湿内生，清窍受蒙；或惊恐伤肾，肾虚筋亏，髓海失充，脑失所养，皆可导致神明失用，神情失常，发为痴呆。

（三）久病耗损

中风、眩晕等疾病日久，或失治误治，积损正伤，一是可使肾、心、肝、脾之阴、阳、精、气、血亏损不足，脑髓失养；二是久病入络，脑脉闭阻，脑气与脏气不得相接。

本病为一种全身性疾病，其基本病机为髓海不足，神机失用。由精、气、血亏损不足，髓海失充，脑失所养，或气、火、痰、瘀诸邪内阻，上扰清窍所致。痴呆病位主要在脑，与心、肝、脾、肾功能失调密切相关。病理性质多属本虚标实之候，本虚为阴精、气血亏虚，标实为气、火、痰、瘀内阻于脑。本病在病机上常发生转化。一是气滞、痰浊、血瘀之间可以相互转化，或相兼为病，终致痰瘀交结，使病情缠绵难愈。二是气滞、痰浊、血瘀可以化热，而形成肝火、痰热、瘀热，上扰清窍。进一步发展，可耗伤肝肾之阴，肝肾阴虚，水不涵木，阴不制阳，肝阳上亢，化火生风，风阳上扰清窍，而使痴呆加重。三是虚实之间可相互转化。实证的痰浊、瘀血日久，若损及心脾，则气血不足；或耗伤心阴，神明失养；或伤及肝肾，则肾精不足，脑髓失养，可转化为痴呆的虚证。而虚证病久，气血亏乏，脏腑功能受累，气血运行失畅，或积湿为痰，或留滞为瘀，则可见虚中夹实之证。故本病临床以虚实夹杂证为多见。

三、明确辨证要点

辨虚实：本病乃本虚标实之证，临床上以虚实夹杂者多见。无论为虚为实，都能导致髓减脑消，脏腑功能失调，因而辨证时需分清虚实。痴呆属虚者，临床主要以神气不足，面色失荣，形体消瘦，言行迟弱为特征，可分为髓海不足、肝肾亏虚、脾肾两虚等证。痴呆属实者，除见智能减退、表情反应呆钝外，临床还可见因浊实之邪蒙神扰窍而引起情志、性格方面或亢奋或抑制的明显改变，以及痰浊、瘀血、风火等诸实引起的相应症候。老年痴呆虚实夹杂者多见，或以正虚为主，兼有实邪，或以邪实为主，兼有正虚。

四、确立治疗方略

治疗当以开郁逐痰、活血通窍、平肝泻火治其标，补虚扶正、充髓养脑治其本。为加强滋补作用，常加血肉有情之品。治疗时宜在扶正补虚、填补肾精的同时，注意培补后天脾胃，以冀脑髓得充，化源得滋。同时，须注意补虚切忌滋腻太过，以免滋腻损伤脾胃，酿生痰浊。另外，在药物治疗的同时，移情易性，智力和功能训练与锻炼亦不可轻视。

五、辨证论治

1. 髓海不足证

（1）抓主症：智能减退，记忆力、计算力、定向力明显减退，神情呆钝，词不达意。

（2）察次症：头晕耳鸣，懈惰思卧，齿枯发焦，腰酸骨软，步履艰难。

（3）审舌脉：舌瘦色淡，苔薄白，脉沉细弱。

（4）择治法：补肾益髓，填精养神。

（5）选方用药思路：由于先天禀赋不足，后天髓海失养导致髓海不足，选用七福饮加减。本方益气养血，滋阴补肾，兼有化痰宣窍之功，适用于肝肾精血亏虚，髓海不足之痴呆。方中熟地滋阴补肾；鹿角胶、龟板胶、阿胶、紫河车、猪骨髓补髓填精；当归养血补肝；人参、白术、炙甘草益气健脾；石菖蒲、远志、杏仁宣窍化痰。

（6）据兼症化裁：肝肾阴虚，年老智能减退，腰膝酸软，头晕耳鸣者，可去人参、白术、紫河车、鹿角胶，加怀牛膝、生地、枸杞子、女贞子、制首乌；兼肾阳亏虚，症见面色无华，形寒肢冷，口中流涎，舌淡者，加熟附片、巴戟天、益智仁、淫羊藿、肉苁蓉等。

2. 脾肾两虚证

（1）抓主症：表情呆滞，沉默寡言，记忆减退，失认失算，口吃含糊，词不达意。

（2）察次症：腰膝酸软，肌肉萎缩，食少纳呆，气短懒言，口涎外溢，或四肢不温，腹痛喜按，鸡鸣泄泻。

（3）审舌脉：舌质淡白，舌体胖大，苔白，或舌红，苔少或无苔，脉沉细弱，双尺尤甚。

（4）择治法：补肾健脾，益气生精。

（5）选方用药思路：由于先天之本和后天之本禀赋不足导致，宜选用还少丹加减。本方既能益气健脾，又能补肾益精，适用于脾肾两虚，气血不足，肾精亏虚，髓海失养，而致痴呆之证。常用药如下，熟地、枸杞子、山萸肉滋阴补肾；肉苁蓉、巴戟天、小茴香助命火，补肾气；杜仲、怀牛膝、楮实子补益肝肾；党参、白术、茯苓、山药、大枣益气健脾；石菖蒲、远志、五味子宣窍安神。

（6）据兼证化裁：肌肉萎缩，气短乏力较甚者，可加紫河车、阿胶、续断、何首乌、黄芪等益气补肾；食少纳呆，头重如裹，时吐痰涎，头晕时作，舌苔腻者，酌减滋肾之品，加陈皮、半夏、生薏仁、白蔻仁健脾化湿和胃，也可配伍藿香、佩兰芳香化湿；纳食减少，脘痞，舌红少苔者，可去肉苁蓉、巴戟天、小茴香，加天花粉、玉竹、麦冬、石斛、生谷芽、生麦芽养阴生津。

3. 痰浊蒙窍证

（1）抓主症：表情呆钝，智力衰退，或哭笑无常，喃喃自语，或终日无语，呆若木鸡。

（2）察次症：不思饮食，脘腹胀痛，痞满不适，口多涎沫，头重如裹。

（3）审舌脉：舌质淡，苔白腻，脉滑。

（4）择治法：豁痰开窍，健脾化浊。

（5）选方用药思路：由于久病多本虚标实，痰蒙清窍，多选用涤痰汤加减。本方重在豁痰开窍，兼以益气健脾，适用于痰浊蒙窍之痴呆。常用药如下，半夏、陈皮、茯苓、枳实、竹茹理气化痰，和胃降逆；制南星去胶结之顽痰；石菖蒲、远志、郁金开窍化浊；甘草、生姜补中和胃。

（6）据兼症化裁：脾虚明显者，加党参、白术、麦芽、砂仁等；头重如裹，哭笑无常，喃喃自语，口多涎沫者，重用陈皮、半夏、制南星，并加用莱菔子、全瓜蒌、浙贝母等化痰祛痰之品；痰浊化热，干扰清窍，舌质红，苔黄腻，脉滑数者，将制南星改用胆南星，并加瓜蒌、栀子、黄芩、天竺黄、竹沥。

4. 瘀血内阻证

（1）抓主症：表情迟钝，言语不利，善忘，易惊恐，或思维异常，行为古怪。

（2）察次症：伴肌肤甲错，口干不欲饮，双目晦暗。

（3）审舌脉：舌质暗或有瘀点瘀斑，脉弦涩。

（4）择治法：活血化瘀，开窍醒脑。

（5）选方用药思路：久病入血化瘀阻窍，选用通窍活血汤加减，本方活血化瘀，开窍醒脑，适用于瘀血阻滞脑脉，脑脉痹阻脑气所致的痴呆。方中麝香芳香开窍，并活血散结通络；当归、红花、桃仁、赤芍、川芎、丹参活血化瘀；葱白、生姜合石菖蒲、郁金以通阳宣窍。

（6）据兼证化裁：久病伴气血不足，加熟地、党参、黄芪；气虚血瘀为主者，宜补阳还五汤加减，药用黄芪、当归、党参、赤芍、地龙、川芎、桃仁、红花、水蛭、郁金、石菖蒲、远志；气滞血瘀为主者，宜用血府逐瘀汤加减。

六、中成药选用

如阿尔茨海默病多与髓海不足密切相关，一般可选用安神补脑液治疗；如肝肾阴虚可选用六味地黄丸治疗；痰浊阻窍可选用归脾丸治疗；瘀血阻窍型选用血府逐瘀胶囊治疗。

（1）安神补脑液：适用于髓海不足型痴呆。组成：鹿茸、制何首乌、淫羊藿、干姜、甘草、大枣。用法：口服，每次1支，每日2次。

（2）六味地黄丸：适用于肝肾阴虚型痴呆。组成：熟地、山萸肉、牡丹皮、山药、茯苓、泽泻。用法：口服，每次1丸，每日2次。

（3）归脾丸：适用于痰浊阻窍型痴呆。组成：党参、白术、黄芪、茯苓、远志、酸枣仁、龙眼肉、当归、木香、大枣、甘草。用法：口服，每次1丸，每日3次。

（4）血府逐瘀胶囊：适用于瘀血阻窍型痴呆。组成：桃仁、红花、赤芍、川芎、枳壳、柴胡、桔梗、当归、地黄、牛膝、甘草。用法：口服，每次6粒，每日2次。

七、单方验方

（一）心肝火邪证

方药组成：天麻10g，钩藤15g，白芍15g，珍珠母30g（先煎），生龙齿30g（先煎），莲子心6g，丹参20g，炒酸枣仁30g，三七粉3g（分冲），生甘草6g。在此基础上辨证加减，临床疗效确实。

（二）肾虚血瘀证

方药组成：丹参20g，茯苓16g，熟地黄、淫羊藿、地龙各15g，巴戟天、肉苁蓉、麦冬各12g，山茱萸、石斛、川芎、水蛭各10g，石菖蒲、远志各6g，五味子5g。

八、中医特色技术

针灸治疗阿尔茨海默病，取穴主要取头部穴位为主。

1. 醒脑开窍针法

取大椎穴，针尖沿大椎穴下间隙向前上方缓慢刺入，当患者有触电感或沉重感时立即将针拔出；再将针刺入人中穴，针尖达鼻中隔，施强刺激的雀啄手法 1 分钟，以眼眶流泪或湿润为度；百会穴施平补平泻手法；天柱穴施提插捻转手法；最后取内关、神门、三阴交、大钟、悬钟，施强刺激提插手法，行针 1 分钟。共留针 45 分钟，15 分钟行针 1 次，10 次为 1 个疗程。

2. 单针透刺法

取穴：水沟、百会、大椎、风池、内关透外关、太溪、悬钟，其中水沟、内关透外关用提插强刺激手法，太溪、悬钟、大椎用捻转补法，风池、百会用平补平泻手法，留针 20 分钟，出针后用艾条灸百会、大椎，每日 1 次，10 次为 1 个疗程。

九、各家发挥

（一）于致顺治疗经验

1. 顶区

从百会至前顶（或前顶至百会）及其向左、右各 1～2 寸的平行线。其直下有中央前回、中央后回、旁中央小叶及顶上小叶、顶下小叶的一部分。应用于此主要是治疗空间定位障碍、运动障碍、感觉障碍（包括感觉减退、感觉过敏及各种疼痛）、大小便障碍及瘫、狂、癫。

2. 额区

从百会至神庭（或神庭至百会）及其向左、右各 1～2 寸的平行线。其下为额叶的前部。主要应用于精神症状，包括记忆力减退、表情淡漠迟钝、缺乏自制、注意力不集中、智力障碍、性格改变、欣快易怒等，以及时间、地点、人物定向力障碍，睡眠障碍，瘫、狂、癫和其他神志变化。

（二）孙申田治疗经验

1. 情感一区即腹一区

（1）定位：患者平卧。本区共由三个穴位组成。剑突下 0.5 寸及其左右各旁开 1.0 寸的两个穴位。

（2）功能：解郁顺气，养心安神。

（3）主治：神志病如心情郁闷，失眠，多梦，健忘，癫病，强哭，强笑，以及各种神经证焦虑型、抑郁型、强迫型等。

（4）操作及手法：针尖向肚脐方向，斜刺入皮下，三针平行，施轻度手法捻转，必要时可以用电针刺激。

（5）附注：本区相当于大脑的额极。故针刺本区可以调节人的思维意识。针刺本区类似于头针的智三针。

2. 情感二区即腹八区

（1）定位：患者平卧。在脐的上下左右各 0.5 寸，共四个穴位。

（2）功能：解郁顺气，养心安神。

（3）主治：心情郁闷，失眠，多梦，健忘，强哭，强笑，小儿脑瘫及各种神经证焦虑型、抑郁型、强迫型等。

（4）操作及手法：于腹八区的四个穴位直刺一寸。不捻转，必要时可以用电针刺激。附

注：腹八区相当于头部的四神聪穴。

（三）高维滨治疗经验

1. 中医药治疗

中医理论认为，心主神明，痰浊内生，蒙蔽心窍；年老气虚，血运不畅，瘀血蔽窍；年老肾精亏虚，心肾不交，均可致神无所主，而致痴呆。

（1）治法 1：活血通窍。

方药：当归芍药散。当归、芍药、茯苓、白术、川芎、泽泻（20 世纪 80 年代末日本学者首次将其用于治疗阿尔茨海默病，取得初步疗效。试验标明该方可刺激中枢乙酰胆碱及其受体的合成，还可改善大鼠学习、记忆能力。用 Morris 水迷宫筛选出的阿尔茨海默病属鼠为动物模型，探索当归芍药散改良方治疗阿尔茨海默病鼠的疗效。结果显示，治疗组潜伏期、穿环次数和 T 象限游泳路径长度百分比均呈有意义的改善，提示其可提高阿尔茨海默病鼠空间学习记忆能力。乙酰胆碱能阳性纤维化研究表明，当归芍药散改良方尚可使胆碱能纤维数量增加，可能与改善空间记忆有关。临床上对患者漫游、多动、意志低下有效）。

（2）治法 2：化痰醒神。

方药：加味温胆汤。半夏、陈皮、甘草、枳实、竹茹、生姜、茯苓。在被动回避学习实验中，该方对前脑基底核破坏大鼠与东莨菪碱诱发记忆障碍大鼠的记忆保存能力降低具有改善效果，可激活中枢胆碱能神经系统，从而改善记忆保存能力。

（3）治法 3：补益精血。

方药：大补元煎。人参、熟地黄、枸杞子、当归、山茱萸、何首乌、黄芪、丹参。单味药研究：许多单味中药有着良好的益智作用，绝大多数属补益药的范畴，这些药能对抗理化因素所致记忆损害。中医临床上多从"心主藏神""肾主骨生髓""脑为髓海"等理论出发，宜用调补心肾、填精补髓的中药治疗智力减退诸症，如人参、鹿茸、何首乌、枸杞子、远志、酸枣仁等。芍药含有的芍药苷能改善由胆碱能神经异常而诱发的非空间性学习功能障碍。

2. 针灸治疗

（1）毫针疗法

1）取穴：采用近部取穴法，取四神聪透百会、风池、供血、曲差、本神。

2）操作：每日 1 次，每次 30 分钟，其间用捻转补法行针 3 次，6 日后休息 1 日。

风池、供血可以通过改善椎-基底动脉系统而改善脑部血流量，增加神经递质的释放，针刺四神聪、百会、曲差、本神等可以活化大脑皮质细胞，改善脑功能。

（2）头针疗法、项针疗法

1）取穴：情感区、晕听区、风池、翳明、供血、风府。

2）操作：每日 1 次，留针 30 分钟，其间行针 3 次，6 次后休息 1 日。

（3）水针疗法

1）取穴：风池、足三里。

2）操作：用胞磷胆碱，每穴注药 1ml，每日 1 次，10 次为 1 个疗程。

（4）点项针疗法

1）取穴：风池、供血。

2）操作：用两组导线分别连接同侧的风池、供血穴，正极在上，负极在下，选用疏波，每次 30 分钟，6 次后休息 1 日。

（冯秋菊）

第二节　血管性痴呆

血管性痴呆（vascular dementia，VD）是由一系列脑血管因素导致血管损害所引起痴呆的总称，是在智能获得充分发展后，由于脑血管事件的损害造成退化的结果。本病是老年痴呆中较为常见的一种类型，其中包括多发性梗死性痴呆（muli-infarct dementia，MID），脑血栓形成后痴呆等。偏身感觉减退（轻偏瘫，构音不清，共济失调，失语）和智能障碍（近事记忆力差，计算能力减退，判断推理困难）及情感的不稳定，易激惹为本病主要临床表现。

随着人口老龄化进程的加快及脑血管病发病率日趋增多，VD 亦呈明显增多的趋势。据欧美文献报道，60 岁以上人群中痴呆的患病率高达 16%～29%，VD 占 12%～37.2%。过去学术界曾认为中国是老年痴呆低发病率国家，在 2002 年第二届全国老年人痴呆症和抑郁症学术研讨会暨国际老年痴呆症学术研讨会上，5 份研究报告表明，中国也是老年痴呆症高发国家，对过去的观点提出了挑战。调查表明，我国 65 岁以上老年人中痴呆发病率为 3.9%，VD 占 68.5% 而居首位，患病率为 634/10 万。总之，VD 已成为我国主要的致残疾病之一，严重危害了患者的身心健康及生活质量，是 21 世纪脑科学时代的重要医学课题。

VD 属于中医学"痴呆"范畴，又称"呆病""文痴""健忘"。

一、临床诊断要点与鉴别诊断

VD 的诊断思路分三步。第一步：明确是否有痴呆，应注意患者的临床表现中是否有前述的早期痴呆症状，可同时行相关量表检测对患者进行评分。第二步：明确痴呆的发生是否与血管性因素有关，可进行影像学检查（CT 或 MRI）。第三步：排除其他原因的痴呆。

（一）血管性痴呆的诊断标准

美国国立神经系统疾病与卒中研究所和瑞士神经科学研究国际协会（NINDS/ARIEN clinical criteria for the diagnosis of vascular dementia，CCDVD）诊断标准自 1993 年发表至今，是较公认的国际标准。

NINDS-ARIEN 诊断标准要求确定 VD 的 3 个主要因素是痴呆综合征、脑血管疾病和两者之间的关系。痴呆综合征被定义为从以前较高的智能水平而发生的认知衰退，表现为记忆和至少 ≥2 种认知领域的损害。这些领域包括定向力、注意力、语言、视空间功能、执行能力、运动控制和行为。这些损害应该严重到至少一定程度上妨碍了日常生活，并且与卒中单独引起的身体反应不同。脑血管疾病通常由与卒中有关的神经检查发现的局部体征和脑影像学发现的相关脑血管病证据来证明，无论有无卒中史。该标准认为 VD 是由缺血性卒中、出血性卒中或缺血-缺氧脑损伤引起的复合性疾病。标准包括临床诊断的不同层次，即可能、可考虑和肯定 3 个等级，具体如下：

1. 可能 VD 的诊断标准

（1）痴呆：认知功能较以往减退，表现为记忆力损害及≥2 项认知领域内的功能损害。

最好由临床和神经心理测试确定。这些功能缺陷足以影响患者日常生活，而不是单纯由卒中所致的躯体障碍引起。排除标准：有意识障碍、谵妄、精神病、重度失语、明显感觉运动损害，但无神经心理测验证据的病例，且排除其他能引起记忆、认知功能障碍的系统性疾病（如阿尔茨海默病）和其他脑部疾病。

（2）脑血管病：神经病学检查有局灶性体征，如偏瘫、中枢性面瘫、巴宾斯基征、感觉缺失、偏盲、构音障碍等，与卒中一致（不管有无卒中史）。脑部影像学检查（CT 或 MRI）有相关脑血管疾病的证据，包括多发性大血管卒中，或单发性重要区域内梗死（角回、丘脑、前脑基底部、前脑动脉和后脑动脉的供血区域），多发性基底神经节和白质内腔隙性病灶，以及广泛性脑室周围缺血性白质损害，或上述病变并存。

（3）以上两个疾病诊断具相关性，至少有下列 1 种表现：痴呆表现发生在卒中后 3 个月；有突发的认知功能恶化，或波动性、阶段性进展的认知功能缺损。

临床特征与可能 VD 一致的情况有：①早期的步态不稳（小步态、共济失调步态或帕金森步态）；②有不稳定的、频发的、原因不明的跌倒情况；③早期有不能用泌尿系统疾病解释的尿频、尿急和其他尿路症状；④假性球麻痹；⑤人格改变，情感淡漠，抑郁，情感失禁，其他皮层下缺损症状，如精神运动迟缓和执行功能异常。

2. 可考虑 VD 的诊断标准

存在痴呆并有局灶性神经体征，但没有脑影像学检查上的脑血管病发现；或痴呆和卒中之间缺乏明显的短暂联系；或虽有脑血管病存在，但缓慢起病，病程特征不符（没有平台期及改善期）。

3. 肯定 VD 的诊断标准

①临床上符合可能 VD；②组织病理学检查（活检或尸解）证实 VD；③没有超过年龄限定数目的神经纤维缠结和老年斑；④没有其他引起痴呆的临床和病理的疾病。

4. 排除 VD 诊断的特征

（1）早期表现为记忆缺损，渐进性加重，同时伴其他认知功能的损害，如语言（经皮层的感觉性失语）、运动技巧（失用）、感知觉（失认）方面的损害，且没有相关的脑影像学检查上的局灶性损害。

（2）除认知功能损害外，没有局灶性神经体征。

（3）脑 CT 或 MRI 上无血管性病灶。

由于 VD 患者认知功能障碍、情感障碍、人格障碍及社会活动能力下降，给患者、家庭及社会带来了巨大的精神、肉体及经济负担。尽管退行性痴呆在目前尚无有效的治疗，而 VD 却存在着预防的可能。因此更应重视有血管因素，有痴呆症状而无明确脑卒中史的患者。一旦患者的临床表现中出现前述早期症状，即应引起重视，可同时进行相关神经心理测试及脑部影像学检查，以发现相关的脑血管病证据，便于及早发现和治疗轻度 VD 患者。简易智能状态量表（mini-mentalstateexamination，MMSE）是到目前为止应用最广的筛选痴呆的最常用量表，国内研究认为 MMSE 是筛选早期痴呆的敏感方法（表 10-3）。此表总分值 30 分，10 分钟内做完。

评分结果：文盲者≤17 分为痴呆，小学文化者≤20 分为痴呆，中学文化者≤22 分为痴呆，大学文化者≤23 分为痴呆。

表 10-3　简易智能状态量表（MMSE）

				积分
1. 今年是哪一年？				1
现在是什么季节？				1
现在是几月份？				1
今天是几号？				1
今天是星期几？				1
2. 咱们现在是在哪个城市？				1
咱们现在是在哪个区？				1
咱们现在是在什么街？				1
现在是在哪个医院？				1
这里是第几层楼？				1
3. 告诉您三样东西，我说完后，请您重复一遍。树、钟、汽车。（各 1 分，共 3 分）。	3		2	1
4. 100-7=? 连续 5 次。（各 1 分，共 5 分）	5　4		3　2	1
5. 现在请您说出我刚才让您记住的那些东西。（各 1 分，共 5 分）			3　2	1
6. （出示手表）这个东西叫什么？				1
（出示钢笔）这个东西叫什么？				1
7. 请您跟我说"瑞雪兆丰年"。				1
8. 我给您一张纸，请按照我说的去做，现在开始"用右手拿着这张纸，用两只手把它对折起来，放在您的右腿上"。（每项 1 分，共 3 分）			3　2	1
9. 请您念这句话，并按照上面的意思去做：闭上您的眼睛。				1
10. 请您给我一个完整的句子。（不可以写名字）				1
11. （出示图案）请您按照这个样子画下来				1

痴呆程度评定：MMSE 得分 18～24 分为轻度痴呆；16～17 分为中度痴呆；≤15 分为重度痴呆。

（二）鉴别诊断

1. 阿尔茨海默病

阿尔茨海默病（AD）为慢性进行性脑变性所致的痴呆，确切病因未明。显微镜下病理学特点为老年斑、神经纤维缠结及神经元颗粒空泡样变性。临床表现为隐袭起病，进行性发展，起病后 2～3 年发展为严重痴呆，诊断需排除所有特定病因所致的痴呆。

AD 可与 VD 并存，当 AD 的临床表现和病史中附加血管病发作时诊断即告成立。若脑血管病先于 AD 出现时，后者的临床诊断就难以成立。

AD 和 VD 早期症状鉴别比较容易，到了晚期鉴别比较困难，特别有少数患者为 AD 与 VD 两者混合（即混合性痴呆），鉴别诊断尤有困难。但是一般仍然可从以下几方面进行鉴别：

（1）病史：VD 常有高血压、脑血管疾病等病史。AD 常无特殊病史。

（2）发病过程：AD 发病极慢，为潜隐性；VD 呈急性或亚急性发病，也有缓慢起病者。

尤其是卒中发作时症状明显加重，病程呈波动性、阶梯性恶化。

（3）早期症状：AD 早期无明显自觉症状，而 VD 早期自觉症状明显，如头痛、眩晕、手足发麻、记忆力下降、失眠等，且多伴有焦虑或抑郁心境。

（4）精神症状：AD 对记忆力下降及智力损伤无认识能力，而 VD 有自知力存在，知道自己记忆力下降，有的患者为此而焦虑或抑郁。且判断力、理解力和抽象概括能力，接待及处理事物的礼仪习惯及人格均能较长期保持良好状态；AD 患者一般多有情感淡漠或欣快，而 VD 早期多为情感脆弱，情绪不稳或低落；晚期表现出情感失控，出现强制性哭笑。有的患者出现幻觉、妄想状态。

（5）神经系统症状及体征：AD 早期往往无神经系统局限症状及体征，病情进展之后可出现肌萎缩、肌阵挛等，较少出现局灶症状；VD 早期可因不同的病变部位出现不同的局灶症状和体征。

（6）合并症：AD 一般无特殊合并的疾患，有的尚有其他器官衰老的表现，如见角膜老年环明显、白内障、皮肤老年斑等；而 VD 则多数合并高血压、糖尿病、高脂血症、冠心病、动脉硬化等症。

（7）影像学检查（CT 或 MRI）：AD 的影像学检查为对称性脑沟变宽和脑室腔扩大。初期可无明显改变，随病情进行而显著；VD 的影像学检查有脑血管疾病的证据，如可见多发的基底核区和白质内的腔隙性病灶，重要区域内梗死等，在 Binswanger 型脑病可见脑室扩大，脑室周围白质低密度区。

辅助鉴别：目前临床上广泛应用 Hachinski 缺血评分量表（表 10-4），由 13 项组成，总分相加，AD 总分≤4 分，VD 总分≥7 分，5~6 分为混合性痴呆。

表 10-4　Hachinski 缺血评分量表（HIS）

项目	评分
突然发病	2
阶梯式恶化	1
波动性病程	2
夜间谵妄	1
人格相对保留	1
抑郁症状	1
躯体主诉	1
情感失控	1
高血压病史	1
卒中病史	2
动脉粥样硬化证据	1
局灶性神经症状	2
局灶性神经体征	2

2. 谵妄

谵妄是指急性发作的短暂的器质性精神错乱综合征。谵妄的精神和行为症状是由广泛躯体疾病导致的脑功能障碍的非特异性反应。谵妄与痴呆都常见于老年人，都以认知功能损害为主要表现，不同的是谵妄是一种短暂的认知和注意全面障碍，而痴呆的认知障碍常常呈持续性和进行性加重。

谵妄过程中发生的认知缺损不能诊断痴呆。当非谵妄状态时出现痴呆时可以进行痴呆和谵妄的双重诊断。

据报道，住院痴呆患者出现谵妄者可达 40%，而 41%的谵妄患者以痴呆为结局。他们的谵妄若得不到治疗，其死亡率将会增加。而将谵妄误诊为痴呆者占 2%～4%，因此两者的鉴别十分重要。谵妄与痴呆的鉴别要点见表 10-5。

表 10-5　谵妄与痴呆的鉴别诊断

特征	谵妄	痴呆
发病	急性发作，通常夜间发病	隐匿起病
病程	波动、伴白天简短清醒，夜间加重	白天的病程稳定
病期	数小时至数周	数月或数年
意识	低下	清晰
警觉	异常低或高	通常正常
注意	有损害，引起注意力分散；在白天的病情中有波动	相比较而言无影响
定向	通常时间定向有损害；对不熟悉的地点和人物有弄错的倾向	在晚期阶段有损害
短期（工作）记忆	总是有损害	在早期阶段正常
零星记忆	损害	损害
思维	混乱、妄想	贫乏
知觉	错觉和幻觉，通常为视幻觉且常见	在早期阶段无，晚期常见
语言	语无伦次，犹豫，慢或快	组词困难
睡眠-觉醒周期	总是破坏	通常正常

3. 良性衰老性健忘

良性衰老性健忘是指老年人随年龄增加而出现的稳定的记忆减退，属于正常衰老的范畴。就痴呆与良性衰老性健忘的鉴别而言，痴呆晚期较容易，难点在痴呆早期。如前所述，痴呆的主要症状不仅有记忆障碍，不少伴有逐渐加重的智力障碍，甚至各种精神病性症状，如妄想或情感、意志和行为障碍等，常在晚期时有明显的人格改变及行为紊乱，生活不能自理，饮食起居常常需要他人照顾。正规神经心理学评估表明，多项认知功能存在异常，日常生活及活动能力下降。

良性衰老性健忘除了记忆力下降外，并无智力障碍，更无精神病性症状及定向力障碍，如无躯体疾病，生活可自理，行为活动常可保持正常。正规的神经心理学检查表明即刻记忆（注意力）正常，记忆新知识能力（近记忆）正常或稍减退，但经提示可改善。

仅就记忆障碍而言，痴呆的记忆障碍，常常在晚期发生完全性的记忆丧失，不记得刚刚发生的事情。良性衰老性健忘的特点是记得发生了这件事，但部分内容回忆不起来，为部分性的记忆力下降，常常在提醒后可以回忆起来。痴呆在发生远记忆障碍后常可出现错构或虚构，良性健忘的老年人无此症状。痴呆是脑部疾病的表现，进行神经系统检查及实验室检查和头颅 CT 或 MRI 等，多数可有阳性发现；良性健忘多数各项检查均为正常范围，可加以鉴别。

二、审析病因病机

（一）髓海不足

人至老年，机体各项生理功能自然衰退，气血不足，脑神失养，故渐至痴呆。《灵枢·天年》认为老年人思维记忆较差："八十岁，肺气衰，魄离，故言善误矣。"王清任在《医林改错》中有"灵性记忆在脑，高年无记忆者，脑髓渐空"的记载。张锡纯也在《医学衷中参西录》中云："人之脑髓空者……甚或突然昏厥，知觉运动俱废。"吕光荣指出"脑髓失充，灵机失用"是该病发生的病理基础，其机制在于气血亏虚，阴阳不调，五脏失和，是精神、情志失调共同作用而发病。

（二）肾精亏虚

肾精亏虚是痴呆的病源所在。肾藏精，主骨生髓，又与脑息息相关。《灵枢·经脉》曰："人始生，先成精，精成而脑髓生。"老年人肾精亏虚，无以充盈脑髓，髓海渐空，故临床智能障碍和性格改变不难见到。《医学心悟》中也有记载："肾主智，肾虚则智不足。"《辨证录·健忘门》曰："人有老年而健忘者，近事多无记忆，虽人述其前事，尤若茫然，此真健忘之极也，人以为心血之涸，谁知是肾水之竭乎。"《灵枢·海论》言："肾精不足，则志气衰，不能上通于心，故迷惑善忘也。"基于此，许多医家在肾虚是痴呆的病因这一点上达成共识。

（三）瘀血内阻

老年人年高体衰，气机郁滞不畅，从而导致孙络、浮络不通，脉涩血瘀。颜德馨提出血瘀与痴呆的关系十分密切，他根据"脑髓纯者灵，杂者钝"的病机提出："清灵之府因瘀而不能与脏气相接，脑失所养，遂致杂者钝而发病。"黄志雄认为，MID（血管性痴呆最常见的证型）主要的病因病机是气虚血瘀。"气主煦之，血主濡之"，气旺血行，髓海得充，脑得所养，则神识安泰，记忆清灵；气虚无力运血，血流动力减弱，瘀滞不行。此外现代研究表明，气虚使血管弹性减弱，管腔变窄，血流受阻，局部脑组织细胞缺血、缺氧、变性，引起脑功能受损，头脑失聪。王清任云："气血瘀滞……脑气与脏腑之气不通，如同做梦一样。"明确说明瘀血可以看作是与痴呆密切相关的因素之一。

（四）痰浊闭窍

张介宾云："上焦不治则水泛高源，中焦不治则水留中脘，下焦不治则水乱二便。"前贤有"治呆无奇法，治痰即治呆"之说。这些都说明痰浊和痴呆有着密不可分的关系。年老病久之人，肺脾肾三脏虚衰，三焦失司，水湿留而为痰饮，痰饮上犯，蒙蔽清灵之窍，见神志不清，表情呆板迟钝，反应缓慢，气短乏力，口多痰涎，不思水谷等痴呆之相。故许多医家认为痰浊阻窍是本病主要的发病原因。脾主运化，为生痰之源。年老之后，脾气渐衰，若饮食不节，或思虑过度，均可致脾失健运，湿痰内生，上蒙清窍，精华气血不得流行，诸窍失聪矣。陈士铎将呆病形成机制归为肝郁克脾不化痰，肾水被制不消痰。《辨证录·呆病门》载："大约其始也，起于肝气之郁，其终也，由胃气之衰，肝郁则木克土而痰不能化，胃衰则土不能治水而痰不能消……使神明不清而成痴呆。"多种发病因素中胆的异常与痰的作祟显得尤为重要。胆气不足，痰浊阻窍；胆火炽盛，痰热上扰均可导致痴呆的发生。储军认为本病病理关键是衰老性气、痰、瘀同病。衰则气弱，进一步发展为气机阻滞，不能推动津液运行，津聚为痰；气滞进而可导致血瘀，如此气滞、痰凝、血瘀阻于脑窍，且互为因果，影响神志，使智能障碍呈阶梯样进行性加重。

（五）阴阳失衡

本病多因年老体虚，肝阴不足，阴虚阳亢，加之禀性急躁易怒，肝气郁滞不畅，气机上逆为病。肝阳之邪直冲脑脉，损伤脑络所致。心主神明，精神所舍。随着肾中阴精耗损，肾阴无以上济心火，心火亢盛，扰乱神明，以致出现智力减退。王永炎则指出本病与中风病有共同体质因素，两者发病机理密切相关，均由阴阳失衡所致。杨甲三则认为生、长、壮、老是生命的自然过程。决定这一过程的是肾中精气。肾藏精，化元气，涵阴阳，一旦阴阳失衡，其他脏腑阴阳随之失调，或生风生火，耗伤肾水；或脾肾阳虚，化生痰瘀，如此风、火、痰、瘀交互为患，上犯脑髓，闭阻脑络，脑失其清灵之性，发为痴呆。

（六）颅脑水瘀

各种原因引起血瘀于脑络，络脉瘀阻，血中津液外渗，化为水浊，而致水瘀互阻于颅内，孙景波等认为颅脑水瘀证是血管性痴呆的病机关键。脑窍贵在清灵通畅，一旦脏腑气血阴阳失调，风、火、痰、瘀上犯于脑，邪害空窍，气血上逆，则导致脑络瘀塞。血不利则为水，从而形成水、瘀两种病理因素，两者互相交结，扰乱神明。此外瘀血不祛，则新血不生。脑络为瘀浊所阻，则脑神失养，元神失主。

（七）发于中风

杨三甲认为中风痴呆以中风为因，痴呆为果。中风痴呆与西医所述 MID 颇多契合。血管性痴呆多继发于起病急骤，变化迅速，症见多端的中风之后。有医家将神志痴呆与传统认识中的中风后遗症即半身不遂、口眼㖞斜、语言不利并列为中风四大后遗症之一。他们认为，自中风之始就潜藏着发为痴呆的隐患。"心火暴甚""正气自虚""痰湿生热""水不涵木，内风时起"等都是中风发展及演变为痴呆的病理基础。

三、明确辨证要点

辨虚实：本病乃本虚标实之证，临床上以虚实夹杂者多见。无论为虚为实，都能导致髓减脑消，脏腑功能失调，因而辨证时需分清虚实。血管性痴呆属虚者，临床主要以神气不足，面色失荣，形体消瘦，言行迟弱为特征，可分为髓海不足、肝肾亏虚、脾肾两虚等证。血管性痴呆属实者，除见智慧减退，表情反应呆钝外，临床还可见因浊实之邪蒙神扰窍而引起情志、性格方面或亢奋或抑制的明显改变，以及痰浊、瘀血、风火等诸实邪引起的相应症候。血管性痴呆虚实夹杂者多见，或以正虚为主，兼有实邪，或以邪实为主，兼有正虚。

四、确立治疗方略

本病治疗当以开郁逐痰、活血通窍、平肝泻火治其标；补虚扶正，充髓养脑治其本。为加强滋补作用，常加血肉有情之品。治疗时宜在扶正补虚、填补肾精的同时，注意培补后天脾胃，以冀脑髓得充，化源得滋。同时，须注意补虚切忌滋腻太过，以免滋腻损伤脾胃，酿生痰浊。另外，在药物治疗的同时，移情易性，智力和功能训练与锻炼亦不可轻视。

五、辨证论治

1. 髓海不足证
（1）抓主症：智能减退，记忆力、计算力、定向力明显减退，神情呆钝，词不达意。
（2）察次症：头晕耳鸣，懈惰思卧，齿枯发焦，腰酸骨软，步履艰难。
（3）审舌脉：舌瘦色淡，苔薄白，脉沉细弱。
（4）择治法：补肾益髓，填精养神。
（5）选方用药思路：由于先天禀赋不足，后天髓海失养导致髓海不足，选用七福饮加减。本方益气养血，滋阴补肾，兼有化痰宣窍之功，适用于肝肾精血亏虚，髓海不足之痴呆。常用药有如下：熟地滋阴补肾；鹿角胶、龟板胶、阿胶、紫河车、猪骨髓补髓填精；当归养血补肝；人参、白术、炙甘草益气健脾；石菖蒲、远志、杏仁宣窍化痰。
（6）据兼症化裁：肝肾阴虚，年老智能减退，腰膝酸软，头晕耳鸣者，可去人参、白术、紫河车、鹿角胶，加怀牛膝、生地、枸杞子、女贞子、制何首乌；兼肾阳亏虚，症见面色无华，形寒肢冷，口中流涎，舌淡者，加熟附片、巴戟天、益智仁、淫羊藿、肉苁蓉等。

2. 脾肾两虚证
（1）抓主症：表情呆滞，沉默寡言，记忆减退，失认失算，口吃含糊，词不达意。
（2）察次症：腰膝酸软，肌肉萎缩，食少纳呆，气短懒言，口涎外溢，或四肢不温，腹痛喜按，鸡鸣泄泻。
（3）审舌脉：舌质淡白，舌体胖大，苔白，或舌红，苔少或无苔，脉沉细弱，双尺尤甚。
（4）择治法：补肾健脾，益气生精。
（5）选方用药思路：由于先天之本和后天之本禀赋不足导致，宜选用还少丹加减。本方既能益气健脾，又能补肾益精，适用于脾肾两虚，气血不足，肾精亏虚，髓海失养，而致痴呆之证。常用药如下：熟地、枸杞子、山萸肉滋阴补肾；肉苁蓉、巴戟天、小茴香助命火，补肾气；杜仲、怀牛膝、楮实子补益肝肾；党参、白术、茯苓、山药、大枣益气健脾；石菖蒲、远志、五味子宣窍安神。
（6）据兼证化裁：肌肉萎缩，气短乏力较甚者，可加紫河车、阿胶、续断、何首乌、黄芪等益气补肾；食少纳呆，头重如裹，时吐痰涎，头晕时作，舌苔腻者，酌减滋肾之品，加陈皮、半夏、生薏仁、白蔻仁健脾化湿和胃，也可配伍藿香、佩兰芳香化湿；纳食减少，脘痞，舌红少苔者，可去肉苁蓉、巴戟天、小茴香，加天花粉、玉竹、麦冬、石斛、生谷芽、生麦芽养阴生津。

3. 痰浊蒙窍证
（1）抓主症：表情呆钝，智力衰退，或哭笑无常，喃喃自语，或终日无语，呆若木鸡。

（2）察次症：不思饮食，脘腹胀痛，痞满不适，口多涎沫，头重如裹。

（3）审舌脉：舌质淡，苔白腻，脉滑。

（4）择治法：豁痰开窍，健脾化浊。

（5）选方用药思路：由于久病多本虚标实，痰蒙清窍，多选用涤痰汤加减。本方重在豁痰开窍，兼以益气健脾，适用于痰浊蒙窍之痴呆。常用半夏、陈皮、茯苓、枳实、竹茹理气化痰，和胃降逆；制南星去胶结之顽痰；石菖蒲、远志、郁金开窍化浊；甘草、生姜补中和胃。

（6）据兼症化裁：脾虚明显者，加党参、白术、麦芽、砂仁等；头重如裹，哭笑无常，喃喃自语，口多涎沫者，重用陈皮、半夏、制南星，并加用莱菔子、全瓜蒌、浙贝母等化痰祛痰之品；痰浊化热，干扰清窍，舌质红，苔黄腻，脉滑数者，将制南星改用胆南星，并加瓜蒌、栀子、黄芩、天竺黄、竹沥。

4. 瘀血内阻证

（1）抓主症：表情迟钝，言语不利，善忘，易惊恐，或思维异常，行为古怪。

（2）察次症：肌肤甲错，口干不欲饮，双目晦暗。

（3）审舌脉：舌质暗或有瘀点瘀斑，脉弦涩。

（4）择治法：活血化瘀，开窍醒脑。

（5）选方用药思路：久病入血化瘀阻窍，选用通窍活血汤加减。本方活血化瘀，开窍醒脑，适用于瘀血阻滞脑脉，脑脉痹阻脑气所致的痴呆。常用麝香芳香开窍，并活血散结通络；当归、红花、桃仁、赤芍、川芎、丹参活血化瘀；葱白、生姜合石菖蒲、郁金以通阳宣窍。

（6）据兼症化裁：久病伴气血不足，加熟地、党参、黄芪；气虚血瘀为主者，宜补阳还五汤加减，药用黄芪、当归、党参、赤芍、地龙、川芎、桃仁、红花、水蛭、郁金、石菖蒲、远志；气滞血瘀为主者，宜用血府逐瘀汤加减。

六、中成药选用

（1）聪智颗粒剂：适用于脾肾两虚兼痰瘀阻窍型。组成：制何首乌、黄芪、当归、女贞子、锁阳、远志、葛根、石菖蒲。用法：温开水冲服，每次1包，每日3次。

（2）参七颗粒：适用于瘀阻脑络型痴呆。组成：丹参、三七、黄芪、何首乌、冰片、甘草。用法：温开水冲服，每次1包，每日2次。

（3）益脑增智胶囊：适用于痰瘀阻窍型。组成：丹参、海藻、银杏叶、胆南星、川芎、绞股蓝、肉苁蓉、石菖蒲、三七。用法：口服，每次3粒，每日3次。

（4）天智颗粒：适用于肝阳上亢型。组成：天麻、钩藤、石决明、杜仲、桑寄生、茯神、首乌藤、槐花、栀子、黄芩、川牛膝、益母草。用法：温开水冲服，每次1袋，每日3次。

七、单方验方

（一）人参单味药治疗血管性痴呆

使用方法：治疗一般使用白参（生晒参），畏冷的用红参，一般从小剂量开始，让人体有一个适应和耐受过程。人参对人体的作用是全方位的，能强心，促进造血，增强脑功能、免疫功能、内分泌功能，提高白蛋白，促进睡眠，降低血糖，抗氧化和抗应激作用，故长期服用人参的老年人健康长寿的居多。

（二）健脑愈痴汤

用红参、天麻、紫河车、当归、葛根、川芎、石菖蒲、胆南星、熟地黄、水蛭、桃仁、红花、丹参等治疗各种类型血管性痴呆。

八、中医特色技术

（一）电针治疗

治疗方法：主穴：四神聪、本神（双侧）、百会、风池（双侧）。配穴：心肝火盛取太冲、行间、少府（均双侧）；气滞血瘀取合谷、血海（均双侧）；痰浊阻窍加足三里（双侧）、丰隆（双侧）、人中；髓海不足加太溪（双侧）、绝骨（双侧）、大椎；肝肾不足加肝俞、肾俞、命门（均双侧）；脾肾两虚加脾俞、肾俞、足三里（均双侧）。同时口眼㖞斜取地仓透颊车、下关、迎香（均患侧）、合谷（健侧）；半身不遂取肩髃、曲池、手三里、外关、合谷、环跳、阳陵泉、足三里（均取患侧）。操作：采用疏密波，频率 14～16Hz，刺激量以患者能耐受为度，每次 30 分钟，余穴平补平泻。电针组均由相同医师在每日上午 9:00～11:00 进行治疗，每日 1 次，每 5 日，休息 2 日，再继续治疗，疗程为 4 周。

（二）头针疗法

经颅重复刺激法，取百会穴补益正气，扶正固本；取运用区，顶骨结节引一条垂直线和与该线夹角为 40°的前后两条线，主要治疗痴呆引起的失用证。手法是针灸获得疗效的关键，熟练地快速捻转使其达到一定的刺激强度和刺激量，使针刺信号透过高阻抗颅骨作用于大脑皮质，调节神经递质和脑循环障碍，改善脑功能。其余穴位根据穴位特异性、脏腑辨证关系进行选穴。

（三）针药结合疗法

选穴：人中、四神聪、神庭、本神、足三里、太溪、悬钟、百会、大椎、命门、肝俞、肾俞。两组穴位交替使用，采用自拟复元汤（鹿茸、菟丝子、黄精、枸杞子、黄芪、益智仁、丹参等）。

（四）穴位注射疗法

取百会、风池（双侧），常规消毒，采用麝香注射液穴位注射。

九、各家发挥

高维滨针药治疗经验详述如下。

1. 针灸

（1）取穴：风池、供血、百会、四神聪、神庭、头维、曲差。治疗时间为 6 周，每周治疗6日，休息1日。

（2）操作：①电项针：风池、供血（风池下1.5寸，平下口唇处）直刺1.0～1.5寸，待针刺得气后接通电针，每组导线上下相连，正极在上，负极在下，选用疏波，电流由小到大，使患者后颈部肌肉微微跳动为宜，设定通电时间为30分钟。②头针：采用1.5寸毫针沿头皮刺入百会、四神聪、神庭、头维、曲差等穴，针体与头皮成15°～30°角，刺入皮下或帽状腱膜下层，进针深度约1寸。留针30分钟，期间行针两次。

2. 中药

黄连解毒汤。黄连、黄柏、黄芩、栀子。

药理分析：黄连解毒汤：慢性脑梗死小鼠长期饲喂黄连解毒汤，有增加脑血流的作用，特别是增加缺血边缘的血流，有缩小梗死灶的作用。由于黄连解毒汤增强脑血流量尤其是海马区的血流量，故可有改善记忆障碍，临床用于脑血管痴呆亦取得较好疗效。主要对失眠、兴奋不安、行为异常有效。

（费　双）

第十一章　重症肌无力

重症肌无力（myasthenia gravis，MG）是由乙酰胆碱受体抗体介导、细胞免疫依赖、补体参与，主要累及神经肌肉接头突触后膜乙酰胆碱受体的获得性自身免疫性疾病。MG 在各年龄段均可发病，在 40 岁前，女性发病率高于男性，而在 40～50 岁男女发病率相当，在超过 50 岁以后，男性发病率略高于女性。MG 平均发病率约为 7.40/（10 万人·年）；其中女性发病率占 7.14/（10 万人·年）；男性约为 7.66/（10 万人·年）。临床特征为受累骨骼肌易于疲劳，并在活动后加重，经休息和服用胆碱酯酶抑制剂（cholinesterase inhibitors，ChEI）后症状减轻或缓解。

重症肌无力属于中医学"痿证"范畴，亦称"痿蹙""睢目""睑废""头倾""大气下陷"等。

一、临床诊断要点与鉴别诊断

（一）诊断标准

1.临床特征

（1）受累骨骼肌病态疲劳，全身骨骼肌均可受累，多以脑神经支配的肌肉最先受累。肌无力常从一组肌群开始，范围逐步扩大。以眼外肌受累最常见，肌无力症状晨轻暮重，持续活动后加重，经休息后缓解。

（2）重症肌无力危象：指突然发生呼吸肌及吞咽肌严重无力，出现呼吸麻痹，需用呼吸机辅助通气，心肌也可受累，是致死的主要原因。诱发因素包括呼吸道感染、手术、精神紧张、全身疾病等。

1）肌无力危象（myasthenic crisis）：为最常见的危象，即新斯的明不足危象，是疾病本身发展所致，常因感染、创伤、药物减量引起，呼吸肌麻痹，咳痰吞咽无力而危及生命。

2）胆碱能危象（cholinergic crisis）：少见，多由于抗胆碱酯酶药物过量引起，除上述肌无力危象外尚有乙酰胆碱蓄积过多症状：毒蕈碱样中毒（恶心，呕吐，腹泻，腹痛，瞳孔小，多汗，流涎，气管分泌物多，心率慢）、烟碱样中毒症状（肌肉震颤，痉挛，紧缩感）、中枢神经异常症状（焦虑，失眠，精神错乱抽搐等）（表 11-1）。

表 11-1 肌无力危象和胆碱能危象的鉴别诊断

危象类型	心率	肌肉	瞳孔	皮肤	腺体分泌	新斯的明试验
肌无力危象	心率过速	肌肉无力	正常或变大	苍白、可伴发凉	正常	肌无力症状改善
胆碱能危象	心率过缓	肌肉无力和肌束震颤	缩小	潮红、温暖	增强	肌无力症状加重

3）反拗危象（brittle crisis）：主要见于严重全身型 MG 患者，常因胸腺手术、感染、电解质紊乱等病因引起。药物剂量未变，但突然失效。检查无胆碱能不良反应征象，腾喜龙试验无变化。

2. 药理学特征

新斯的明（neostigmine）0.5～1mg 肌内注射，20 分钟后肌无力症状明显减轻者为阳性。

3. 电生理学特征

（1）重复神经电刺激（repeating nerve electric stimulation，RNES）：对四肢肌肉支配神经应用低频（3～5Hz）或高频（10Hz 以上）刺激，都能使动作电位幅度很快降低 10%以上者为阳性。

（2）单纤维肌电图（single fiber electromyography，SPEMG）：是用特殊的单纤维针电极通过测定"颤抖（Jitter）"研究神经-肌肉接头的功能。MG 患者的颤抖增宽，严重时出现阻滞，是当前诊断 MG 最为敏感的电生理手段，检测的阳性率，全身型为 77%～100%，眼肌型为 20%～67%。

4. 血清学特征

血清学特征可检测到血中 AChRab 或抗-MuSK 抗体。

5. 胸腺 CT、MRI 检查

胸腺 CT、MRI 检查可发现胸腺增生和肥大。

在 MG 临床特征的基础上，具备药理学特征和（或）神经电生理学，以及血清学特征，可确定诊断。

（二）临床分型

1. 成年型（改良 Osserman 氏分型）

Ⅰ型：眼肌型，病变仅局限于眼外肌，两年之内其他肌群不受累。

Ⅱ型：全身型，有一组以上肌群受累。

ⅡA 型（轻度全身型）：四肢肌群轻度受累，伴或不伴眼外肌受累，通常无咀嚼、吞咽和构音障碍，生活能自理。

ⅡB 型（中度全身型）：四肢肌群中度受累，伴或不伴眼外肌受累，通常有咀嚼、吞咽和构音困难，生活自理困难。

Ⅲ型（重度激进型）：起病急、进展快，发病数周或数月内即可累及咽喉肌，半年内累及呼吸肌，伴或不伴眼外肌受累，生活不能自理。

Ⅳ型（迟发重度型）：隐袭起病，缓慢进展，开始表现为Ⅰ、ⅡA、ⅡB 型，两年内逐渐发展至累及呼吸肌。

Ⅴ型（肌萎缩型）：起病半年内可出现骨骼肌萎缩。

2. 儿童型

短暂新生儿 MG 为一种特殊类型。女性患者，无论病情轻重，所生婴儿约有 10%出现短暂全身软弱、哭声微弱、吸吮无力、上睑下垂，严重者有呼吸困难。经救治后，可在 1 周～3 个月内痊愈，多因 MG 患者母体的 AChRab 经胎盘输入婴儿所致。

（三）鉴别诊断

1. 眼肌型 MG

眼肌型 MG 常与 Miller-Fisher 综合征、Meige 综合征、Graves 眼病、脑干病变等病症进行鉴别，见表 11-2。

表 11-2　眼肌型 MG 鉴别诊断

病名	病因及临床表现	实验室检查			
		新斯的明试验	AChRab 检测	电生理检测	其他
Miller-Fisher 综合征	属于 Guillain-Barré 综合征变异型，表现为急性眼外肌麻痹，共济失调及腱反射消失	（-）	（-）	周围神经传导速度减慢	脑脊液蛋白-细胞分离现象；抗神经节苷脂 GQ1b 抗体阳性
Meige 综合征	属于锥体外系疾病，表现为单侧或双侧眼睑痉挛、眼裂缩小，伴有面、下颌和舌肌非节律性强直性痉挛	（-）	（-）	正常	服用多巴胺受体拮抗剂和局部注射 A 型肉毒毒素治疗有效
Graves 眼病	属自身免疫性甲状腺病，表现为限制性眼外肌无力、眼睑退缩不伴眼睑下垂	（-）	（-）	正常	眼眶 CT 显示眼外肌肿胀；甲状腺功能亢进或减退；抗 TSH 受体抗体（TR-Ab）阳性或滴度高于临界值
脑干病变	眼外肌麻痹可伴有相应的中枢神经系统症状和体征	（-）	（-）	脑干诱发电位可有异常	头颅 MRI 检查有助于诊断

2. 全身型 MG

全身型 MG 常与 Lambert-Eaton 综合征（LEMS）、Guillain-Barré综合征、肉毒杆菌中毒、肌营养不良症、多发性肌炎等相鉴别见表 11-3。

表 11-3　全身型 MG 鉴别诊断

病名	病因及临床表现	实验室检查			
		新斯的明试验	AChRab 检测	电生理检测	其他
Lambert-Eaton 综合征（LEMS）	免疫介导的累及神经肌肉接头突触前膜电压依赖性钙通道的疾病，表现为肢体近端无力、易疲劳，短暂用力后肌力增强，持续收缩后病态疲劳伴有自主神经症状（口干、直立性低血压、胃肠道运动迟缓、瞳孔扩大等）	部分（+）	（-）	低频 RNS 可见波幅递减，高频 RNS 可见明显波幅递增	多继发于小细胞肺癌，也可并发于其他恶性肿瘤

续表

病名	病因及临床表现	实验室检查			
		新斯的明试验	AChRab检测	电生理检测	其他
Guillain-Barré综合征	免疫介导的急性炎性周围神经病，表现为弛缓性肢体肌无力，腱反射减低或消失	（-）	（-）	运动神经传导潜伏期延长、速度减慢、传导阻滞、异常波形离散等	脑脊液蛋白-细胞分离现象
肉毒杆菌中毒	肉毒杆菌毒素累及神经肌肉接头突触前膜所致，表现为眼外肌麻痹、瞳孔扩大和对光反射迟钝，吞咽、构音、咀嚼无力，肢体对称性弛缓性瘫痪，可累及呼吸肌，可伴有LEMS样的自主神经症状	部分（+）	（-）	低频 RNS 无明显递减，高频 RNS 使波幅增高或无反应，是否出现或出现上述表现中的哪一种取决于中毒程度	对食物进行肉毒杆菌分离及毒素鉴定
肌营养不良症	原发于肌肉组织的遗传病，表现为进行性加重的弛缓性肢体肌无力和萎缩，腱反射减低或消失	（-）	（-）	肌源性损害	肌酶升高、肌肉活检和基因检测有助于诊断
多发性肌炎	多种原因导致的骨骼肌间质性炎性病变，表现为进行性加重的弛缓性肢体肌无力和疼痛	（-）	（-）	肌源性损害	肌酶显著升高、肌肉活检有助于诊断

二、审析病因病机

（一）外因

本病病因复杂，多与外邪侵袭及正气不足有关，常见外因多与温毒、湿热有关：感受温毒邪气，易致肺热叶焦，伤津耗气，津液输布失常，肢体失养；湿热浸淫，由于气血运行不畅，筋脉失养。如《素问·生气通天论》云："因于湿，首如裹，湿热不攘，大筋软短，小筋弛长，软短为拘，弛长为痿。"

（二）内因

内因多以正气不足为主，包括饮食不节或毒药物所伤，致纳运失常，气血津液生化乏源，筋骨肌肉失养；久病房劳致肝肾阴精受损，筋脉失于濡养；跌打损伤致气血运行不畅，瘀阻脉道，四肢失养而痿废不用。

（三）其他

《素问·痿论》提出本病的主要病机主要是"肺热叶焦"，肺燥不能输布五脏，因而五脏失养，肢体痿软。并从病情深浅轻重及与五脏关系将痿证分为皮、脉、筋、骨、肉五痿，如

"有渐于湿，以水为事，若有所留，居处相湿，肌肉濡渍，痹而不仁，发为肉痿"。

三、明确辨证要点

（一）辨病位

若疾病初起，症见发热、咳嗽、咽痛，在热病中期或热病后期出现肢体的软弱不用者，病位多在于肺；若出现四肢痿软、食少便溏、腹胀纳呆、面部浮肿、下肢微肿，病位多在脾胃；若出现以下肢痿软无力为主，甚不能站立，伴腰脊酸软、头晕耳鸣、月经不调或遗精阳痿、咽干目眩者，则病位多在肝肾。

（二）审虚实

诸病病机不外虚实两端，本病亦复如是，其实者病机乃因燥、火、风、热之邪灼伤津液肢体失于润养，或因湿热、痰浊、瘀血内阻肢体筋脉失养而发病，病久迁延致肺胃津伤，肝肾阴血耗损，病机由实转虚，或虚实夹杂。

其虚者多由于脾胃虚弱，脏腑亏虚气血不足，但可与风、寒、燥、热、湿、痰、滞、瘀互为影响，形成本虚标实之候，故本病临床上常呈现因实致虚、因虚致实和虚实错杂的病机。

四、确立治疗方略

《内经》提出"治痿独取阳明"，痿证的病机主要以脾胃虚弱为主，累及五脏。虚证的治疗主要以扶正补虚为主，脾胃虚弱应益气健脾，肝肾亏虚者宜滋养肝肾。实证宜驱邪和络，肺热津伤应清热润燥，湿热浸淫宜清热利湿，瘀阻脉络宜活血行瘀。虚实兼夹则当兼顾，以祛邪不伤正，补益勿助邪为基本治疗原则。

（一）祛邪不可伤正，补益防止助邪

本病多因先天不足、后天失养等病因导致脾胃虚损，继而五脏受累，精血亏虚，阴虚火旺。临床中以虚证居多，兼见虚实夹杂，实证较少。因此补虚时要分清气虚还是阴虚，气虚治在阳明，阴虚调补肝肾。本病常兼有湿热、痰瘀为患，因此选用苦寒、燥湿及辛温类药物时要注意祛邪勿伤正，时时注意顾护营阴，补虚扶正时应当防治恋邪助邪。

（二）重视兼证，调理脏腑

曹洪欣认为在独取阳明的治疗大法下，痿证的兼证同样应当得到重视，如在脾胃气虚基础上见发热，可辨证为气虚发热，以甘温除热法治之。若兼见唇色紫暗，舌有瘀斑并脉涩者，应适当酌加活血之品；若兼见面色淡者，酌加四物汤等；若有胸闷、烦热、身重困倦，小便黄赤，舌苔黄腻等湿热浸淫症状，此时当先清热，用二妙散、清燥汤一类；若湿热兼阴虚者，多用甘露饮；若有腰膝酸软，头昏目眩，遗精早泄，耳鸣等症，多属肝肾亏虚，先补肝肾，曹师喜用地黄饮子、虎潜丸加减。曹师尝言：患病主要是由脾胃虚弱、五脏内损、精乏亏损等导致四肢百骸失养而发病，病程迁延难愈，治疗法则以补益脾胃为本，若外感邪气急，则应灵活变通，以逐邪为先，如清热法、祛湿法；若兼内伤与外感，则当扶正与

祛邪并重。无论如何治疗，都应调补诸脏，以平为期，如此在疾病的发展及恢复过程中才能收到满意的效果。

五、辨证论治

1. 肺热津伤证

（1）抓主症：急性起病，证见发热多汗、热退后突然出现肢体软弱无力，见肌肉消瘦，皮肤干燥。

（2）察次症：心烦口渴，呛咳咽燥，便干，尿短黄等。

（3）审舌脉：舌红，苔黄，脉细数。

（4）择治法：清热润肺，养阴生津。

（5）选方用药思路：本证多因湿热毒邪内侵，以温燥伤肺，气阴两伤为主，应选用清燥救肺汤加减。方中北沙参、西洋参、麦冬、生甘草生津养阴；阿胶、胡麻仁养阴血以润燥；生石膏、桑叶、苦杏仁、炙枇杷叶清热宣肺。

（6）据兼症化裁：身热未退，高热，口渴有汗，可重用石膏，加金银花、连翘、知母清气分之热，解毒祛邪；若咳嗽痰多，加瓜蒌、桑白皮、川贝母宣肺清热化痰；若咳呛少痰，咽喉干燥，加桑白皮、天花粉、芦根以润肺清热。

2. 湿热浸淫证

（1）抓主症：起病较缓，逐渐出现肢体困重，痿软无力，微肿，尤以下肢或两足痿弱为甚。

（2）察次症：微肿、手足麻木，扪及微热，喜凉恶热，或有发热，胸脘痞闷，小便赤涩热痛。

（3）审舌脉：舌质红，舌苔黄腻，脉濡数或滑数。

（4）择治法：清热利湿，通利经脉。

（5）选方用药思路：本证因湿热内盛，气血运行不畅，兼有虚火，方用加味二妙散加减，以清利湿热，补肾通脉。药用苍术、黄柏清利湿热；萆薢、防己、薏苡仁渗湿分利；蚕沙、木瓜、牛膝利湿，通经活络；龟板滋阴益肾强筋骨。

（6）据兼症化裁：若湿邪偏盛，胸脘痞闷，肢重且肿，加厚朴、茯苓、枳实、陈皮以理气化湿；长夏雨季，可酌加藿香、佩兰以芳香化浊，健脾去湿；热邪偏盛，身热肢重，小便赤涩热痛，可加忍冬藤、连翘、蒲公英、赤小豆清热解毒利湿。

3. 脾胃虚弱证

（1）抓主症：起病缓慢，肢体软弱无力逐渐加重，神疲肢倦，肌肉萎缩。

（2）察次症：少气懒言，纳呆便溏，面色白或萎黄无华，面浮。

（3）审舌脉：舌淡苔薄白，脉细弱。

（4）择治法：补中益气，健脾升清。

（5）选方用药思路：本证脾胃虚弱，中气不足，气血亏虚，筋脉失荣而致肢体痿软渐重，方用参苓白术散合补中益气汤加减。方中人参、白术、山药、扁豆、莲肉、甘草、大枣补益脾气；黄芪、当归益气养阴；薏苡仁、茯苓、砂仁、陈皮健脾理气化湿；升麻、柴胡升举清阳；神曲消食行滞。

（6）据兼症化裁：若兼夹食积，当健脾助运，消导积滞，酌加谷麦芽、山楂、神曲等。

气血虚者，重用黄芪、党参、当归，加阿胶；气血不足兼有血瘀，唇舌紫暗，脉兼涩象者，加丹参、川芎、川牛膝。

4. 肝肾亏损证

（1）抓主症：起病缓慢，渐见肢体痿软无力，尤以下肢明显，腰膝酸软，不能久立甚至步履全废，腿胫大肉渐脱。

（2）察次症：眩晕耳鸣，舌咽干燥，遗精或遗尿，或妇女月经不调。

（3）审舌脉：舌红少苔，脉细数。

（4）择治法：补益肝肾，滋阴清热。

（5）选方用药思路：本证因肝肾亏虚，精血不能濡养筋骨经脉而致痿，选用滋阴降火、强壮筋骨之虎潜丸加减。药用狗骨、牛膝强壮筋骨通利关节；熟地、龟板、知母、黄柏填精补髓，滋阴补肾，清虚热；锁阳温肾益精；当归、白芍养血柔肝；陈皮、干姜温中和胃，既苦寒败胃，又滋补而不腻。

（6）据兼症化裁：若证见面色无华或萎黄，头昏心悸，加黄芪、党参、何首乌、鸡血藤、当归以补气养血；若腰膝酸软，加续断、补骨脂补肾壮腰；热甚者去锁阳、干姜，加牛骨髓、鹿角胶、枸杞子滋阴补肾，或服用六味地黄丸以滋阴补肾，祛虚火。

5. 脉络瘀阻证

（1）抓主症：久病体虚，四肢痿弱，肌肉瘦削，手足麻木不仁，四肢青筋显露。

（2）察次症：肌肉活动时隐痛不适。

（3）审舌脉：舌痿不能伸缩，舌质暗淡或有瘀点、瘀斑，脉细涩。

（4）择治法：益气养营，活血行瘀。

（5）选方用药思路：本证多因气血亏虚，经脉失养，气虚无力推动血行，经脉瘀阻，方用圣愈汤合补阳还五汤加减。药用人参、黄芪补气；当归、川芎、熟地、白芍养血活血；川牛膝、地龙、桃仁、红花、鸡血藤活血化瘀通脉。

（6）据兼症化裁：手足麻木，舌苔厚腻者，酌加橘络、木瓜；下肢痿软无力，加杜仲、锁阳、桑寄生补肾通络。

六、中成药选用

（1）四妙丸：适用于湿热浸淫证。组成：苍术、黄柏、牛膝、薏苡仁。用法：口服，每次 6g，每日 3 次。

（2）补中益气丸：适用于脾胃亏虚证。组成：白术（炒）、当归、升麻、柴胡、陈皮、黄芪、党参、炙甘草。用法：口服，每次 10g，每日 3 次。

（3）虎潜丸：适用于肝肾亏损证。组成：黄柏、炙龟板、知母（酒炒）、熟地黄、陈皮、白芍、锁阳、虎骨（狗骨代替）、干姜。用法：口服，每次 1 丸，每日 3 次。

七、单方验方

（1）桑白牛膝汤（方药中等《实用中医内科学》），处方：桑白皮、石斛、怀牛膝各 30g，甘草 6g。水煎服。用于肺热津伤，筋失濡润。

（2）桑枝苡仁合剂（刘国普验方），处方：老桑枝 60g，忍冬藤 50g，薏苡仁 30g。水煎，分两次服。用于湿热浸淫肌肤筋脉。

（3）黄芪羊藿山药汤（田凤鸣等《中国奇方全书》），处方：黄芪、淫羊藿各 60g，山药、党参、茯苓、白术、当归各 9g，柴胡、升麻各 5g。水煎服。用于脾胃虚弱，气血生化不足而致机体筋脉失荣。

（4）因肝肾亏虚而致髓枯筋痿之人，可选用：

1）治痿汤（方药中等《实用中医内科学》），鹿角片 300g（酒浸一夜），熟地黄 120g，附子片 45g，与大麦米合煮至熟，焙干为末，用大麦粥和为丸。每日 3 次，每次 7g，米饭汤送服。

2）加味金刚丸（《赵锡武医疗经验》），处方：萆薢、杜仲、肉苁蓉、巴戟天、天麻、僵蚕、全蝎、木瓜、牛膝、乌贼骨各 30g，菟丝子 15g，蜈蚣 50 条，精制马前子 60g（严格炮制，以解其毒）。制成蜜丸，每丸 3g，每服 1~2 粒，每日服 1~2 次，或单用或与汤合用，白开水化服。若见早期马前子中毒症状，如牙关紧闭，可即停药，并服凉水。

（5）强肌健力饮（邓铁涛）：处方：黄芪 30g，五爪龙 15g，党参 15g，白术 15g，当归 10g，升麻 10g，柴胡 6g，陈皮 10g，甘草 5g。每日 1 剂，水煎两次。本方源于李东垣补中益气汤，但又有异于原方，李东垣用药偏轻，意在升发脾阳，以达补益中气，健运脾胃脾胃。邓老重用芪、术，其中黄芪可加至最大剂量 250g，且煎煮时间要求 45 分钟以上。针对虚损而设，虽只增五爪龙一味，益气强肌之力成十倍倍增，故为统治重症肌无力之主方。邓师所研制的中成药强肌健力胶囊主旨重症肌无力，现为广州中医药大学第一附属医院院内制剂，现仍广泛使用。

八、中医特色技术

1. 针刺疗法

以"治痿独取阳明"为法，选用手足三阳经和夹脊穴为主，治宜疏通经络、濡养筋骨。上肢主穴：肩髃、曲池、手三里、合谷、外关、胸部夹脊穴；下肢主穴：环跳、髀关、伏兔、足三里、悬钟、阳陵泉、三阴交、腰部夹脊穴。每次各选 4~6 穴，每次 30 分钟，每日或隔日 1 次，10 次为 1 个疗程。

阳明经多气多血，选用手足三阳经穴位以调理气血；筋会阳陵泉穴，合用少阳经悬钟、外关、环跳舒筋活络；三阴交健脾补肾益肝；督脉夹脊穴能振奋人体阳气，调整脏腑功能。

配穴：肺热津伤证加鱼际、尺泽；湿热浸淫加阴陵泉、三焦俞；脾胃虚弱证加脾俞、胃俞、中脘；肝肾亏虚证加肝俞、肾俞、太溪、太冲；瘀阻脉络证加膈俞、章门。

2. 穴位注射

取主穴手三里、足三里、肺俞、脾俞、胃俞、肝俞等，每次 2 穴，用维生素 B_1 或维生素 B_{12}、丹参注射液、生脉散穴位注射。

3. 三棱针技术

实证可取大椎、肺俞、风门、委中、膈俞、三焦俞等刺络放血，以祛邪通络。

4. 其他

梅花针、艾灸、耳针等治疗方法对眼肌型 MG 均有较好临床疗效。

九、各家发挥

（一）脾胃虚损，清阳不升，气虚下陷

孙申田认为重症肌无力属于中医"痿证"范畴，其中眼睑下垂是重症肌无力的常见症状。孙师治疗眼肌型重症肌无力，认为多为清阳不升，气虚下陷则眼睑缓纵而下垂，抬举无力。治疗以补中益气，升阳举陷为基本原则。

（1）主穴：百会、神庭、膻中、关元、气海。

（2）配穴：完骨（双侧）、攒竹（双侧）、丝竹空（双侧）、太阳（双侧）、四白（双侧）、外关（双侧）、足三里（双侧）、三阴交（双侧）、太冲（双侧）。

（3）操作：患者仰卧位，取穴局部皮肤常规消毒，选用 0.35mm×0.40mm 毫针，百会、神庭手法要求提插捻转，由徐到疾，捻转速度在 200 转/分钟以上，连续 3～5 分钟。膻中穴逆任脉循行方向，平刺 1.0～1.5 寸深，捻转补法，勿提插伤及内脏。关元、气海直刺 1.0～1.5 寸深补法。腹二区针刺时，针尖向外以 15°斜刺入皮下 1.0～1.5 寸深，小幅度提插捻转泻法为主。其余腧穴常规针刺，得气后接 G6805-Ⅱ型电针机，连续波，20 分钟。每周 1 次，4 周为 1 个疗程。

按语：《医宗金鉴·痿》曰："阳明虚则血少，不能濡养宗筋，故弛纵。"脾胃为后天之本，气血生化之源，脾胃虚损则气血不足，肌肉筋脉失于推动及濡养故抬举无力。百会穴补中益气，扶正祛邪，行捻转补法，总提一身之气，配神庭穴又可调神益气。膻中穴为气会，其解剖位置又正对胸腺，通过对膻中穴进行捻转刺激，可起到调整一身气机、影响胸腺功能的作用。关元、气海可行气通经，补气活血。配眼周局部腧穴以舒筋通络，升阳举陷。外关穴为八脉交会穴，通阴维，善治疗目系疾病，可通经活络，调畅气血。足三里为足阳明胃经合穴，是全身强壮要穴，三阴交是足三阴经交会穴，为全身滋阴要穴，可以养肝肾、补精血，是调治肝、脾、肾的要穴，足三里与三阴交相合，一阴一阳，健脾益气，补虚扶正。太冲为肝经原穴，可滋养肝阴，补益肝血，濡养后天之本。针灸治疗重症肌无力不仅具有良好临床疗效，而且不会产生依赖性，更无任何毒副作用，是一种纯天然的绿色疗法。

（二）脾虚气陷，肝肾亏虚

曹洪欣认为重症肌无力究其病机为"脾虚气陷，兼有肾气不足和肝血不足"。通过对重症肌无力的临床表现进行中医理论分析，认为眼睑在眼科五轮部位中定为"肉轮"，属脾胃，司眼之开合，脾虚气陷致下垂不举。脾主肌肉、四肢，脾气虚弱则肌肉瘦削，软弱无力甚至痿弱不用。同时由于肾是先天之本，生命之源，肾藏精，瞳神为"水轮"，属肾，依赖肾之精气所注，目得精血而能视，故肾气不足则视歧。声音与吞咽为脾肾经脉所布，病及声音低嘶与吞咽困难为脾肾虚损之重症。若气机日衰甚至"上气不足"，则抬头困难，又由于肝藏血，主筋，肝血不足，筋失所养则表现为肢体、关节运动不利。故曹洪顾认为重症肌无力的病机主要是脾虚气陷，兼有肾气不足和肝血不足。

曹洪欣结合广州中医药大学终身教授邓铁涛脾胃虚损与李庚和的脾肾虚损的证治要点，结合自身临床经验，将重症肌无力证型分为三类，即脾虚气陷证、脾肾阴阳两虚证、脾肾阳虚证，治法为补气健脾、升阳举陷，而各证型的治疗方药均在益气聪明汤（黄芪、党参、柴

胡、升麻、茯苓、白术、蔓荆子、黄柏、陈皮、白芍、甘草等）基础上视症候而加减变化。

（三）从肝从风论治

尚尔寿提出治疗重症肌无力当从肝风论治，并自拟复肌宁胶囊（主要药物组成：天麻、全蝎、蜈蚣、地龙、牛膝、黄芪等）。复肌汤基本方为：胆南星 6～10g，麦冬 10g，伸筋草 15g，佛手 10g，石菖蒲 15g，珍珠母 20g，牡蛎 20g，桃仁 10g，党参 15g，黄芪 20g，钩藤 15g，白术 10g，姜半夏 10g，白僵蚕 10g，焦三仙各 10g，杜仲炭 15g。若肾阳虚，加巴戟天、补骨脂、狗脊、附子、肉桂等品；若肾阴不足，六味地黄丸酌情加减；若脾虚中气不足，加补中益气汤；若湿热偏盛，加知母、黄柏、苍术等。在复肌宁胶囊之后，尚尔寿又研制出复肌宁粉（片）和滋肝补肾镇肝息风为主的复肌宁 1 号方，两者合用，随症加减。具体药物组成为：复肌宁粉（片）：药用黄芪、明天麻、全蝎、地龙、牛膝、杜仲、蜈蚣；复肌宁 1 号方：药用胆南星、石菖蒲、麦冬、伸筋草、僵蚕、牛膝、佛手、牡蛎、珍珠母、黄党参、姜半夏、陈皮、桃仁、钩藤、杜仲炭、焦三仙、焦白术。

（冯德琳）

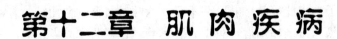

第十二章 肌肉疾病

第一节 进行性肌营养不良症

进行性肌营养不良症是一种以缓慢进行加重的对称性肌肉无力、萎缩及不同程度的运动障碍，但无感觉障碍为主要临床表现的一组遗传性肌肉变性疾病。电生理表现为肌源性损害、神经传导速度正常。组织学表现为进行性肌纤维坏死、再生和脂肪及结缔组织增生，肌肉无异常代谢产物堆积。进行性肌营养不良症可分为9类：包括 Duchenne 型肌营养不良症（DMD）、Becker 型肌营养不良症（BMD）、面肩肱型肌营养不良症（FSHD）、肢带型肌营养不良症（LGMD）、Emery-Dreifuss 肌营养不良症（EDMD）、先天性肌营养不良症（CMD）、眼咽型肌营养不良症（OPMD）、眼型肌营养不良症（OMD）和远端型肌营养不良症。以 DMD 最为常见，发病率约为 30/10 万男婴。女性为致病基因携带者，所生男孩 50% 发病。BMD 患者的发病率约为 DMD 患者的 1/10。其他类型患者较为少见。

进行性肌营养不良症属于中医学"痿症"范畴，临床表现为肢体筋脉弛缓，软弱无力，不能随意运动，或伴有肌肉萎缩的一种病证，又称"痿躄"。"痿"是指机体痿弱不用，"躄"是指下肢软弱无力，不能步履。

一、临床诊断要点与鉴别诊断

（一）诊断标准

（1）多数患者有家族史。
（2）对称性肌无力和萎缩且缓慢进行性加重。
（3）有不同程度运动障碍而无感觉障碍。
（4）血清酶升高。
（5）电生理表现为肌源性损害、神经传导速度正常。
（6）组织学表现为进行性肌纤维坏死、再生和脂肪及结缔组织增生，肌肉无异常代谢产物堆积。

（二）鉴别诊断

1. 少年型近端脊肌萎缩症

少年型近端脊肌萎缩症需与肢带型肌营养不良症鉴别，两者均出现对称分布的四肢近端肌萎缩，但少年型近端脊柱肌萎缩症多伴有肌束震颤，肌电图为神经源性损害，有巨大电位，病理为神经源性损害，故可鉴别。

2. 慢性多发性肌炎

慢性多发性肌炎需与肢带型肌营养不良症鉴别，两者均出现对称性近端肌肉无力。但慢性多发性肌炎无遗传病史，病情发展较快，且常伴肌痛，其病理符合肌炎改变，可用皮质类固醇进行治疗，故易于鉴别。

3. 重症肌无力

重症肌无力与眼咽型和眼肌型肌营养不良症均可出现上眼睑下垂等临床表现，但重症肌无力具有易疲劳性和波动性的特点，活动后加重。可通过新斯的明试验阳性和肌电图的低频重复电刺激检查相鉴别。

二、审析病因病机

（一）从肾论之

早在《内经》就对痿病的病因病机有着详细的论述，《素问·痿论》曰："肾气热，则腰脊不举，骨枯而髓减，发为骨痿。"这就把骨痿的成因归于"肾气热"，最后导致腰背脊骨痿软废用，最终精髓俱损。《医宗金鉴》云："大骨，颧肩股腰之骨也；大肉，头项四肢之大肉也。枯槁者，骨痿不能支也；陷下者，肉消陷成坑也。"金元时期的著名医家李东垣在《脾胃论》中指出："脾病则下流乘脾肾……则骨乏无力，是为骨痿。令人骨髓空虚，足不能履地，是阴气重迭，此阴盛阳虚之症。"此番论述说明了痿病中脾肾的相关性。

（二）从脾胃论之

《素问·痿论》曰："脾气热，则胃干而渴，肌肉不仁，发为肉痿。"认为"肉痿"是由于"脾气热"，从而使胃干而无法运化水谷津液，后天之精无法得以补养，肌肉萎废不用。《素问·藏气法时论》又言："脾病者，身重善肌肉痿，足不收行，善瘈，脚下痛，虚则腹满肠鸣，飧泄食不化，取其经，太阴阳明少阴血者。"补充了肉痿的其他症状。《灵枢·邪气藏府病形》又曰："脾脉……微缓为风痿，四肢不用，心慧然若无病。"又提出"风痿"，应当是与"肉痿"有相似症状的，这一点在隋代巢元方的著作中也有体现，如《诸病源候论》曰："手足不遂，由体虚腠理开，风气伤脾胃之经络也，足太阴为脾之经，脾与胃合；足阳明为胃之经，胃为水谷之海也，脾主一身之肌肉，为胃消行水谷之气，以养身体四肢，脾气弱，即肌肉虚，受风邪所侵，故不能为胃通行水谷之气，致四肢肌肉无所禀受，而风邪在经络，搏于阳经，气行则迟，关机缓纵，故令手足不随也。"又有《诸病源候论·风曳候》曰："风曳者，肢体弛缓不收摄也。人以胃气养于肌肉经络也。胃若衰损，其气不实，经脉虚，则筋肉懈惰，故风邪搏于筋而使单曳也。"巢氏提出了"风曳"，并认为痿证的内因是由于脾气虚弱，外因则是感受风邪，其病机所在则是脾不行胃之水谷之气，而四肢肌肉失于濡养。

（三）从肝胆论之

《素问·至真要大论》曰："诸风掉眩，皆属于肝。"《素问·痿论》又言："肝气热，则胆泄口苦筋膜干，筋膜干则筋急而挛，发为筋痿。"名老中医尚尔寿认为，肌营养不良的病机之本虽在肾、脾，但其标在肝，治疗需要标本兼顾，不能拘于"治痿独取阳明"之说机械地套用。由于肾虚，肝木失养，加之脾胃虚弱，土虚则肝木不荣，故横逆难制，遂成肝风，出现行走摇摆呈鸭步状。肝木横逆，上以刑肺，中以乘脾，下以伐肾，导致气血阴液更加不足，形成恶性循环。

（四）从肺热论之

《素问·痿论》曰："肺热叶焦，则皮毛虚弱急薄，著则生痿躄也"，同时又说："五脏皆由肺热叶焦，发为痿躄"，即是说"肺热叶焦"是所有痿病的根本原因。《医宗金鉴》中指出"五痿皆由肺热生，阳明无病不能成""肺热叶焦，阳明虚弱，津液不化，筋兼肾病也"。其中提到了痿病发病有三因，一则"肺热"，二则"阳明虚弱"，三则"肾病"，他们相互影响相互关联，从而导致了"痿病"。金元四大家之一的朱丹溪根据其自身的临床实践，对痿病的病因病机在《局方发挥》中提出了新的看法："水失所养，火寡于畏而侮所胜，肺得火邪而热矣""肺受热则金失所养，木寡于畏而侮所胜，脾得木邪而伤矣，肺热则不能管摄一身，脾伤则四肢不能为用而诸痿之病作"。可见，痿病的发生与五脏皆有因果关系，首先肾水亏虚是前提，进而筋骨失于濡养，同时不能制心火炎上，上灼肺金，肺热叶焦，肺金失养，布送津液以润五脏的功能受限或者被阻断，脾虚而四肢皆不用。

（五）从心热论之

《素问·痿论》曰："心气热，则下脉厥而上，上则下脉虚，虚则生脉痿，枢折挈，胫纵而不任地也。"论述了"脉痿"的发病和形成。

《素问·痿论》说"五脏使人痿。"肾为先天之本，主骨生髓，藏元阴元阳，先天禀赋不足，肾脏虚亏，骨失所养，则骨软髓少，骨不坚而致骨萎软弱，腰背不举；脾为后天之本，为气血生化之源，主肌肉四肢，若脾虚气弱则化源不足，气血不能充养四肢肌肉而致肌肉萎弱无力；肝主筋，藏血，其华在爪；同时肝肾同源，若肾虚阴亏，肝血不足，不能濡养筋脉，筋脉不能束骨而利关节，则筋脉肌肉收缩无力。综上所述，本病与肝、脾、肾三脏的关系最为密切，但亦与心、肺相关。

三、明确辨证要点

（一）辨脏腑

本病重在脏腑病位。面色苍白、皮肤干燥瘙痒、自汗出、咳嗽气短、口干、饮水呛咳、吞咽困难、语声低微、易感冒、鼻衄、脉浮、舌淡苔白，病位多在肺；头晕目眩、口唇紫暗、口苦、心烦易怒、善叹息、四肢痉挛麻木、四肢假性肥大、鸭步步态、脉弦、舌紫暗，病位多在肝；面色萎黄、口唇色淡、形体消瘦、神疲乏力、少气懒言、四肢无力、肌肉萎缩、食欲不振、腹胀或痛、便溏或便秘、脉缓、舌体胖大、苔白腻，病位在脾；面色无华、少神、心慌心悸、失眠多梦、健忘、胸闷、脉细数、舌体瘦、舌尖红、苔黄，病位在心；翼状肩、脊柱前突、抬头无力、上睑下垂、畏寒肢冷、腰膝酸软、盗汗、夜尿频多、耳鸣、下肢浮肿、脉沉细、舌淡苔白，病位在肾。

（二）辨虚实

本病为先天不足，后天失养所致，故本病多以虚为主，或见本虚标实。以脾肾虚损常见，或以脾肾虚损为本，痰瘀互结为标。

四、确立治疗方略

本病属中医学中的痿症，主要涉及了《内经》中的"痿""单""解""留瘦"等病症。本病与肝、脾、肾三脏最为密切，且多以虚为主，故"扶正"为本病的治疗原则。

五、辨证论治

1.脾胃虚损证

（1）抓主症：四肢进行性无力，肌肉萎缩，走路左右摇摆呈鸭步态，翼状肩胛。

（2）察次症：纳差腹胀，恶心呕吐，呕吐物为清水痰涎，少气懒言，面色萎黄，大便稀溏。

（3）审舌脉：舌淡苔白，脉缓弱。

（4）择治法：脾胃虚损宜健脾和胃，补气养血。

（5）选方用药思路：脾胃为气血生化之源，脾胃虚损则气血生源不足，不能濡养肌筋，故选参苓白术散合十全大补丸加减。方中用黄芪、党参、白术、淮山药、白扁豆、莲子肉健脾益气；茯苓、薏苡仁利湿扶脾；陈皮、砂仁和胃理气；熟地、白芍、当归、川芎调补气血；肉桂温运阳气，鼓舞气血生长，共奏健脾和胃、补气养血之功。

（6）据兼症化裁：脾胃虚者，易兼夹食积不运，当健脾助运，导其食滞，酌佐谷麦芽、山楂、神曲；气血虚甚者，重用黄芪、党参、当归，加阿胶；气血不足兼有血瘀，唇舌紫暗，脉兼涩象者，加丹参、川芎、川牛膝；肥人痰多或脾虚湿盛，可用六君子汤加减。

2.脾肾阳虚证

（1）抓主症：面色萎黄，口唇色淡，形体消瘦，神疲乏力，少气懒言，四肢无力，肌肉萎缩，鸭步态，翼状肩胛，抬头无力。

（2）察次症：畏寒肢冷，纳差，腰膝冷痛，下利清谷，食欲不振、腹胀或痛、便溏或便秘。

（3）审舌脉：舌淡，舌体胖大、苔白腻，脉缓。

（4）择治法：脾肾阳虚宜温肾健脾，化痰祛瘀。

（5）选方用药思路：脾统血，脾虚生痰，则痰瘀内阻，气血不畅，血不养肌，肌肉萎缩，四肢无力，肾主骨生髓，肾虚则筋骨痿软无力，故选用右归丸加减。方中肉桂粉、制附子加血肉有情之品——鹿角胶温补肾阳，填精补髓；熟地、淮山药、山茱萸、枸杞、杜仲滋阴益肾，养肝补脾；当归活血补血；鸡血藤、川芎活血行血，舒筋活络；地龙、全蝎、僵蚕活血通络；半夏、旋覆花化痰降气。共奏温肾健脾、化痰祛瘀之功。

（6）据兼症化裁：若手足麻木，舌苔厚腻者，加橘络、木瓜；下肢痿软无力，加杜仲、锁阳、桑寄生；若见肌肤甲错，形体消瘦，手足痿弱，为瘀血久留，可用圣愈汤送服大黄䗪虫丸，补虚活血。

3. 肝肾亏虚证

（1）抓主症：头晕目眩，四肢痉挛麻木，四肢假性肥大，鸭步步态，甚至不能行走。

（2）察次症：面部消瘦，咽干耳鸣，心烦易怒，口唇紫暗，口苦，善叹息。

（3）审舌脉：舌紫暗，脉弦细。

（4）择治法：肝肾亏虚宜补益肝肾，滋阴清热。

（5）选方用药思路：肝肾同源，肝藏血，主筋，肾主骨生髓，肝肾虚亏，阴精不足，髓枯筋痿，筋脉不能束骨而利关节，故选用虎潜丸加减。方中虎骨、牛膝壮筋骨；锁阳温肾益精；当归、白芍养血柔肝；黄柏、知母、熟地、龟板滋阴清热；鹿角胶、枸杞补肾填髓，共奏补益肝肾、滋阴清热之功。

（6）据兼症化裁：若症见面色无华或萎黄，头昏心悸，加黄芪、党参、何首乌、龙眼肉、当归以补气养血；若腰脊酸软，加续断、补骨脂、狗脊补肾壮腰；若热甚者，去锁阳、干姜，或服用六味地黄丸加牛骨髓、鹿角胶、枸杞子滋阴补肾，以去虚火；若阳虚畏寒，脉沉弱，加右归丸加减。

4. 元气虚衰证

（1）抓主症：四肢进行性无力，肌肉萎缩，鸭步态，翼状肩胛，抬头无力，发育迟缓。

（2）察次症：耳鸣耳聋，恍惚健忘，动作缓慢。

（3）审舌脉：舌体瘦小而薄、苔薄，脉细弱。

（4）择治法：元气虚衰治应扶元起痿，养荣生肌。

（5）选方用药思路：元气亏虚，精微不运，元气是人体生命活动的原动力，赖于先天与后天之气的滋养，故选用资生丸加减。方中大剂量黄芪、炙甘草补脾生肌；紫河车、当归补益气血；鸡内金、山药、玄参、牛蒡子资化生之源，使脾气旺，精微得运，肌肉失养得以纠正；山茱萸、桑寄生补肾固本，共奏扶元起痿、养荣生肌之功。

（6）据兼症化裁：若症见气虚血瘀可加鸡血藤、川芎、丹参等，以活血、行气、化瘀。

六、中成药选用

（1）复肌宁胶囊：适用于肝肾两虚型。组成：天麻、全虫、蜈蚣、地龙、牛膝、杜仲炭、黄芪等。用法：口服，每次 3～5 粒，每日 3 次。一般初期以胶囊配合复肌汤汤药服至 1～2 个月后可停服汤药，专用胶囊，或间断服汤药。治疗时宜配合功能锻炼。

（2）荣肌片：适用于气血两虚型。组成：黄芪、当归、白术、菟丝子、鸡内金、全蝎。用法：口服，8～9 岁每次 6 片，每日 3 次；不足 8 岁每次减 1～2 片；10～15 岁每次加 2 片；16 岁以上每次加 4 片，每日 3 次。

（3）复方增力片：适用于肾虚精亏型。组成：紫河车、龟板胶、五味子、制附子、西洋参、细辛等 15 味药。用法：口服，5 岁以下每次 5～7 片，6～8 岁每次 10 片，9～12 岁每次 15 片，每日 3 次服。

七、单方验方

（1）马钱复痿汤：黄芪、熟地、当归、白术、赤芍各 10g，桑寄生 30g，制马钱子粉 0.3g，分 2 次冲服。

（2）温肾荣筋汤：熟地 15～30g，生杜仲 10～20g，桑寄生 10～30g，川断 6～20g，巴戟天 6～20g，细辛 1～3g，怀牛膝 6～20g，山萸肉 6～15g，狗脊 6～15g，炙附片 3～10g（先煎），当归 6～15g，白芍 6～15g，肉桂 3～6g，鹿角胶 6～15g（烊化）。水煎服日 1 剂，3 次分服。用于肾阳亏损证。

（3）复肌汤：胆南星 10g，麦冬 10g，石菖蒲 15g，佛手 10g，伸筋草 15g，桃仁 15g，党参 10g，黄芪 20g，珍珠母 20g，牡蛎 20g，白僵蚕 10g，钩藤 15g，枸杞子 15g，杜仲炭 15g，焦白术 15g，焦三仙各 10g，陈皮 10g，姜半夏 10g，甘草 10g。水煎服日 1 剂，3 次分服。

八、中医特色技术

（一）中药贴敷

药物组成：肉桂 6g，丁香 9g，草乌、川乌、乳香、没药各 7.5g，红花、当归、赤芍、透骨草各 15g。取上方 2 剂，烘干研细末，过筛加凡士林 500g，搅拌后将药膏涂在布上或硬纸板上，药膏覆盖纱布 2 层，敷贴在两腿腓肠肌处，然后令患者仰卧平睡，两小腿放在温水袋上加温，每日敷贴 4～6 小时。本方有活血化瘀的功能。

（二）针灸治疗

（1）面部病变：取四白、鱼腰、廉泉、下关、颊车或合谷、后溪、内关，交替取用。

（2）颈部及上肢病变：颈及肩胛区内的穴位，如 C_4～C_7 夹脊穴、肩外俞、天宗、秉风等，与上肢穴位：臂臑、曲池、内关、合谷、后溪，交替取用。

（3）下肢病变：取病变部位及其以下的背俞穴、下肢的穴位，如肾俞、气海俞、大肠俞、关元俞、环跳、秩边、承山、太溪、公孙，与下肢的穴位如伏兔、足三里、丰隆、绝骨、三阴交、陷谷、太冲，交替取用。

可普通针刺或在相距较远的 8～12 个穴位间连接电针治疗仪的两极导线，采用疏密波。每日针刺 1～2 次，每次留针 30 分钟。

（三）耳穴疗法

（1）四肢症状：主穴取一侧的颈区、前臂、腕、手部的对应区；配穴取另一侧的脊柱对应区、膝、踝、脚。

（2）面部症状：主穴取一侧的脑干、舌、咽喉、面颊；配穴取另一侧的脑点（缘中）、神门。

用 0.5～1.0 寸毫针斜刺或平刺耳穴。每日针刺 1～2 次，每次留针 20 分钟，留针期间采用强刺激手法行针 2～3 次，每次行针 5～10 秒。

九、各家发挥

（一）从脏腑论治

邓铁涛认为，进行性肌营养不良症属本虚标实，以脾肾虚损为本，痰瘀互结为标。治以滋肾健脾，标本兼顾。以自拟强肌健力方（由黄芪、白术、茯苓、牡丹皮、五爪龙、熟地、山茱萸、土鳖虫、山药、菟丝子、楮实子、陈皮、甘草组成）治疗，随症加减，取得显著疗效。

尚尔寿对进行性肌营养不良症的辨治多从肝考虑。他认为本病在临床上往往涉及肝、脾、肾三脏，而肝为其病理变化的核心之脏。他还制订出以平肝息风为主，补益肝肾为辅，佐以健脾益气，祛痰通络的复肌宁胶囊和复肌宁汤。复肌宁胶囊的组成为：天麻、全虫、蜈蚣（去头足）、地龙、牛膝、杜仲炭、黄芪。复肌宁汤方为：珍珠母、牡蛎、白僵蚕、枸杞子、杜仲炭、党参、黄芪、胆南星、佛手、姜半夏、石菖蒲、伸筋草、桃仁。

李济仁对痿证理论与临床治疗多有创新，他认为痿证的病因不外乎"虚"与"邪"，而以虚为主，辨证分为成人实痿、儿童实痿、成人虚痿、儿童虚痿，治疗以补益肝肾、舒筋活络为主。李教授常言："病人虚而有热者，最宜用其养阴生津，且其善填骨髓，长肌肉。"他认为对于痿病的治疗，不能拘泥于《内经》"治痿独取阳明"之法，应辨明病因，分清脏腑虚实，且患者体质、内伤虚损程度及环境等诸多因素都会影响疾病的发展，必须辨证论治，有其证必有其法，而辨病一定要与辨证相结合，才能发挥中医学特色。进行性肌营养不良症的中医治疗也当以如此。

陈金亮主张治疗进行性肌营养不良症当用分期辨治的疗法，早期健脾补肾，改善临床症状。以肾阳虚为主者，右归丸或右归丸加减；脾虚为主者，四君子汤、补中益气汤化裁；患儿有疳积者或选肥儿丸化裁应用，再配合针刺中脘、四缝等穴位。中期病机为肝肾虚损，筋脉失养；治当补肝益肾，滋养筋脉，强筋壮骨，可取虎潜丸或健步丸化裁治疗。后期的治疗重点应该是补益心肺，目的在于改善心肺功能，延长患者寿命，可用明代内府大御医龚廷贤所著的《寿世保元》中的保元汤加减治疗。

（二）从奇经论治

现代医家吴以岭提出从奇经论治进行性肌营养不良症的新观点，他结合五脏分证，三焦分治，创立扶元起痿、养荣生肌的治疗大法，研制出肌萎灵胶囊及肌萎号制剂治疗痿证，亦取得良好疗效。李建军认为进行性肌营养不良症是由于奇经的流溢之气不足，导致肢体远端的气机不畅，痰瘀凝聚于肢体远端；肾与阴维脉会于足少阴筑宾穴，为阴维的起始穴和郄穴，肌肉萎缩和肌肉假性肥大的主要原因就是奇经气血不足和阴维脉的气机不畅。奇经八脉总持全身的气血运行，是人体气血运行的总纲。奇经气血不足，肌肉失去气血的濡养，故发生全身的肌肉萎缩。

（三）从"阳明"论治

《素问·痿论》提出"治痿独取阳明""阳明者，五脏六腑之海，主润宗筋，宗筋主束骨而利机关也"，认为脾胃是人体气血生化之源，筋肌润养赖其精微物质。《症因脉治·痿证论》指出："今言独取阳明者，以痿证及阳明实热致病耳……清除积热，则二便如常，脾胃清合，输化水谷，生精养血，主润宗筋，而利机关。"况时祥认为"独取阳明"有两种含义：一是补益脾胃；二是"取"者"祛"也，即清阳明之热邪。况教授临证治疗进行性肌营养不良症时，因进行性肌营养不良症的患者往往脾虚兼夹热邪或湿热，应佐以芳化湿邪之剂，故常以补中益气汤加苍术、核仁等化裁，以奏补脾健胃、除湿之功。在脾胃气虚型中，多与党参、白术和甘草合用，加强其补气的疗效。

（四）从络病论治

中医络病理论认为，络脉是营卫气血津液输布环流的通路之一，由于其细小迂曲，气血环流缓慢，遍布全身，各种因素都容易影响络脉中气血津液的运行与输布，阻碍络气运动输布，使得气机升降出入失常，络气虚滞。窦材《扁鹊心书》中指出"夫人之真元，乃一身之主宰，真气壮则人强，真气虚则人病，真气脱则人死"，说明真气对于人体的重要性。真气的形成以肾中所藏精气为主，肾为先天之本，故遗传性疾病与肾中真气密切相关。故周顺林等认为真元不足是本病的主要病因，发病机理为络气虚滞，络脉挛急，治以温扶真元、益气通络为原则。鹿茸，甘温咸，温奇阳，扶元阳，为治疗虚损杂证，温理起阳的血肉有情之品的要药；人参能大补元气；淫羊藿助鹿茸共奏辅助真阳之效；黄芪补气；桂枝温经通阳；白芍缓急止痛；甘草调和诸药。诸药共用，以扶元益气通络。

（王　迪）

第二节　周期性瘫痪

周期性瘫痪是一组与钾代谢异常有关，以骨骼肌弛缓性瘫痪反复发作为主要临床表现的肌病。发作时肌无力可持续数小时或数周，发作间歇期完全正常。根据发作时血清钾浓度可分为低钾型、高钾型和正常钾型。由醛固酮增多症、甲状腺功能亢进、代谢性疾病和肾衰竭所引起的低钾而导致瘫痪者称为继发性周期性瘫痪。低钾型周期性瘫痪为常染色体显性遗传或散发的疾病，在我国以散发多见；高钾型为常染色体显性遗传，较少见，1951 年由 Tyler 首先报道；正常钾型为常染色体显性遗传，较为罕见。

周期性瘫痪属中医学"痿证"。临床表现为肢体筋脉弛缓、软弱无力，日久因不能随意运动而致肌肉萎缩。

一、临床诊断要点与鉴别诊断

低钾型周期性瘫痪

（一）诊断标准

（1）突发四肢弛缓性瘫痪，以近端为主。

（2）无脑神经支配肌肉损害，无意识障碍和感觉障碍。

（3）发作时血清钾低于 3.5mmol/L，间歇期正常。

（4）发作期心电图呈典型低钾性改变，T 波低平或倒置，可见 U 波，P-R 间期和 Q-T 间期延长，ST 段下降，QRS 波增宽。

（5）肌电图示运动电位时限短，波幅低，完全瘫痪时运动单位电位消失，电刺激无反应。膜静息电位低于正常。

（6）经补钾治疗肌无力迅速缓解。

（二）鉴别诊断

1. 高钾型周期性瘫痪

高钾型周期性瘫痪一般在 10 岁以前发病，白天运动后发作频率较高。肌无力症状持续时间短，发作时血钾增高，心电图呈高钾改变，可自行缓解或降血钾治疗可好转。

2. 正常钾型周期性瘫痪

正常钾型周期性瘫痪少见，常在 10 岁前发病，多见夜间发作，肌无力持续时间较长，无肌强直表现；补钾后症状加重，补钠后减轻。

3. 低血钾综合征

低血钾综合征多有腹泻、慢性肾炎、肾小管性酸中毒，瘫痪时间较长，予纠正病因及补钾后才可恢复。

4. 重症肌无力

重症肌无力亚急性起病，症状呈波动性，可累及脑神经支配肌肉及四肢，晨轻暮重，病态疲劳，新斯的明及疲劳试验阳性，但血钾正常，可资鉴别。

5. 原发性醛固酮增多症

原发性醛固酮增多症虽同低钾型周期性瘫痪一样有反复发作的肢体肌无力和低血钾表现，但初次发病的年龄较大，每次发作的持续时间可长达数月，症状缓解较慢且常不易恢复到正常。且伴有血压增高和夜尿多等特点，故不难鉴别。

高钾型周期性瘫痪

（一）诊断标准

（1）多在 10 岁前发病，以男性常见。
（2）由下肢近端首先出现肌无力，后影响上肢乃至颈部肌肉。
（3）饥饿、寒冷、剧烈运动和钾盐摄入可诱发肌无力。
（4）发作时血清钾和尿钾含量升高，间歇期正常。
（5）每次发作时间短，约数分钟到 1 小时。
（6）发作期心电图呈典型高钾性改变，T 波高尖，P 波降低甚至消失，QRS 波改变，肌电图可见纤颤电位和强直放电。
（7）钾负荷试验及冷水诱发试验阳性。

（二）鉴别诊断

本病注意与低钾型和正常钾型周期性瘫痪相鉴别；还应与继发性高钾瘫痪相鉴别，排除原发病因方可鉴别。

正常钾型周期性瘫痪

（一）诊断标准

（1）多在 10 岁前发病。
（2）常于夜间或晨起时发现四肢或部分肌肉瘫痪，严重者可伴见发音不清、呼吸困难等症状。

（3）运动后休息、寒冷、限制钠盐摄入和补钾均可诱发，补钠后好转。

（4）发作时血清钾水平正常。

（二）鉴别诊断

1. 低钾型周期性瘫痪

注意与低钾型和正常钾型周期性瘫痪相鉴别。

2. 吉兰-巴雷综合征

吉兰-巴雷综合征可见四肢对称弛缓性瘫痪，远端重于近端，脑脊液检查可见脑脊液蛋白-细胞分离现象，有周围性感觉瘫痪、脑神经损害和肌电图神经源性损害。

二、审析病因病机

（一）感受温毒

外感温热毒邪，上犯于肺，或病后邪热未尽，耗灼肺津，津伤失布，五脏失濡，五体失养而痿弱不用。此即《素问·痿论》"五脏因肺热叶焦，发为痿躄"之谓也。

（二）湿热浸淫

外感湿热之邪；或久处湿地，或涉水冒雨，感受湿邪，积渐不去，郁而化热；或过食肥甘辛辣，嗜酒过度，损伤脾运，湿热内生，湿热浸淫经脉，气血营运受阻，筋脉肌肉失养而成痿病。正如《张氏医通·痿》所说："痿证……大都起于阳明湿热，内蕴不清，则肺受热乘而日槁，脾受湿淫而日溢，遂成上枯下湿之候。"

（三）脾胃虚弱

素体脾胃虚弱，或饮食不节，或药毒所伤，或思虑劳倦，或久病中气受损，胃纳化失常，导致气血津液生化乏源，无以濡养五脏、四肢、筋脉、肌肉，发为痿病。

（四）肝肾亏损

先天禀赋不足，或久病损肾，或房劳过度，或劳役太过伤肾，或情志失调，肝火耗灼阴精，均可致肝肾亏损，精血虚耗，筋脉肌肉失养，肢体痿弱不用。此外，亦可因肺燥、脾虚、湿热久羁转化而致，由于真脏亏损，病多沉重深痼。

（五）痰瘀阻络

外伤跌仆，瘀血阻络；或久病入络，湿聚成痰，痰瘀互结；或脾虚不运，痰湿内生，壅塞经络，血行不畅，滞缓为瘀，痰瘀互结，阻滞经脉，肢体筋脉失于气血荣养而成痿。

痿病的形成颇为复杂，正如《证治准绳·痿》所言："五劳五志六淫尽得成五脏之热以为痿也。"外感湿热、温毒、情志内伤、饮食劳倦、毒药所伤、先天不足、久病房劳、跌打损伤等，均可致使五脏受损，精津不足，气血亏耗，肌肉筋脉失养，因而发病。

三、明确辨证要点

（一）辨虚实

因外感温毒或湿热或外伤者，多起病急，病情发展快，肌肉萎缩不明显，属实证，但热邪最易耗津伤正，故疾病早期就常见虚实错杂；内伤积损，肝肾阴虚和脾胃虚弱者，起病缓慢或隐匿，病情渐进发展，病程较长，肌肉萎缩明显，所属虚证，但又常兼夹热邪、湿热、痰浊、瘀血，而虚中夹实，临证需详辨标本、虚实、主次、缓急。

（二）辨病位

本病有在肺、脾胃、肝肾之不同。凡病起发热、咽干、咳嗽，或热病后出现肢体痿软不用者，其病在肺；若四肢痿软，腹胀便溏，食少乏力，病在脾胃；若下肢痿软无力，甚则不能站立，兼见腰脊酸软，头晕耳鸣，病在肝肾。

四、确立治疗方略

治疗痿病应以重视调理脾胃，补益肝肾，滋阴清热，不妄用风药为基本原则。

（一）独取阳明

历代医家多遵"治痿独取阳明"之说。其含义有二：一则重视补益脾胃；二则清化阳明湿热。脾胃为后天之本，肺之津液来源于脾胃，肝肾的精血亦赖脾胃的生化，所以胃津不足者，宜养阴益胃，脾胃虚弱者，应益气健脾。只有脾胃健运，气血津液充足，脏腑功能转旺，有利于痿病恢复，所谓"独取"，乃重视之意，非"唯独"之法，故临床重视调理脾胃，但亦不能拘泥于此，仍需辨证论治。

（二）泻南补北

泻南补北即指治痿病应重视滋肾清热法。诸痿日久，皆可累及肝肾，故重视补益肝肾，滋阴清热为治痿又一原则。

（三）治兼夹证

痿病多虚实夹杂，在调理脾胃、滋肾清热的基础上，视其所夹热、湿、痰、瘀之不同，分别施以清热、祛湿、化痰、祛瘀等法，补虚勿忘实。

（四）慎用风药

痿病多虚，实证亦多偏热，治风之剂皆发散之品，若误用之，阴血愈燥，酿成坏病。《景岳全书》指出："痿证最忌发表，亦恐伤阴。"

五、辨证论治

1. 肺热津伤证

（1）抓主症：病起发热，或热退后突然出现肢体软弱无力，咽干，咳呛少痰。

（2）察次症：皮肤干燥，心烦口渴，小便黄少，大便干燥。

（3）审舌脉：舌质红，苔黄，脉细数。

（4）择治法：清热润肺，濡养筋脉。

（5）选方用药思路：湿热毒邪犯肺，肺热叶焦，精津不布，筋脉肌肉失养，故肢体软弱无力，皮肤干燥；热盛伤津，故心烦口渴，溲短便燥；肺热津耗，肺失润降，故咳呛少痰；舌质红，苔黄，脉细数为热盛伤津之象，故选用清燥救肺汤。本方有清热润燥、养阴宣肺作用，适用于温燥伤肺、气阴两伤之证。方中石膏、桑叶清宣肺津燥热；麦冬、阿胶、火麻仁润肺养阴；杏仁、枇杷叶宣肺利气以输布津液，《难经》云"损其肺者益其气"，故方中人参、甘草益气生津。

（6）据兼症化裁：若热蒸气分，高热口渴，汗多者，重用石膏，并加金银花、连翘、大青叶、板蓝根清热解毒祛邪；呛咳少痰明显者，酌加川贝母、瓜蒌、芦根清热润肺，化痰止咳。

2. 湿热浸淫证

（1）抓主症：肢体逐渐出现痿软无力，以下肢常见，肢体困重，尿短赤涩。

（2）察次症：胸闷脘痞，肢体麻木、微肿，扪及微热，喜凉恶热，或发热。

（3）审舌脉：舌质红，苔黄腻，脉濡数或滑数。

（4）择治法：清热利湿，通利经脉。

（5）选方用药思路：湿热浸淫筋脉，气血阻滞，筋脉失养，故肢体痿软无力；湿性重浊，下先受之，故以下肢为常见；湿热浸渍肌肉，故见肢体困重或微肿；湿热郁蒸皮肤，气血运行不畅，则肌肤麻木，扪及微热喜凉，或发热；湿热阻滞气机，故胸闷脘痞；湿热下注，则尿短赤涩；舌质红，苔黄腻，脉濡数或滑数为湿热内蕴之证，故选用加味二妙散。方中苍术燥湿强脾；黄柏苦寒清降下焦湿热；萆薢、汉防己导湿热从小便而去；当归、川牛膝活血养血，益肾通络；龟板滋阴益肾健骨。

（6）据兼症化裁：若湿盛，伴胸脘痞闷，肢重且肿者，可加厚朴、砂仁、土茯苓、泽泻、薏苡仁健脾理气化湿；长夏雨季，酌加藿香、佩兰芳香化浊，健脾除湿；若热邪偏盛，身热，尿黄赤涩，加蒲公英、忍冬藤、连翘、苦参以清热解毒利湿。

3. 脾胃亏虚证

（1）抓主症：肢体痿软无力逐渐加重，肌肉渐见痿瘦，纳呆便溏，肢倦乏力。

（2）察次症：面浮无华，少气懒言。

（3）审舌脉：舌质淡、或淡胖、或淡暗、或厚腻，脉细弱或细涩。

（4）择治法：健脾益气，补中益阳。

（5）选方用药思路：脾胃虚弱，气血化源不充，筋脉失荣，故肢体痿软，逐渐加重，肌肉痿瘦；脾不健运，则纳呆便溏；脾虚水湿不化，故面浮不华，舌胖苔腻；久病入络，气虚血瘀，故见舌淡暗，脉细涩；肢倦乏力，少气懒言，舌质淡，脉细弱皆因脾胃虚弱，气血不足所致，故选用补中益气汤，方中重用黄芪补中益气升阳；配人参、白术益气健脾；当归养血和血；陈皮理气和胃，使诸药补而不滞；升麻、柴胡升举脾气。

（6）据兼症化裁：脾虚每兼夹湿热不化，当佐渗湿清热之品，如土茯苓、苦参、黄柏、薏苡仁；夹食积者，酌山楂、神曲、砂仁健脾助运，导其食滞；气血虚甚者，重用黄芪、党参、当归，加山药、黄精、枸杞子补气养血；兼有血瘀，唇舌紫暗，脉兼涩象者，加丹参、红花、川牛膝、地龙活血通络。

4. 肝肾亏损证

（1）抓主症：起病缓慢，渐见下肢痿软无力，腰脊酸软，不能久立，甚则不能行走，腿胫大肉渐脱。

（2）察次症：目眩发落，耳鸣咽干，遗精或遗尿，或见妇女月经不调。

（3）审舌脉：舌质红，或紫暗，少苔，或苔黄腻，脉细数，或细涩。

（4）择治法：补益肝肾，强壮筋骨。

（5）选方用药思路：肝肾亏虚，精血不能濡养筋骨肌肉，故渐成为痿病；腰为肾之府，肾主骨生髓，精髓不足，腰脊酸软，久则髓枯筋燥，腿胫大肉消脱，痿废不用；目为肝之窍，耳为肾之窍，发为血之余，肝肾精血亏虚，失之荣养濡润，故见目眩发落，耳鸣咽干；肾虚封藏固摄失职，故见遗精、遗尿；肝肾亏虚，冲任失调，故见月经不调；舌质红，少苔，脉细数为阴虚内热之象；久病入络夹瘀者，舌紫暗，脉细涩；苔黄腻为兼夹湿热之象，故方选用虎潜丸。方中熟地、龟板填精补髓，滋阴养血；虎骨（狗骨代）、牛膝补益肝肾，强筋健骨；芍药、当归养血柔筋；黄柏、知母清肝肾之虚热而坚阴；锁阳温肾益精，启动肾中之真阳，有阳中求阴之意；陈皮、干姜理气温中健脾，使滋补而不腻，干姜并制黄柏苦寒以防败胃。

（6）据兼症化裁：热甚者，去锁阳、干姜，加玄参、女贞子、鳖甲养阴清热；腰脊酸软者，加狗脊、杜仲、川续断补肾壮腰；遗尿者，加桑螵蛸、覆盆子、益智仁益肾固摄。

5. 痰瘀阻络证

（1）抓主症：久病体虚，或外伤之后四肢痿弱，甚至瘫痪，肌肤麻木不仁。

（2）察次症：肌肉瘦削，或挛缩，或活动时隐痛。

（3）审舌脉：舌痿不能伸缩，或舌胖质暗淡，或有瘀斑，苔厚腻，脉细涩。

（4）择治法：豁痰祛瘀，益气养营。

（5）选方用药思路：跌仆损伤，或久病入络，湿聚成痰，痰瘀阻络，筋脉失养，故肢体麻木，痿软无力；肌肉失濡，则肌肉瘦削或挛缩；瘀血内阻，故见肌肉活动时隐痛；舌痿，舌胖质暗淡或有瘀斑，苔厚腻，脉细涩，为虚中夹痰夹瘀之象，故方选用圣愈汤合补阳还五汤。圣愈汤以四物调肝养血，人参、黄芪益气养血。补阳还五汤方中重用黄芪大补元气，使气旺血行瘀去络通，当归、川芎、赤芍、桃仁、红花、地龙活血祛瘀通络。二方合用，使气血健旺，瘀去新生，筋骨得养，痿弱渐愈。

（6）据兼症化裁：可佐加橘络、胆南星、白芥子、威灵仙、蜈蚣、川牛膝、穿山甲等增强化痰祛瘀通络之力。

六、中成药选用

益肾蠲痹丸：适用于肝肾不足型。组成：骨碎补、熟地黄、当归、徐长卿、土鳖虫、僵蚕（麸炒）、蜈蚣、全蝎、蜂房（清炒）、广地龙（酒制）、乌梢蛇（酒制）、延胡索、鹿衔草、淫羊藿、寻骨风、老鹳草、鸡血藤、萆草、生地黄、虎杖。用法：饭后口服，每次 3g，每日 2 次。

七、单方验方

（1）木通 50～75g 煎水 50～100ml，每次服用 25～30ml，每日 2～3 次。

（2）羌活胜湿汤加味：羌活 8g，独活 10g，藁本 6g，防风 15g，川芎 6g，蔓荆子 6g，制川乌 6g，制草乌 6g，每日 1 剂，水煎服。

（3）黄芪 20g，桂枝 6g，白芍 12g，党参、大枣各 15g，淡附片 6g，当归、干姜各 10g，甘草 4g，每日 2 剂，水煎，温服，适用于低钾型。

八、中医特色技术

（一）普通针刺

取肩髃、曲池、合谷、颈胸段夹脊穴、足三里、髀关、三阴交、阳陵泉、伏兔、腰部夹脊穴，肺热伤津加尺泽、肺俞、二间；湿热袭络加阴陵泉、大椎、内庭；脾胃虚弱加脾俞、胃俞、关元；肝肾亏损加太溪、肝俞、肾俞。上肢肌肉萎缩加手阳明经排刺；下肢肌肉萎缩加足阳明经排刺。主穴足三里、三阴交用补法，余用泻法或平补平泻法，夹脊穴用平补平泻法。配穴按虚补实泻操作。

（二）电针疗法

取大椎、曲池、合谷、环跳、梁丘、足三里、阳陵泉、解溪、三阴交等，进针得气后用捻转泻法，用电针仪导线接通曲池与合谷、足三里与阳陵泉，采用断续波，电流以患者能耐受为度，通电 30 分钟，其余穴位隔 10 分钟运针 1 次，每日针 2 次。

（三）耳针疗法

取肺、脾、胃、神门、内分泌，毫针中等刺激，亦可用揿针埋藏或王不留行籽贴压。

（四）艾灸疗法

取百会、外关、足三里。用艾炷雀啄灸，每次 10～15 分钟，每日 1 次，愈后再灸 2 次，巩固疗效。

（五）皮肤针疗法

用皮肤针反复叩刺背部肺俞、脾俞、胃俞、膈俞和手足阳明经循行部位。隔日 1 次。

九、各家发挥

高维滨采用毫针疗法、艾灸疗法治疗周期性瘫痪。

1. 毫针疗法

（1）治法：远近配穴法，补法。

（2）处方：百会、大椎、曲池、合谷、足三里、三阴交。

（3）操作：捻转进针，补法留针 10 分钟，每日 1 次，6 次为 1 个疗程，休息 1 日。

2. 艾灸疗法

（1）处方：百会、外关、足三里。

（2）操作：用艾卷雀啄灸，每次 10～15 分钟，每日 1 次，愈后再灸 2 次，巩固疗效。

（王瑜萌欣）

第十三章　自主神经系统疾病

第一节　雷　诺　病

雷诺病又称为肢端动脉痉挛病，是由于寒冷或情绪激动诱发的阵发性肢端小动脉痉挛而引起的以四肢末端（手指为主）对称性皮肤苍白、发绀，继之皮肤发红为主要表现的局部缺血现象，伴有感觉异常（指或趾疼痛），以 20～30 岁青年女性最为常见，男女比例为 1∶5。

雷诺病属于中医学"脉痹"的范畴。脉痹，病在脉，是以肢体疼痛、无力，脉搏微弱或无脉为主要表现的风湿病。多由正气不足，外邪侵袭，脉道闭阻所致。

一、临床诊断要点与鉴别诊断

（一）诊断标准

（1）寒冷或情绪激动容易引起发作。

（2）典型的临床表现（间歇性肢端血管痉挛，伴有疼痛及感觉异常），对称性发病，以手指多见，界线分明的苍白、青紫、潮红等变化。

（3）无坏死或只有很小的指（趾）端皮肤坏死。

（4）症状持续存在 2 年以上且无明显病因。

（5）排除其他血管痉挛发作疾病。

（6）排除任何器质性疾病所致的雷诺现象。

（二）鉴别诊断

1. 雷诺现象

雷诺现象是指继发于其他疾病的肢端动脉痉挛现象，常见于 30～40 岁患者，分布非对称，较雷诺病严重，常见组织坏死，有明确病因，甲皱毛细血管扩张、管腔不规则、血管袢增大，而雷诺病则正常，故不难与雷诺病鉴别。

2. 肢端发绀症

肢端发绀症表现为双手双足端对称发绀，寒冷和情绪激动加重，温暖环境可缓解但不能完全消失，且无界线分明的苍白、青紫及潮红变化，无肢端坏死，故可鉴别。

3. 红斑性肢痛症

红斑性肢痛症见足部阵发性烧灼样、针刺样剧痛，皮温增高，呈潮红色，遇热则病情加重，偶可累及双手。多见于青年女性，起病急骤。与雷诺病的诱因相反，故不难鉴别。

4. 冻痛综合征

冻痛综合征虽与雷诺病一样都对寒冷敏感，但初期手背皮肤红肿，继而出现紫红色界线性小肿块，疼痛，遇热后局部充血，灼痒，甚而出现水疱，形成溃疡，愈合缓慢，常遗留萎缩性瘢痕。多见于温度低、湿度大地区的初冬和初春季节，以儿童和青少年女性多见。好发部位在双手、双足、耳、鼻尖。

5. 冷球蛋白血症

冷球蛋白血症主要表现为皮肤紫癜，下肢间歇发作的出血性皮损，消退后常留有色素沉着。本病是一种免疫复合物病。约15%患者以雷诺现象为首发症状，严重者在外踝部形成溃疡，少数可有肢端坏疽，溃疡也见于鼻、口腔、喉、气管黏膜及耳。但患者有多关节痛、肾损害、肝脾肿大、神经系统损害，免疫检查异常。完善相关检查可供鉴别。

6. 网状青斑

网状青斑虽和雷诺病均可见患肢发冷、麻木和感觉异常，且患者多为女性，但网状青斑患者皮肤呈持续性网状或斑点状紫绀。病变多发生于足部、小腿及股部，偶可累及上肢、躯干和面部，不难鉴别。

二、审析病因病机

（一）脾肾阳气不足

脾主四肢，脾肾阳气不足，不能温煦四末，故肢冷苍白，出现一派阴寒症状；寒邪客于经脉，寒凝络阻，气滞血瘀，则患侧肢端出现青紫或紫红的血瘀症状。

（二）病久脉络瘀阻

若病程日久，脉络阻遏，肌肤失养，则皮肤变薄或增厚，指垫萎缩。

（三）郁久寒化为热，或复感湿热之邪

若郁久寒化为热，或复感湿热之邪，热盛毒聚，热盛肉腐，则指端出现溃疡或坏疽。中医认为，四肢为诸阳之末，得阳气而温。故本病内因脾肾阳虚，外因受寒邪侵袭而发。

三、明确辨证要点

（一）辨虚实

本病为邪实正虚，发病时以邪实为主，未发时以正虚为主。虚者多为气虚阳虚所致，可症见神疲乏力，少气懒言，肢端肌肤麻木，四肢端皮色苍白发凉时间较实证长，舌质淡，苔薄白，脉细等。实证多为寒凝、气滞、血瘀所致，可症见情绪激动，精神紧张时，四肢末端出现持续性青紫发凉，舌质紫暗有瘀斑，脉沉涩等。血瘀日久化热者，则可出现指趾肿胀、

疼痛、灼热，热盛肌腐则肢端发生溃疡，甚或发生局部坏疽。

（二）辨脏腑

本病可累及多脏，与肝、脾、肾最为相关。脾肾阳虚可见四肢末端皮色苍白，神疲乏力，少气懒言，脉细弱无力，舌质淡，舌边有齿痕，苔薄白；肝郁可致气滞，症见肢端脉络瘀血较甚，持续时间较长，胁肋胀痛，心烦易怒，精神紧张，舌质紫暗，或有瘀斑，脉涩。

四、确立治疗方略

治疗应扶正祛邪，以温阳、益气、疏肝、化瘀为其治疗原则。

五、辨证论治

1. 气虚寒盛证

（1）抓主症：四肢末端皮色苍白，发凉，肢端肌肤麻木、青紫，苍白时间长于青紫时间。

（2）察次症：伴有肢端胀痛，神疲乏力，少气懒言，面色不华，畏寒喜暖，脘腹胀满。

（3）审舌脉：脉细弱无力，舌胖大色淡，有齿痕，苔薄白。

（4）择治法：益气温经，散寒通痹。

（5）选方用药思路：由于禀赋不足，素体阳虚，感受寒凉，气虚不能御寒，寒邪浸淫脉络，闭阻气血，阳气不能外达四末，四肢气虚，寒凝故选黄芪桂枝五物汤加减。方中黄芪为君甘温补气，补在表之卫气；桂枝散风寒而温经通痹，芍药养血和营而通血痹共为臣药；佐以生姜，疏散风邪；大枣甘温为使，养血益气，另加白芍、当归养血柔肝；鸡血藤养血活血，舒筋活络；细辛解表散寒，祛风止痛。全方共奏益气温经，散寒通痹之功。

（6）据兼症化裁：关节肿痛加威灵仙、防己、桑枝；上肢疼痛加片姜黄；下肢疼痛加川牛膝。

2. 阳虚寒凝证

（1）抓主症：肢端冰冷，苍白如蜡状，握摄无力，肿胀麻木。

（2）察次症：精神萎靡，面色不华，畏寒喜暖，脘腹胀满。

（3）审舌脉：舌体胖大，舌质淡，苔白，脉沉细。

（4）择治法：温补脾肾，散寒通脉。

（5）选方用药思路：由于脾肾阳虚，阳虚则外寒，四肢为阳气之末，阳虚则四肢失于阳气之温煦，阳虚则阴盛，阴寒之邪凝滞，故选用右归丸加减。方中肉桂、炙附子加血肉有情之品鹿角胶温补肾阳，填精补髓；熟地、山药、山茱萸、枸杞、杜仲滋阴益肾，养肝补脾；细辛解表散寒、祛风止痛；白芥子通络止痛；炮姜温经散寒。共奏温补脾肾，散寒通脉之功。

（6）据兼症化裁：肤色青紫者加丹参、桃仁、红花等活血化瘀之品以通血脉；关节肿痛明显者加防风、桑枝、虎杖、老鹳草、络石藤以除湿宣痹通络消肿；腹胀者加木香、炒白术、积实以温脾理气；阳气衰微加人参以大补元气。

3. 气滞血瘀证

（1）抓主症：肢端脉络瘀血较甚，持续时间较长，肢端出现持续性青紫、发凉、胀痛、麻木，遇寒凉更甚，指趾端肌肤可出现瘀点或趺阳脉减弱或消失。

（2）察次症：胁肋胀痛，心烦易怒，情绪不稳或猜疑抑郁。

（3）审舌脉：舌紫暗或有瘀斑，脉沉迟或沉涩。

（4）择治法：养心疏肝，理气活血。

（5）选方用药思路：情志激动，心气急，肝气郁，而致脉流不畅，情志郁结，血脉瘀滞，故选用养心汤和柴胡疏肝散加减。方中人参、制黄芪补心气，当归、川芎养心血；茯苓、远志、柏子仁、炒枣仁泻心热而宁心神；五味子酸涩收敛心气；半夏去扰心之痰涎，肉桂引诸药归心经；柴胡疏肝解郁；炙香附理气疏肝而止痛；生白芍、炙甘草养血柔肝缓急止痛；枳壳理气行滞；红花、桃仁活血化瘀。共奏养心疏肝，理气活血之功。

（6）据兼症化裁：血瘀严重，长时间不缓解者加刘寄奴、水蛭、路路通、干姜等活血温通之剂，肢端肿胀疼痛加威灵仙、防己、老鹳草，肉桂改用桂枝、生薏苡仁、木瓜等。

4. 阳气虚弱，血脉瘀阻证

（1）抓主症：皮肤干燥，肤质或萎缩或肥厚，指甲呈纵向弯曲、畸形，指垫消瘦。

（2）察次症：末节指骨脱钙，指端阴疽疡溃，延及指下，引起指甲和甲床分离，疼痛剧烈，甚则坏疽。

（3）审舌脉：舌暗紫而淡，边有瘀斑，脉沉涩。

（4）择治法：阳气虚弱，血脉瘀阻则应温阳益气，活血通络。

（5）选方用药思路：由于长期肢端缺血，血管持续痉挛，发作呈持续状态，肢端缺血，失于营养而干枯，故选用止痛当归汤合大黄䗪虫丸。方中大黄逐瘀攻下、凉血清热，䗪虫破散癥积瘀血，共为君药；红花、水蛭、虻虫活血通络，攻逐瘀血，共为臣药；黄芩清热，助大黄以除瘀热；川芎行气活血祛瘀；生地、当归活血凉血；芍药养血滋阴；人参、生黄芪补中益气；官桂解毒化脓；炙甘草调和诸药。共奏温阳益气，活血通络之功。

（6）据兼症化裁：疼痛剧烈加乳香、没药、延胡索、鸡血藤；溃疡久不愈合可用化腐生肌之生肌玉红膏或外敷活血祛瘀之品。

5. 瘀血蕴结，毒邪化热证

（1）抓主症：指趾肿胀、疼痛、灼热，热盛肌腐则肢端发生溃疡，甚或发生局部坏疽，发红肿胀，皮肤破溃，夜间疼痛难忍。

（2）察次症：溲赤便结。

（3）审舌脉：舌红绛苔黄腻，脉弦滑或弦细数。

（4）择治法：清热解毒，活血通络。

（5）选方用药思路：肢端络脉痹阻，日久不愈，蕴郁化热，热聚生毒，热腐肌肉，故选用四妙勇安汤加减。方中金银花、连翘、蒲公英、地丁清热解毒；玄参泻火解毒；当归活血散瘀；川芎行气活血祛瘀；生黄芪补气升阳；生甘草清解百毒，调和诸药。共奏清热解毒，活血通络之功。

（6）据兼症化裁：疼痛剧烈加乳香、没药、延胡索活血止痛，瘀血严重者加桃仁、红花、水蛭、虻虫、大黄破血逐瘀；气虚加太子参、西洋参补气凉血。

六、中成药选用

（1）康脉Ⅰ号胶囊：适用于瘀血蕴结，毒邪化热证。组成：蓬子菜、黄芪、党参、红花、路路通、虎杖、苍术、土茯苓。用法：口服，每次5粒，每日3次。

（2）独活寄生丸：适用于肝肾两虚，气血不足证。组成：白芍、川芎、当归、党参、独活、杜仲、防风、茯苓、甘草、牛膝、秦艽、肉桂、桑寄生、熟地黄、细辛。用法：温开水送服，每次1丸，每日3次。

七、单方验方

（1）刺五加注射液：60ml刺五加注射液加入300ml 5%葡萄糖盐水注射液内，以每分钟30滴的速度静脉滴注，每日1次。

（2）维尔迈6号：当归15g，白芍25g，桂枝15g，细辛5g，通草10g，生姜15g，肉桂10g，白芥子10g，鹿角胶15g，王不留行10g，鸡血藤10g，黄芪30g，柴胡10g，炙甘草10g。

（3）芪附延胡索汤：黄芪60g，附子10g，延胡索12g，姜黄12g，当归15g，白芍20g，防风10g，羌活10g，淫羊藿12g，桑寄生15g，炙甘草6g。

（4）通痹汤：柴胡、香附、肉桂、川芎、枳壳各10g，白芍30g，桂枝20g，穿山甲6g，蜈蚣1条。周身畏寒加肉苁蓉、细辛、薤白，情绪紧张加郁金、远志，气血不足者加黄芪、黄精、鸡血藤、当归。

（5）温通方（自拟）：黄芪30g，白术20g，白芍15g，当归20g，鸡血藤20g，桂枝15g，川芎15g，肉桂10g，干姜15g，地龙10g，甘草10g，细辛5g。

八、中医特色技术

（一）针灸疗法

1. 普通针刺
（1）取穴：百会、内关、合谷、曲池、足三里、三阴交、飞扬。
（2）针刺方法：百会向后平刺0.8寸，内关、合谷穴直刺1寸，曲池、足三里、三阴交、飞扬穴直刺1.5寸。

2. 夹脊针疗法
取背部脊柱旁$C_5 \sim T_1$夹脊穴、$L_1 \sim S_2$夹脊穴配合合谷、外关、后溪、足三里、太溪、太冲、侠溪。予以泻法。每日1次，留针30分钟，10次为1个疗程，休息3日。

3. 烧山火疗法
取双侧曲池、外关、阳陵泉、绝骨穴位，先刺曲池、阳陵泉，以三进一退烧山火手法行针2～3分钟，患者觉针下有温热感为度。后刺外关、绝骨，行平补平泻手法，留针40分钟，其间行针1次。刺后无温热感者配合温针灸，每日1次，10次为1个疗程。

4. 电针疗法

取曲池、外关、内八邪、太溪、太冲、足三里针刺，选用频率为 1Hz 的疏波，正极在上，负极在下，每次 15～30 分钟，每日 1 次，10 次为 1 个疗程。

（二）放血疗法

（1）取患指（或趾）相应井穴，用三棱针或一次性采血针点刺放血，出血量以血液颜色变淡为度，隔日 1 次，5 次为 1 个疗程。

（2）刺络加指端拔罐：选取直径在 1.0～2.0cm 的玻璃瓶（如青霉素粉针真空瓶等）或是对应的玻璃器物，清洁后备用。准备约 250g 用清水揉成的软硬合适的面团，搓成拇指粗细的长条，并依次紧绕于十指远端指关节部位皮肤上。皮肤常规消毒，用毫针点刺十指上的井穴，随后用闪火法将合适的罐留于十指上，罐口紧吸于面团上，如此留罐 1 分钟，期间可以观察到每个手指皮色变红，有数滴血液流出，1 分钟后起罐，常规处理穴位处皮肤，术毕。每日 1 次，7 日为 1 个疗程。

（三）穴位注射疗法

常用穴位为上肢取曲池、尺泽、内关、外关等；下肢取足三里、三阴交、绝骨、血海等。

（1）丹参注射液：每次 2～4ml，取患肢两个穴位交替注射，每日 1 次，30 次为 1 个疗程。

（2）当归注射液：每次 2ml，用法同前。

（3）维生素 B_{12} 注射液：50～100ml，用法同前。

（4）血管舒缓素：10U，用法同前。

（四）中药熏洗疗法

荆芥 10g，防风 10g，芒硝 30g，花椒 15g，苏木 30g，秦艽 10g，红花 10g，细辛 10g，威灵仙 20g，每日 1 剂，水煎，先熏后洗，每次 20～30 分钟，每日 2 次。

九、各家发挥

高维滨采用电针疗法、夹脊针疗法治疗肢端动脉痉挛症。

1. 电针疗法

（1）取穴：曲池、外关、内八邪、太溪、太冲、足三里。

（2）操作：选疏波，频率为 1Hz，正极在上，负极在下，每次 15～30 分钟，每日 1 次，10 次为 1 个疗程。

2. 夹脊针疗法

（1）主穴：C_5～T_1 夹脊穴、L_1～S_2 夹脊穴。

（2）配穴：外关、合谷、后溪、足三里、太溪、太冲、侠溪。

（3）操作：泻法，每日 1 次，留针 30 分钟，10 次为 1 个疗程，休息 3 日。

（王　迪）

第二节　红斑性肢痛症

红斑性肢痛症是一种以特征性的肢端皮肤阵发性皮温升高、潮红、肿胀，并产生剧烈的灼烧样疼痛为主要临床表现的阵发性血管扩张性疾病，本病较为少见且病因不明，症状表现以足趾，足底为著，环境温度升高可诱发或加剧，温度降低可使疼痛缓解。本病可分为原发性和继发性两类，多见于青年，夏季发病，冬季缓解。

红斑性肢痛症属于中医学"热痹""血痹"范畴。

一、临床诊断要点与鉴别诊断

（一）诊断标准

（1）成年发病。
（2）肢端对称出现以足为主的阵发性红、肿、热、痛。
（3）无局部感染及炎症。
（4）站立、运动和受热后疼痛加剧，抬高患肢，休息和冷敷后疼痛减轻。
（5）原发性和遗传性需排除可引起继发性红斑性肢痛症的原发病。

（二）鉴别诊断

1. 雷诺病

雷诺病多见于青年女性，由于肢端局部缺血所致，寒冷和情绪激动为其主要诱因，临床表现为苍白、潮红、发绀等。发病诱因及临床表现均与本病不同，故可鉴别。

2. 小腿红斑病

小腿红斑病寒冷为主要病因，红斑主要出现在小腿，无明显疼痛，可与本病鉴别。

3. 糖尿病周围神经病

糖尿病周围神经病起病缓慢，可累及任何周围神经，一般下肢较上肢重，以疼痛或感觉障碍为主，夜间明显。

4. 血管闭塞性脉管炎

血管闭塞性脉管炎多在 20～40 岁发病，以中青年男性常见，常发于寒冷季节，以动脉缺血症状为主。出现间歇性跛行、皮肤苍白、发绀及足背动脉减弱（或消失）、足部干性坏疽、溃疡等表现，疼痛较剧烈。

二、审析病因病机

《素问·逆调论》中提到："人有四肢苦寒热，逢风寒如炙如火者。"《疮医大全·奇病部》所述的："人脚板中色红如火，不可落地……故经岁经年不愈。"以及《诸病源候论》中所载："夫热病攻手足，乃人五脏六腑井荥俞皆出于手足指，今毒气从脏腑而出，循于经络，攻于手足，故手足指皆肿赤焮痛也。"其均与本病症状基本相符。

近代研究多认为湿、热、瘀为本病基本致病因素，湿热内郁，气血凝滞为其主要病机。

寒邪内侵，凝于脉络，郁久化热，或气血运行不畅，久致气血瘀滞脉络，不通则痛，或湿热外蒸肌肤出现皮肤灼热潮红。

三、明确辨证要点

（一）辨虚实

本病以邪实为主，多为湿热、血热、血瘀所致，可症见肢端皮肤阵发性皮温升高、潮红、肿胀，并产生剧烈的灼烧样疼痛，舌质红或紫暗有瘀斑，脉数或弦涩等。

（二）辨病因

本病与湿、热、瘀最为相关。湿热可见口苦，脘痞，舌质红，苔黄腻，脉滑数。血热可见面红，心烦口渴，舌质红绛，苔黄，脉细数。瘀热者则夜间发作频繁，日久可见皮肤、指甲变厚，舌质紫暗，苔黄，脉弦涩。

四、确立治疗方略

本病属中医学中的热痹，中医学认为本病系湿、热、瘀邪阻滞于经络，血流不畅所致。其病位在经络、肌肤，与心肝脾有关。其病性为实热。故治疗以清热、除湿、祛瘀、通络为主。

五、辨证论治

1. 湿热阻络证
（1）抓主症：肢端阵发性对称性红、肿、热、痛，以足底、足趾为重，夜间发作较多。
（2）察次症：口苦，脘痞。
（3）审舌脉：舌质红，苔黄腻，脉滑数。
（4）择治法：清热除湿，蠲痹通络。
（5）选方用药思路：本证为湿热外蒸肌肤，内滞经络，故选用四妙丸加味。方中黄柏苦性寒，取其寒以胜热，苦以燥湿，且善除下焦之湿热；苍术味苦性温，燥湿除痹，薏苡仁健脾除痹，利水渗湿，清热；川牛膝活血通经络，补肝肾，强筋骨，且引药直达下焦；知母、黄芩清热燥湿；忍冬藤、金银花清热解毒，疏风通络；秦艽、桑枝、威灵仙祛风湿，通络止痛；丹参、乳香、没药活血止痛；地龙清热通络。
（6）据兼症化裁：红肿较甚加夏枯草、生石膏、牡丹皮；皮肤溃疡者加紫花地丁、天花粉。
2. 血热蕴蒸证
（1）抓主症：患肢皮肤红赤或红紫，疼痛剧烈不可接近，灼痛、跳痛明显，表皮灼热如炙，得冷痛减。
（2）察次症：面红，心烦口渴。
（3）审舌脉：舌质红绛，苔黄，脉细数。
（4）择治法：清热凉血，通络止痛。

（5）选方用药思路：本证为血热伤津，灼伤肌肤，故选用凉血四物汤加减。方中生地、玄参、清热凉血，滋阴润燥；黄芩、金银花清热解毒；川芎、红花活血止痛；赤芍、紫草、大青叶、紫花地丁清热凉血，消斑消肿。

（6）据兼症化裁：疼痛剧烈加黄连、乳香、全蝎；尿黄便结加大黄。

3. 瘀热阻络证

（1）抓主症：肢端红、肿、热、痛，针刺样、灼烧样疼痛。

（2）察次症：夜间发作频繁，日久可见皮肤、指甲变厚。

（3）审舌脉：舌质紫暗，苔黄，脉弦涩。

（4）择治法：活血止痛，佐以清热。

（5）选方用药思路：本证为瘀阻脉络，热伤经络，故选用活络效灵丹加味。方中当归活血养血；丹参、红花、牡丹皮助当归活血祛瘀；乳香、没药行气止痛，活血祛瘀；川牛膝补肝肾，强筋骨，活血通络，引血下行；知母清热泻火，滋阴润燥；桑枝祛风湿，利关节。

（6）据兼症化裁：若伴胸闷、善太息或呃逆，月经不调者，加柴胡、郁金；皮肤溃疡加蒲公英。

六、单方验方

（1）罩捞藤

1）外洗法：将罩捞藤生药切碎加洗米水煎沸半小时后，滤渣，待水温适度后，将患肢放入药液中浸泡 20～30 分钟，早、中、晚各 1 次。

2）内服法：罩捞藤 15～20g，加水 200～300ml，煮沸 30 分钟，分 2～3 次内服。

（2）二妙散加味：苍术 10g，黄柏 10g，川牛膝 6g，防己 12g，丹参 15g，白芷 10g。每日 1 剂，水煎服，5 天为 1 个疗程。

（3）芍药甘草汤加味：白芍 30g，炙甘草 15g，秦艽 20g，忍冬藤 30g，连翘 15g，赤芍 15g，牡丹皮 15g，每日 1 剂，水煎服，早晚分服，药渣放冷后敷患处。

（4）紫草地黄汤：紫草、生地黄、水牛角（先煎）、地骨皮各 30g，生石膏 60g（先煎），赤芍、玄参、白芍各 15g，牡丹皮 10g。每日 1 剂，水煎服，1 个月为 1 个疗程。配合痰热清注射液 20ml（14 岁以下儿童用 10ml）加入 5%葡萄糖注射液 250ml 中静脉滴注，每日 1 次，1 个月为 1 个疗程。

（5）加味补阳还五汤：生黄芪 30g，当归 15g，赤芍 12g，牡丹皮 12g，川芎 12g，延胡索 15g，地龙 12g，桃仁 12g，红花 12g，乳香 12g，没药 12g，紫草 12g。口服煎剂为每日 1 剂，早晚各 1 次，饭前分服。外洗为药渣煎剂，每日早晚各 1 次泡洗患处 30 分钟（水温以不感到不适为宜），10 日为 1 个疗程。

七、中医特色技术

（一）针灸治疗

1. 电针疗法

取行间（双侧）、侠溪（双侧）、百会。常规手法进针后，以"龙虎交战"之手法泻之，然后接通电针治疗仪，用连续波通电 20 分钟。每日 1 次，7 次为 1 个疗程。

2. 毫针疗法

取穴大椎、曲池、太渊，上肢病变者加外关、合谷；下肢病变者加足三里、太冲；湿热内阻型加外关、阴陵泉；气虚湿阻型加阴陵泉、足三里、三阴交。进针得气行提插捻转之泻法，每 10 分钟行针 1 次，留针 30 分钟。每日 1 次，10 日为 1 个疗程。

3. 水针疗法

（1）上肢取曲池、外关、合谷、外劳宫；下肢取足三里、太冲、昆仑、太溪、解溪。用 5ml 注射器，5 号针头，吸丹参注射液或当归注射液 2ml，维生素 B_1 注射液 2ml，1% 普鲁卡因注射液 1ml，混合后，选取 3～4 穴注射，每穴 1～1.5ml，每日 1 次，10 次为 1 个疗程。

（2）上肢取曲池、外关、合谷；下肢取足三里、太冲。用 1% 普鲁卡因针 1ml，维生素 B_1 注射液 50mg、维生素 B_{12} 注射液 500μg，注射，每次 1ml，每日 1 次，10 次为 1 个疗程。

（二）中药外敷法

1. 金黄散

用大黄、黄柏、姜黄、白芷各 25g，天南星、陈皮、苍术、甘草各 10g，天花粉 50g。以上方药共研细末，调醋适量涂敷患处，每日 1 次。

2. 三黄散

用黄柏、黄芩、大黄各 30g，青黛 15g，以上方药共研细末，蜂蜜调敷患处，每日 1～2 次。

3. 玉露散

用玉露散、芙蓉叶（晒干）各适量：以上方药共研细末，用冷开水调成糊状，取适量外敷患处，每日 1～2 次。

（三）中药外洗

1. 红灵酒方

取当归、肉桂、花椒、干姜各 20g，红花 10g，细辛 5g。加水适量，煎煮取汁，浸洗患处，每日 2 次，每次约 30 分钟。

2. 马齿苋方

将适量鲜马齿苋捣烂如泥敷贴患处，每日 1 次。

3. 豨莶草洗方

豨莶草 30g，桂枝、当归尾、艾叶、防风、苍术各 12g，大黄、生姜皮各 15g。加水适量，煎煮取汁，熏洗患处。每日 1 次，每次 30 分钟。

（四）推拿疗法

1. 点拿足穴法

患者取坐位，身体放松，两手同时用中指点法或拿法，以与手同侧腹股沟开始，由上而下，由里到外，逐一点或拿穴位，每穴 6 下，轻重自定。沿足阳明胃经可取髀关、阴市、足三里、丰隆、解溪，足少阳胆经取环跳、风市、阳陵泉、光明、丘墟。再以右手对左腿内侧和左手对右腿内侧交替施术，沿足太阴脾经取箕门、血海、阴陵泉、三阴交，足厥阴肝经取足五里、阴包、曲泉、膝关，足少阴肾经取阴谷、筑宾、复溜。用拿法于腿后沿足太阳膀胱经取承扶，经股门、委中、承筋、承山到昆仑。注意用拿法时要适当调换腿的姿势与位置。

2. 抱擦双腿法

一手置大腿根外侧髂骨下，一手置腹股沟部，各指尖相对，卡抱腿部，用力下擦至踝部；再用力往返回擦至大腿根部，有热胀感即可。亦可大、小腿分段完成，操作如上。

3. 掐揉双膝法

患者取坐位，双腿伸直或自然屈曲。两手按抚膝部，掌根对鹤顶穴，五指微曲若爪，各指分置膝周各部，食指、无名指必须分放于两膝眼处，悬肘摇腕，指尖着力，随旋动掐揉，至髌骨内产生热、酸、胀感即可。

4. 捏提跟腱法

患者取坐位，一腿屈膝叠压于另一腿上，亦可两腿屈膝或采用跪式，足尖触地，足跟向上。以单手或双手沿小腿下段至足跟端，捏提双足跟腱数下，以酸痛为宜。

5. 摇踝理指法

患者取坐位，一腿屈膝叠压于另一腿膝上，似 4 字形。一手扶屈腿膝部，一手掌心对足心，拢握足趾做上、下、左、右、前、后六个方向屈曲、拔伸及正反方向环旋摇动，每方位6 下。然后以手食指、中指屈曲若钳，依次夹捏五趾，拔伸捋理，每趾 6 下。

6. 活腿三节法

一腿持重站稳，另一腿髋、膝、踝三关节分别做六方位的摆、踢、摇、旋等动作，使三个关节皆能活动自如。为增强双腿持重、平衡、控制功能，可做行步踢跟腱法，即正步慢行中，一腿落地站稳，另一腿抬起前进之时，用足背弹踢前腿足跟、小腿部。

八、各家发挥

（一）从瘀论治

崔公让认为此病乃本虚标实，既有瘀、湿、热为患之标，更有脾肾阳虚、心脉瘀阻之本。肢体缺血性疾病多见于中老年人，年迈或是久病，脾胃受损致脾胃虚弱，气血生成及健运不足，日久伤及肾阳，或脾肾阳虚，无力运行气血，气血运行不畅，则致血脉瘀阻，"不通则痛"，患者肢体疼痛、发冷、麻木、皮色发白、发绀等证皆是从"瘀"而来。由此可见本病的病机特点可总结为"脾肾阳虚、心脉瘀阻"。他采用"活血化瘀通络"与"温阳化瘀通络"相结合的方法。多选用三物黄芩汤为基础方进行加减。三物黄芩汤：以黄芩、苦参、生地黄、柴胡、当归、牡丹皮、甘草等药为基础方。黄芩苦寒清热燥湿，泻火解毒为君药，苦参清热燥湿，生地黄清热凉血，柴胡芳香疏泄，与黄芩合用可清泄郁热，调畅气机，三者共为臣药。当归养血活血，牡丹皮凉血活血，共为佐药，甘草调和诸药，而为使药。诸药合用，共奏清热凉血，活血化瘀之效。对于湿热瘀阻型的患者，崔公让常在基础方上加上藿香、佩兰之品来健脾化湿。阳虚血瘀型常用制附片补火助阳，赤芍化瘀止痛，同时合用麻黄、细辛、白术以温阳散寒、通络止痛。

（二）分期论治

奚九一针对本病提出"分期论治、标本兼顾"的治疗观点，即首先根据病情的缓急，将本病分为急性期和好转缓解期。"急则治其标，缓则治其本"。在急性期主要以祛邪为主，应用大量清热凉血宁络的中药治疗，集中药力，遏其病势，使邪去则正复；好转缓解期，由于病势已得到遏制，主要应用益气养阴清热的药物治疗，顾护正气，防止复发。

急性期患者多为热邪深入血分，灼伤孙络所致。治以清热凉血宁络法，用犀角地黄汤加减。水牛角片、生石膏、知母、羚羊角粉清除络脉中之热邪，邪去则正安；生地黄、地骨皮、地榆、白芍药则起到凉血宁络的作用，一防离经之血残留，二防热与血结成瘀；如伴有全身发热或疼痛剧烈者，则重用生石膏 50～120g。好转缓解期，多由于病延日久，加之络脉之中残留的毒热邪气，伤津耗气，致使气阴两亏。治以益气养阴。清热为主，药用北沙参、生地黄、麦冬、地骨皮、白芍药、五味子、炙甘草等。五味子除益气养阴作用外，还有收敛特性，防止血热灼伤血络导致出血；如伴有气虚明显者，则加黄芪、党参。

（三）高维滨治疗经验

高维滨采用毫针疗法、水针疗法治疗红斑性肢痛症。

1. 毫针疗法

（1）治法：近部取穴，泻法。

（2）取穴：足三里、阳陵泉、三阴交、太溪、太冲、侠溪。

（3）操作：每日 1 次，每次留针 30 分钟。10 次为 1 个疗程，休息 3 日。

2. 水针疗法

（1）取穴

1）上肢：曲池、外关、合谷。

2）下肢：足三里、太冲。

（2）操作：用 0.5% 普鲁卡因 2ml、维生素 B_1 100mg、维生素 B_{12} 500μg 每次注射药液 1ml，每日或隔日 1 次。

（王瑜萌欣）

第十四章 睡眠障碍

睡眠是人类生存活动中的自然休息状态，占据人类寿命的三分之一，是维持人类健康不可或缺的生理过程。规律的睡眠是生存的前提，是人体复原、整合和巩固记忆的重要环节，而良好的睡眠更是保障生活质量及完成各种社会活动的基础。睡眠障碍导致机体产生一系列不适的病理生理变化，甚则诱发各种心理和躯体疾病。常见的睡眠障碍包括失眠症、发作性睡病、不安腿综合征等。

正常的睡眠由两个时相交替出现而组成，即非快速眼动相（non-rapid eye movement，NREM）睡眠和快速眼动相（rapid eye movement，REM）睡眠。正常情况下，机体进入睡眠状态以后，首先开始 NREM 睡眠，一段时间后转入 REM 睡眠。在整个睡眠周期中，NREM 睡眠时程逐次缩短，REM 睡眠时程逐步延长，两者交替进行，共计转换 4～6 次。其中 NREM 睡眠占 80%，而 REM 睡眠占 20%。根据睡眠的不同时相和觉醒态将其出现的先后时间按照时间序列排列所绘制成的睡眠图，称为多导睡眠图，能够直观地反映睡眠各时相的动态变化，有利于睡眠障碍的诊断和治疗。

第一节 失 眠 症

失眠症（insomnia）是指患者对睡眠时间和（或）质量不满足并影响日间社会功能的一种主观体验，是最常见的睡眠障碍性疾病。长期的失眠会导致精神萎靡，注意力不集中，工作能力下降，严重者易引发焦虑、敏感、缺乏自信，易产生孤独感、挫败感。失眠还是高血压、冠心病等代谢性疾病的独立危险因素。

失眠症属于中医学"不寐"范畴，又有"不得眠""卧不安""目不瞑"等名称。轻者入寐困难或寐而易醒，醒后不寐，或梦多易醒；重者彻夜难眠。多发于中老年人。

一、临床诊断要点与鉴别诊断

（一）诊断标准

失眠症表现为入睡困难（入睡时间超过 30 分钟）、睡眠维持障碍（整夜觉醒次数≥2 次）、早醒、睡眠质量下降和总睡眠时间减少（通常少于 6 小时），同时伴有日间功能障碍。根据病程分为：急性失眠，病程少于 1 个月；亚急性失眠，病程大于 1 个月但少于 6 个月；慢性失眠，病程大于 6 个月。按病因可分为原发性和继发性失眠，原发性失眠通常缺乏明确病因，主要包括生理性失眠、特发性失眠和主观性失眠，原发性失眠的诊断缺乏特异性指标。继发性失眠包括躯体疾病、精神障碍、药物滥用等引起的失眠，以及与睡眠呼吸紊乱、睡眠运动障碍等有关的失眠。其中短暂性失眠常由环境因素、精神紧张、躯体疾病或时差等原因所致，干扰因素的去除或对新环境的适应，睡眠即可恢复正常；长期失眠多由于心理因素、长期从事夜班、生活不规律及长期饮酒等综合因素导致。

目前，针对失眠症的诊断常用的有以下三个标准，即美国睡眠医学学会（AASM）制定的睡眠障碍国际分类（ICSSD-2）、美国精神病学会（APA）制定的《精神障碍诊断和统计手册》第四版（DSM-Ⅳ），以及世界卫生组织制定的疾病国际分类（ICD-10）。各个标准不尽相同，但失眠的诊断必须符合以下条件。

（1）存在以下症状之一：入睡困难、睡眠持续障碍、早醒、睡眠质量下降或晨醒后无恢复感。

（2）在有条件睡眠且环境适合睡眠的情况下仍然出现上述症状。

（3）患者主诉至少有下列一种与睡眠相关的日间功能损害

1）疲劳或全身不适。

2）注意力、注意维持能力或记忆力减退。

3）学习、工作和（或）社交能力下降。

4）情绪波动或易激惹。

5）日间思睡。

6）兴趣、精力减退。

7）工作或驾驶过程中错误倾向增加。

8）紧张、头痛、头晕，或与睡眠缺失有关的其他躯体症状。

9）对睡眠过度关注。

（二）鉴别诊断

1. 环境性睡眠困难

当患者主诉存在干扰睡眠的环境因素时，就不能诊断为失眠。各种环境因素，包括噪声、光线、不适温度均会扰乱多数人的睡眠。在有人身威胁或处于非安全的场所中也会干扰睡眠。此外，床伴的鼾声、睡眠期运动异常等也会干扰睡眠。只有当个体在适合睡眠的环境中仍有睡眠困难，或当失眠症状显示独立于环境因素时才可诊断为失眠。

2. 睡眠不足综合征

有些人的日间过度思睡、疲劳和夜间睡眠减少的原因在于其过度延长的日间工作时间，或有意延迟睡眠以便从事娱乐或社交活动。当给其充足的时间睡眠时，他们容易启动并维持正常睡眠。而失眠症患者尽管有足够的时间睡眠，往往入睡后觉醒时间延长和总睡眠时间缩短。此外，失眠症患者通常不伴随客观的日间过度思睡和不经意的日间睡眠发作，但这经常见于强迫性睡眠不足综合征患者。

3. 短睡眠者

正常人群中由于个体差异存在睡眠变异，睡眠持续时间差异很大。有些短睡眠者可能过分关注自己的睡眠持续时间。但他们没有入睡困难，且缺乏特征性的日间症状。有些短睡眠者可能期望或试图睡得更多些，他们可能通过延长在床上时间而产生一种类失眠模式。

4. 不宁腿综合征

不宁腿综合征常产生睡眠起始和维持困难。但患者急切移动肢体和伴随的各种腿部不适感可与失眠症相鉴别。但失眠症可以与不宁腿综合征同病。只有当失眠症状显示在发生时间与不宁腿综合征的其他症状相对独立性存在时，或当有效治疗不宁腿综合征后失眠症状仍然持续存在时，才可诊断为失眠。

5. 呼吸相关性睡眠障碍

尽管睡眠期间有噪声级鼾声和呼吸暂停及日间思睡是多数睡眠相关性呼吸障碍的特征，但约 50% 的患者会报告失眠症状，尤其是女性和老年人，需要明确是否存在共病。

6. 其他

发作性睡病和异态睡眠都可伴有失眠主诉，可根据各自的显著特征与失眠症鉴别。失眠常见于精神障碍（如焦虑、抑郁障碍）和内科疾病（如慢性疼痛）。精神活性类物质或药物也可诱导失眠，通常存在物质或药物摄入过度的背景，如大量饮用咖啡后导致的失眠。应注意有时药物相关性失眠为隐匿性起病，如使用利血平及其复方制剂之后缓慢发生的失眠。

二、审析病因病机

（一）化源不足，心神失养

思虑劳倦，伤及心脾，心伤则阴血暗耗，神不守舍，脾伤则纳少，生化之源不足，故血虚不能上奉于心，心失所养，致心神不安，心血不静，而成不寐。正如《类证治裁·不寐论治》所云："思虑伤脾，脾血亏损，经年不寐。"可见心脾不足而致失眠，关键在于血虚。

（二）阴虚火旺，阴不敛阳

禀赋不足，房劳过度，或久病之人，肾精耗伤，水不济火，则心阳独亢，心阴渐耗，虚火扰神，心神不安，阳不入阴，因而不寐。正如《景岳全书·杂证谟》曰："真阴精血不足，阴阳不交，而神有不安其室耳。"

（三）心虚胆怯，心神不安

心虚则神不内守，胆虚则少阳之气失于升发，决断无权，则肝郁脾失健运，痰浊内生，扰动神明，故遇事易惊，神魂不安，可致不寐。如明代戴思恭《证治要诀·不寐》所云："有痰在胆经，神不归舍，亦令不寐。"亦有因暴受惊骇，终日惕惕，渐至胆怯心虚而不寐者。

（四）痰热实火，扰动心神

饮食不节，脾胃受伤，宿食停滞，酿为痰热，上扰心神，或情志内伤，肝郁化火，或五志过极，心火内炽，皆能扰动心神，使心血不静，阳不入阴，而发为不寐。

不寐主要与心、肝、脾、肾关系密切。因血之来源，由水谷精微所化，上奉于心，则心得所养；受藏于肝，则肝体柔和；统摄于脾，则生化不息。调节有度，化而为精，内藏于肾，肾精上承于心，心气下交于肾，阴精内守，卫阳护于外，阴阳协调，则神志安宁。若思虑、劳倦伤及诸脏，精血内耗，心神失养，神不内守，阳不入阴，每致顽固性不寐。

三、明确辨证要点

（一）辨虚实

虚证多因脾失健运，气血生化不足，心脾两虚，心神失养而致多梦易醒，心悸健忘，神疲少华，伴头晕目眩，腹胀便溏，面色少华；或因肾阴不足，心肾不交，虚热扰神，则心烦不寐，心悸不安，入睡困难，伴耳鸣头晕，咽干潮热，腰膝酸软，男子遗精，女子月经不调；或因心胆气虚，痰浊内生，扰动心神，则不寐多梦，遇事惊醒，终日胆怯心悸，伴气短自汗，倦怠神疲。总因心、脾、肝、肾功能失调，心失所养而致，病程长，起病缓慢。实证多因郁怒伤肝，气郁化火，上扰心神，则急躁易怒，不寐梦多，伴头晕头胀，目赤口苦，小便黄少，大便干结，不思饮食；或因宿食停滞，痰湿化热，痰热上扰，则不寐头重，脘闷胸痞，嗳气泛酸，或呕吐痰涎。总因火邪扰心，心神不安所致，病程短，起病急。

（二）辨脏腑

不寐病位主要在心，与肝、脾、肾、胆、胃的气血阴阳失调有关。急躁易怒而不寐，多为肝火内扰；脘闷苔腻而不寐，多为胃腑宿食，痰浊内盛；心烦心悸，头晕健忘而不寐，多为阴虚火旺，心肾不交；面色少华，肢倦神疲而不寐，多为脾虚不运，心神失养。

四、确立治疗方略

本病治疗上以补虚泻实，调整阴阳为原则，同时佐以安神之品。大抵虚证多由于阴血不足或气虚血亏所致，治宜滋补肝肾，或益气养血；实证宜清火化痰，消导和中。实证日久亦可转为虚证。虚实夹杂者，应先去其实，后补其虚，或补泻兼顾为治。同时，积极配合心理治疗亦十分重要。

五、辨证论治

1. 心脾两虚证

（1）抓主症：多梦易醒，心悸健忘。

（2）察次症：头晕目眩，肢倦神疲，饮食无味，面色少华，或脘闷纳呆。

（3）审舌脉：舌质淡，苔薄白，或苔滑腻，脉细弱，或濡滑。

（4）择治法：心脾两虚宜补养心脾，以生气血。

（5）选方用药思路：因心脾两虚，营血不足，不能奉养心神，致使心神不安，应选用归脾汤。方中用黄芪、白术、甘草补气健脾；当归、龙眼肉滋养营血；茯神、酸枣仁、远志宁心安神；木香理气醒脾，补而不滞。本方重在健脾补气，意在生血，使脾旺则气血生化有源。

（6）据兼症化裁：如不寐较重者，可酌加养心安神药，如夜交藤、合欢花、柏子仁；若脾失健运，痰湿内阻，而见脘闷纳呆、苔滑腻、脉濡滑者，加陈皮、半夏、茯苓、肉桂等温运脾阳而化痰湿，然后再用前法调补。

2. 阴虚火旺证

（1）抓主症：心烦不寐，心悸不安。

（2）察次症：头晕目眩，健忘，腰酸梦遗，五心烦热，口干津少。

（3）审舌脉：舌质红，少苔或无苔；脉细数。

（4）择治法：滋阴降火，养心安神。

（5）选方用药思路：因肾阴不足，心肾不交，水火失于即济，心肾阴虚，君火上炎，扰动神明，应随症选用黄连阿胶汤或朱砂安神丸。两方均为清热安神之剂。黄连阿胶汤重在滋阴清火，适用于阴虚火旺及热病后之心烦失眠。方中黄连、黄芩除热以坚阴；生地、白芍、阿胶、鸡子黄滋肾阴而养血。其中，白芍佐阿胶，于补肾阴中敛阴气；鸡子黄佐黄芩、黄连，于泻心火中补阴血，故能心肾相交，水升火降。

（6）据兼症化裁：若面热微红，眩晕，耳鸣，可加牡蛎、龟板、磁石等以重镇潜阳，使阳升得平，阳入于阴，即可入寐。朱砂安神丸重在重镇安神，适用于心火亢盛，阴血不足证。方中朱砂不宜多服或久服。对阴虚而火不太旺者，亦可选用滋阴养血的天王补心丹。

3. 心胆气虚证

（1）抓主症：不寐多梦，易于惊醒。

（2）察次症：胆怯恐惧，遇事易惊，心悸气短，倦怠，小便清长，或虚烦不寐，形体消瘦，面色㿠白，易疲劳，或不寐心悸，虚烦不安，头目眩晕，口干咽燥。

（3）审舌脉：舌质淡，苔薄白，或舌红；脉弦细，或弦弱。

（4）择治法：益气镇惊，安神定志。

（5）选方用药思路：因心胆气虚，痰浊内扰心窍，故心神不安，不寐多梦，易于惊恐而心悸，应选安神定志丸。方中人参大补元气；茯神、龙齿定惊安神；茯苓淡渗利湿，健脾益气以化痰；石菖蒲去心窍之痰浊而安神。

（6）据兼症化裁：若虚烦不眠，形体消瘦，为气血不足，可用归脾汤以益气养血，安神镇静。若阴血偏虚则虚烦不寐，失眠心悸，虚烦不安，头目眩晕，口干咽燥，舌质红，脉弦细宜用酸枣仁汤。本方所治不寐皆由于肝血不足，阴虚内热所致。方中重用酸枣仁养血补肝，宁心安神，为君药。茯苓化痰宁心，知母清胆凝神，为臣药，与君药相配，以助安神除烦之效。佐以川芎调血疏肝，甘草和中缓急，为使药。诸药相伍，一则养肝血以宁心神，二则清内热以除虚烦。全方共奏养血安神，清热除烦之功。

4. 痰热内扰证

（1）抓主症：不寐头重，痰多胸闷，心烦。

（2）察次症：呕恶嗳气，口苦，目眩，或大便秘结，彻夜不寐。

（3）审舌脉：舌质红，苔黄腻，脉滑数。

（4）择治法：清化痰热，和中安神。

（5）选方用药思路：因宿食停滞，土壅木郁，肝胆不疏，因郁至热，生痰生热，痰热上扰，故不寐心烦，应选用温胆汤加黄连、瓜蒌。方中半夏、竹茹化痰降逆，清热和胃，止呕除烦；枳实、橘皮理气化痰，使气顺痰消；茯苓健脾利湿，使湿去痰不生；加入黄连、瓜蒌与半夏为伍，辛开苦降，加强清热涤痰之力。

（6）据兼症化裁：若心悸惊剔不安者，可加重镇安神剂，如朱砂、琥珀以镇惊定志。若痰热盛，痰火上扰心神，彻夜不寐，大便秘结者，可改用礞石滚痰丸，以泻火逐痰。方中煅青礞石为君，取其燥悍重坠之性，攻坠痰邪，使"木平气下"，痰积通利。臣以大黄之苦寒，荡涤邪热，开痰火下行之路。佐以黄芩苦寒泻火，专清上焦气分之热；复以沉香降逆下气，亦以治痰必先顺气之理。全方泻火逐痰之力较猛，可使痰积恶物自肠道而下。痰火去，心神得安。

5. 肝郁化火证

（1）抓主症：不寐，急躁易怒，严重者彻夜不寐。

（2）察次症：胸闷胁痛，口渴欲饮，不思饮食，口苦而干，目赤耳鸣，小便黄赤，或头晕目眩，头痛欲裂，大便秘结。

（3）审舌脉：舌质红，苔黄，或苔黄燥，脉弦数，或弦滑数。

（4）择治法：肝郁化火治宜清肝泻火，佐以安神。

（5）选方用药思路：因恼怒伤肝，肝郁化火，上扰心神，则不寐而易怒，应选龙胆泻肝汤加减。方中龙胆草、黄芩、栀子清肝泻火；泽泻、木通、车前子清肝经湿热，导热下行，使热邪从水道而去；当归、生地养阴血而和肝，使邪去而不伤正；柴胡以疏肝胆之气。

（6）据兼症化裁：肝胆实火，肝火上炎之重证，可见彻夜不寐，头痛欲裂，头晕目眩，大便秘结者，可改服当归龙荟丸，以清泻肝胆实火。

上述两方皆为苦寒泻火之剂，凡肝经实火之证，津液为伤者，均可以苦寒直折。但苦寒亦能败胃伤阴，中病即止，毋使过剂。

六、中成药选用

如失眠属于肝郁阴虚类型，可选用百乐眠胶囊进行治疗；如属于心血不足类型，可选用复方枣仁胶囊进行治疗；如由肝郁伤神所致，可选用舒眠胶囊进行治疗；如属于心肾不交类型，可选用乌灵胶囊进行治疗；如属于气阴两虚，心络瘀阻类型，可选用参松养心胶囊进行治疗；如属于肾阴阳两虚类型，可选用甜梦胶囊进行治疗。

（1）百乐眠胶囊：适用于肝郁阴虚证。组成：百合、刺五加（生）、首乌藤、合欢花、珍珠母、石膏、酸枣仁、茯苓、远志、玄参、地黄（生）、麦冬、五味子、灯心草、丹参。用法：口服，每次4粒（每粒0.27g），每日2次。

（2）复方枣仁胶囊：适用于心血不足证。组成：酸枣仁（制）、左旋延胡索乙素。用法：口服，每次1粒（0.4g），睡前服用。

（3）舒眠胶囊：适用于肝郁伤神。组成：酸枣仁（炒）、柴胡（酒炒）、白芍（炒）、合欢花、合欢皮、僵蚕、蝉蜕、灯心草。用法：口服，每次3粒（每粒0.4g），每日2次，睡前服用。

（4）乌灵胶囊：适用于心肾不交证。组成：乌灵菌粉。用法：口服，每次3粒（每粒0.33g），每日3次。

（5）参松养心胶囊：适用于气阴两虚，心络瘀阻证。组成：人参、麦冬、山茱萸、丹参、酸枣仁（炒）、桑寄生、赤芍、土鳖虫、甘松、黄连、南五味子、龙骨。用法：口服，每次2～4粒（每粒0.4g），每日3次。

（6）甜梦胶囊：适用于肾阴阳两虚证。组成：刺五加、黄精、蚕蛾、桑椹、党参、黄芪、砂仁、枸杞子、山楂、熟地黄、淫羊藿（制）、陈皮、茯苓、马钱子（制）、法半夏、泽泻、山药。用法：口服，每次 3 粒（每粒 0.4g），每日 2 次。

七、单方验方

（1）半夏 6g，小米适量，加水 800ml，沸后小火熬 20 分钟，喝粥，每晚 1 次，一般 4～10 日见效。

（2）用中药敷脐，取远志、石菖蒲、朱砂、炒枣仁、生牡蛎；兼痰热内扰者加胆南星、半夏、黄连；阴虚火旺者加龟板；心脾两虚者加黄芪、当归；心胆虚怯者加琥珀、磁石；肝郁有热者加丹参、硫黄 10～15g，研细末，拌老陈醋适量，调成糊状，敷于脐中，外用胶布固定。

（3）用熏蒸法治疗失眠，取安神熏剂（雁日红 300g，夜交藤 300g，丹参 50g，苦参根 300g）加水 3000ml 煎至 1500ml 分瓶装。每瓶 500ml，每次 250ml 及 5%薄荷醑 2ml，加入头罩式焗油机进行熏蒸治疗。

（4）姜半夏 12g，夏枯草 12g，薏苡仁（代秫米）60g，珍珠母 30g，组成半夏枯草煎治疗顽固性失眠，尤其适用于慢性肝炎久治不愈或误治或久服西药致长期失眠者。

（5）五味子 30～60g 捣烂，水煎，每晨空腹顿服，同时配合炒酸枣仁 30～90g 水煎，每晚睡前顿服。

（6）取茯苓 50g，水煎 2 次，共取汁 100ml 左右，分 2 次服用，分别于午休及晚睡前 30 分钟各服 1 次。

（7）磁石 60g，菊花 20g，黄芩 15g，夜交藤 30g。将上药煎汤至 2000ml 左右，水温保持在 40℃上下为宜，每日早晚 2 次泡脚，每次浸泡 30 分钟，1 周左右症状改善。

（8）取蝉蜕 3g，武火煮沸后再文火缓煎 15 分钟，取汁饮用，治疗失眠有奇效。

（9）对于长期体弱畏寒不寐者，可每日煎服一杯淫羊藿代茶饮，用量从 10g 开始，如无不适，1 周后增至 15g，2 周后增至 20g。

八、中医特色技术

（一）针灸治疗

（1）取百会、印堂、四神聪、安眠、神门、照海、申脉针刺，心脾两虚加心俞、脾俞；心胆气虚加心俞、胆俞；肝虚火旺加三阴交、太冲；肝郁化火加风池、行间；痰热内扰加丰隆、内庭；脾胃不和加公孙、足三里。噩梦多加厉兑、隐白；头晕加风池、悬钟。①毫针刺法：百会向后平刺，留针时间宜长。补照海，泻申脉，以睡前 2 小时，患者处于安静状态下治疗为佳。②结合电针、灸法及三棱针法：头部穴可加电针，密波，刺激 20 分钟；背俞穴可加灸法；行间、内庭可点刺出血。

（2）取颈及胸上段夹脊穴、风池、神门、照海。夹脊穴向脊柱方向斜刺，行捻转平补平泻法，或加走罐法；或加电针，密波，刺激 20 分钟。风池直刺 1 寸，行捻转泻法 1～3 分钟，使局部产生强烈的酸胀感；照海用补法；神门用平补平泻法。

（3）耳针：选皮质下、心、肾、肝、神门、垂前、耳背心，用毫针刺或掀针埋藏，或王不留行籽贴压。

（4）皮肤针法：自项至腰部督脉和足太阳经背部第 1 侧线，用梅花针自上而下叩刺，叩至皮肤潮红为度，每日 1 次。

（5）穴位注射法：选心俞、脾俞、肝俞、肾俞、神门、三阴交。每次取 2～3 穴，用维生素 B_{12} 或维生素 B_6 注射液混合，每穴 0.3～0.5ml，每日 1 次或隔日 1 次，10 次为 1 个疗程。

（二）推拿治疗

用一指禅推印堂至神庭 1 分钟；按揉攒竹、睛明、鱼腰、太阳、神庭、角孙、百会，每穴 1 分钟；抹前额 3～5 遍。拿前额发际至风池，往返 3～5 遍；扫散头颞侧部约 1 分钟；指击前额至头顶，往返 3～5 遍。配合中脘、关元、气海按揉，每穴 1 分钟；顺时针、逆时针各摩腹 1 分钟；掌震中脘 1 分钟。选用滚法自心俞至肾俞施术 5 分钟；捏脊 3～5 遍；自下而上掌推背部督脉 3～5 遍；横擦命门、腰骶部，透热为度。

（三）拔罐治疗

自项至腰部足太阳经背部侧线，用火罐自上而下行走罐，以背部潮红为度。

九、各家发挥

（一）孙申田治疗经验

孙申田根据临床经验将失眠证分为心肾不交、心虚胆怯、阴血不足、心脾两虚及痰蕴化热型。

（1）失眠证属心肾不交，神志不宁者，治宜调神益智，交通心肾。

1）主穴：百会、情感区、四神聪（双侧）、腹一区。

2）配穴：安眠（双侧）、内关（双侧）、神门（双侧）、三阴交（双侧）、照海（双侧）、太溪（双侧）、腹二区。

（2）失眠证属心虚胆怯，心神不宁者，治宜调神益智，安神定志。

1）主穴：百会、情感区、腹一区。

2）配穴：安眠（双侧）、内关（双侧）、神门（双侧）、三阴交（双侧）、照海（双侧）、太冲（双侧）。

（3）失眠证属阴血不足，虚热内生，热扰神明者，治宜滋阴降火，调神益智。

1）主穴：百会、情感区、腹一区。

2）配穴：安眠（双侧）、内关（双侧）、神门（双侧）、三阴交（双侧）、照海（双侧）、太溪（双侧）、太冲（双侧）。

（4）失眠证属心脾两虚，神志失养者，治宜养血安神，调神益智。

1）主穴：百会、情感区、腹一区。

2）配穴：安眠（双侧）、内关（双侧）、足三里（双侧）、三阴交（双侧）、太冲（双侧）。

（5）失眠证属痰蕴化热，扰动心神者，治宜清热化痰，调神益智。

1）主穴：百会、情感区、腹一区。

2）配穴：安眠（双侧）、内关（双侧）、神门（双侧）、中脘、丰隆（双侧）、三阴交（双侧）、内庭（双侧）。

3）操作：百会、情感区、四神聪穴手法要求捻转稍加提插，由徐到疾，捻转速度达

200 转/分钟以上，连续 3～5 分钟。腹一区（患者平卧，于剑突下 0.5 寸及其左右各旁开 1.0 寸两穴）针刺时要求与皮肤表面成 15°角平刺入腧穴，切勿伤及内脏，手法以小幅度捻转为主，不提插，得气为度。腹二区（患者平卧，在腹正中线上，剑突至肚脐分成四等份，在第二区段的中间位置，距腹正中线旁开 1.5 寸，左右各一）针刺时，针尖向外以 15°角斜刺入皮下 1.0～1.5 寸深，以小幅度提插捻转泻法为主。其余腧穴常规针刺，施以平补平泻手法。诸穴得气后使用电麻仪，连续波刺激 20 分钟。每日 1 次，每次 40 分钟，2 周为 1 个疗程。

（二）高维滨治疗经验

高维滨采用毫针疗法、皮肤针疗法、耳针疗法及电项针疗法治疗失眠。

1. 毫针疗法

（1）治法：上下配穴法；平补平泻法。

（2）主穴：太阳、三阴交、神门。

（3）配穴：心脾两虚者加脾俞、心俞；心肾不交者加肾俞、心俞；心胆气虚者加胆俞、心俞；痰热扰心者加丰隆、心俞。

（4）操作：每日 1 次，时间以上午为宜，留针 30 分钟，6 次为 1 个疗程，休息 3 日。

2. 皮肤针疗法

（1）取穴：脊柱两旁（0.5～1.5 寸），骶部及头颞区。

（2）操作：用皮肤针轻叩，使局部皮肤潮红即可，每日或隔日 1 次。

3. 耳针疗法

（1）取穴：神门、心、脾、肾、脑。

（2）操作：每次取 2～3 个穴，用王不留行籽对准穴位，胶布固定按揉，使之出现酸、麻、胀、痛感。并嘱每晚睡前自行按压 1～2 分钟。一般每周更换 1 次，夏天汗多每周更换 2 次，5～6 次为 1 个疗程，疗程间休息 1 周。

4. 电项针疗法

（1）取穴：风池、供血。

（2）操作：将两组导线分别连接两侧，正极在上，负极在下，选疏波，以患者头部轻度摆动为度，每次 30 分钟，6 次后休息 1 日，时间必须选在上午。

（三）高希言治疗经验

高希言在奇经八脉理论与睡眠的关系指导下，总结提出调卫健脑针刺方法。选取百会、大椎、申脉、照海及耳穴缘中、神门等穴，运用针刺、耳穴贴压方法，调整卫气运行，健脑安神，以改善大脑功能的失调状态，达到益脑安眠的目的。本法调卫健脑，重在健脑与调理卫气。

（四）靳瑞治疗经验

广州中医药大学靳瑞根据数十年临床经验，结合古今著名针灸医家的取穴规律，加以系统研究提出靳三针之眠三针。眠三针包括神门、内关、三阴交三个穴位，从整体调整患者睡眠情况，共奏调节阴阳、镇静安神之功。

（逢　静）

第二节　发作性睡病

发作性睡病（narcolepsy）是一种原因不明的慢性中枢神经系统功能障碍性睡眠障碍，主要表现为日间不能抗拒的短暂睡眠发作，多起病于儿童或青年期。发作性睡病以难以控制的病理性睡眠（又称白天过度嗜睡症 EDS）、发作性猝倒、睡眠瘫痪和睡眠幻觉为主要临床特点，合称为发作性睡病四联症。发作性睡病最早由 Gelineau 于 1880 年提出，因此本病又称为 Gelineau 综合征。流行病学资料显示，猝倒型发作性睡病的全球患病率为 0.02%～0.18%，我国患病率约为 0.033%。受 2009 年冬季流感病毒流行的影响，中国华北地区、华东地区 2010 年发作性睡病新发病例数约为历年的 3 倍。北欧一些国家报道，2010 年发作性睡病发病率显著增加 6～9 倍，分析认为导致 2010 年发病率增高的原因可能与 2009 年冬季甲型 H1N1 流感感染及接种含有 AS03 佐剂的甲型流感疫苗关系密切。还有研究发现上呼吸道化脓性链球菌感染与发作性睡病存在关联。此外，研究者观察到本病发病前，20%～40%的患者曾遭遇强烈情感刺激。目前认为感染和强烈心理应激可能促使本病提前发病。我国发作性睡病发病的高峰年龄为 8～12 岁，男女均可患病，多数报道称男性患病比例略高于女性。通常认为本病是一类终身性疾病，但近年来的研究发现，发作性睡病在发病数年后，部分患者症状有缓解趋势，但具体机制尚不明确。

发作性睡病属于中医学"多寐"范畴，又有"嗜睡""嗜卧""多卧""多眠"等名称。多由于阴盛阳虚所引起，其特征是不论昼夜，时时欲睡，喊之即醒，醒后复睡。

一、临床诊断要点与鉴别诊断

（一）诊断标准

2014 年颁布的《睡眠障碍国际分类》第 3 版（ICSD-3）将发作性睡病分为 1 型和 2 型，即伴（1 型）和不伴（2 型）下丘脑分泌素降低的发作性睡病。

1. 1 型发作性睡病

1 型发作性睡病的诊断参考 ICSD-3 的诊断标准，见表 14-1。

对无猝倒者，如果符合 A 和 B（2）的标准，也应诊断为 1 型发作性睡病。值得注意的是，1 型发作性睡病也可继发于其他疾病，要考虑病因诊断。引起发作性睡病的病因多见于中枢神经系统疾病，如自身免疫性疾病、下丘脑肿瘤、脑卒中或出血、外伤等。

表 14-1　ICSD-3 关于 1 型发作性睡病的诊断标准（必须同时符合 A 和 B 项标准）

A. 患者每日均出现难以抑制的思睡，持续时间至少 3 个月；

B. 具有下列 1 项或 2 项表现：

（1）发作性猝倒和多次睡眠潜伏期实验（MSLT）显示平均睡眠潜伏时间≤8 分钟，出现两次或两次以上的 REM 睡眠（sleep onset REM period, SOREMP）。睡眠起始 15 分钟内出现的快速眼球运动睡眠可替代 MSLT 的一次入睡始发的 SOREMP；

（2）免疫法测定 CSF 下丘脑分泌素-1 浓度≤110pg/ml，或小于以统一标准检验正常者平均值的 1/3。

2. 2 型发作性睡病

2 型发作性睡病的诊断参考 ICSD-3 的诊断标准，见表 14-2。

表 14-2 ICSD-3 关于 2 型发作性睡病的诊断标准（必须同时符合 A-E 项标准）

A. 患者每日均出现难以抑制的思睡，持续时间至少 3 个月；

B. MSLT 显示平均睡眠潜伏时间≤8 分钟，出现两次或两次以上的 SOREMP。睡眠起始 15 分钟内出现的快速眼球运动睡眠可替代 MSLT 中的一次 SOREMP；

C. 无猝倒；

D. 未检测 CSF 下丘脑分泌素-1，或测定的 CSF 下丘脑分泌素-1 水平>110pg/ml，或超过正常平均值的 1/3；

E. 思睡和（或）MSLT 结果不能以其他原因更好地解释，如睡眠不足、阻塞性睡眠呼吸暂停、睡眠时相延迟及药物或毒品应用。

（二）鉴别诊断

1. Kleine-Levin 综合征

Kleine-Levin 综合征也称青少年周期性嗜睡贪食症，为一种原因不明且少见的发作性疾病，表现为周期性发作性睡眠过多，可持续数天至数周，伴有善饥多食，常在醒后出现兴奋、躁动、冲动行为等精神症状，每年可发作 3~4 次。男性较多，成年后可自愈。

2. 晕厥

晕厥是全脑血液循环障碍所致的一过性意识丧失。有头昏、恶心、眼前发黑等先兆，继之意识丧失而昏倒。常伴面色苍白、出冷汗、脉快微弱、低血压等，持续数分钟。

3. 睡眠呼吸暂停低通气综合征

睡眠呼吸暂停低通气综合征（sleep apnea hypopnea syndrome，SAHS）可表现为日间思睡，但发作性睡病的日间过度思睡程度更重，在小睡后感到短暂清醒，而睡眠呼吸暂停低通气综合征患者在小睡后不会感到短暂清醒。此外，睡眠呼吸暂停低通气综合征患者无猝倒发作。两者常合并存在，约 30%以上的成人发作性睡病患者，同时存在睡眠呼吸暂停低通气综合征，但临床常合并睡眠呼吸暂停低通气综合征的发作性睡病患者漏诊。当患者日间思睡的程度难以以睡眠呼吸暂停低通气综合征解释，思睡症状的出现早于打鼾的发生、经有效的无创通气治疗后思睡改善不明显时，应怀疑存在发作性睡病的可能。可通过检测脑脊液下丘脑分泌素的含量来鉴别。

4. 特发性睡眠增多

特发性睡眠增多患者常缺乏 REM 睡眠相关的症状如猝倒、睡眠瘫痪、入睡幻觉等，无发作性睡病 MSLT 表现出入睡始发的 REM 睡眠现象。特发性睡眠增多者的夜间睡眠效率通常更高，可出现宿醉式睡眠，以及持续更长时间但仍不解乏的日间小睡。

5. 癫痫

两者极易混淆，癫痫患者通常白天无不可抗拒的睡眠发作和猝倒发作，且脑电图可见痫性放电。另外，癫痫发作时可伴意识丧失，但发作性猝倒患者发作时意识清醒，发作前常可预感到，并主动采取保护动作，避免或减少跌倒外伤，发作后可回忆发作过程。应注意有些癫痫患者在服用抗癫痫药后可出现思睡现象。

6. 其他疾病

反复发作日间思睡还可见于很多疾病，如周期性腿动、睡眠不足综合征、慢性疲劳综合征、抑郁症、低血糖反应性发作性睡病、低血钙性发作性睡病、脑干肿瘤等。猝倒发作应与短暂性脑缺血发作、肌肉疾病、前庭疾病、心理或精神疾病等相鉴别。亦有极少数人为了获得兴奋性药物而试图蒙骗医师，应当考虑存在装病和物质滥用的可能，MSLT 有助于鉴别。

二、审析病因病机

（一）阴阳失调

《灵枢·大惑论》曰："阳气尽则卧，阴气尽则寤。"任何原因导致阴阳的升降出入失常，即阳不出于阴均可造成多寐。《灵枢·寒热病》云："阳气盛则瞋目，阴气盛而瞑目。"其指出阴阳的升降出入失常，阳不出于阴，或阴盛阳虚，阳主动，阴主静，阴盛皆可导致多寐、嗜卧。

（二）湿阻中焦，清阳不展

脾胃居于中焦，为气机升降之枢纽。脾气虚弱则易致湿邪困阻，痰浊壅盛，升降失调，进而导致清阳不展，不能达于头窍四末而出现倦怠嗜卧、头晕、神志不清等症状。《丹溪心法·中湿》曰："脾胃受湿，沉困无力，倦怠嗜卧。"《脾胃论·肺之脾胃虚论》言："脾胃之虚，怠惰嗜卧。"《血证论》中指出："倦怠嗜卧者，乃脾经有湿也。"发作性睡病患者多为脾虚湿困导致，湿阻中焦、清阳不展是发作性睡病的重要病因病机。

（三）脾肾阳虚，脑髓失充

脾胃为后天之本、气血生化之源，输布水谷精微达四肢百骸。脾阳虚衰则运化无权，导致湿浊内生，阻遏阳气，出现困顿无力，倦怠嗜卧。肾为先天之本，纳元阴元阳之气，被称为五脏阴阳之本。阳气不足，可发于五脏六腑，但以肾阳虚衰最为重要。肾阳为诸阳之本，正所谓"五脏之阳气，非此不能发"。肾阳虚则一身之阳虚，出现神疲乏力、腰膝酸软、手足不温、昏昏欲睡等，正如《伤寒论·辨少阴病脉证并治》所言之："少阴之为病，脉微细，但欲寐也。"脾肾阳虚，先天与后天不能互资互助，导致脑髓失养，出现多寐。

（四）肝胆郁热，气机不畅

《太平圣惠方》曰："积热不除，肝胆气实，故令多睡也。"《圣济总录》中指出："肝胆俱实，营卫壅塞，则清净者浊而扰矣，故精神昏愦，常欲寝卧也。"肝胆郁热，气机不畅，久之气郁化火，痰热内扰，清窍被蒙，导致神识昏愦，多卧嗜睡。

（五）瘀血阻滞

《难经·二十二难》中提出："血主濡之。"《素问·八正神明论》中指出："血气者，人之神，不可不谨养。"《素问·气象论》曰："血脉和则精神乃居。"皆说明血是机体精神活动的主要物质基础，机体的精神活动必须得到血液的濡养，血脉和利，才能产生充沛而舒畅的情志活动。外伤或其他因素导致瘀血阻滞，气血运行失调，阳气不能畅达全身，则出现神倦嗜卧。

（六）其他

风、痰在发作性睡病的病因病机中占有重要地位；情志诱发，内生风邪，风痰扰动，上干脑神，则致本病。总之，发作性睡病的基本病机为阴阳失和，阳不出于阴，关乎五脏六腑，与脾、肾关系最为密切，分为虚实两端，常为本虚标实、虚实夹杂之证。临证时应详细问诊，四诊合参，详辨病因，把握病机。

多寐的病机关键是湿、浊、痰、瘀困滞阳气，心阳不振；或阳虚气弱，心神失荣。病变过程中各种病理机制相互影响，如脾气虚弱，运化失司，水津停聚而成痰浊，痰浊、瘀血内阻，又可以进一步耗伤气血，损伤阳气，以致心阳不足，脾气虚弱，虚实夹杂。

三、明确辨证要点

（一）辨虚实

多寐的辨证分虚实，且本虚标实者较多。本虚主要为心、脾、肾阳气虚弱，心窍失荣，气不化精生血，或为病后，年迈，气血耗伤；标实则为湿邪、痰浊、瘀血等阻滞脉络，蒙塞心窍，耗伤气血，进而耗伤气血阴阳，以致虚实夹杂。

（二）辨脏腑

本病的病位在心、脾、肾，与髓海等脏腑密切相关。《素问·六节藏象论》曰："心者，生之本，神之变也……为阳中之太阳。"心阳宣发，气血通达，人则时而动，时而卧。反之，则身体困倦，嗜卧多寐。脾肾病变往往互相影响，形成脾肾俱虚，湿浊痰饮更盛，清阳阻滞更重的局面。李东垣在《脾胃论》中指出："脾胃之虚，怠惰嗜卧。"《丹溪心法·中湿》中指出："脾胃受湿，沉困无力，怠惰好卧。"其指出脾胃亏虚和脾胃受湿均可导致多寐。《灵枢·海论》所描述之"髓海不足，则脑转耳鸣，胫酸眩冒，目无所见，懈怠安卧"，可见人的精神萎顿，嗜睡与脑髓不足也有密切关系。

四、确立治疗方略

多寐治疗应注重调治阳气，通过调治脏腑，提神醒脑，解除多寐状态。初期多以邪实为主，治疗当祛邪为主，根据湿邪、痰浊、瘀血、热邪之偏重，运用燥湿健脾，祛化痰浊，清理肝胆湿热，活血化瘀通络之法，提振阳气，醒脑提神；发展中期以虚实夹杂多见，治疗当扶正祛邪，攻补兼施；后期以正虚为主，以脾肾阳虚，心阳虚衰，肾精亏虚，髓海空虚，脑神失养，阳气不足为其病本，因而治疗以温补心脾肾三脏阳气，滋肾填精生髓为其治本之法。但应注意祛邪不可峻猛，温阳不可太过，以防伤阴耗气。

五、辨证论治

1. 湿盛困脾证

（1）抓主症：头蒙如裹，昏昏嗜睡，肢体沉重。

（2）察次症：偶伴浮肿，胸脘痞满，纳少，泛恶。

（3）审舌脉：舌苔腻，脉濡。

（4）择治法：燥湿健脾，醒神开窍。

（5）选方用药思路：因湿邪困阻，痰浊壅盛，气不化湿，导致清阳不展，而出现嗜卧，多寐，应选用平胃散。方用苍术为君药，以其辛香苦温，入中焦能燥湿健脾，使湿去则脾运有权，脾健则湿邪得化。湿邪阻碍气机，且气行则湿化，故方中臣以厚朴，本品芳化苦燥，长于行气除满，且可化湿。与苍术相伍，行气以除湿，燥湿以运脾，使滞气得行，湿浊得去，清阳自升。陈皮为佐，理气和胃，燥湿醒脾，以助苍术、厚朴之力。使以甘草，调和诸药，且能益气健脾和中。煎加姜、枣，以生姜温散水湿且能和胃降逆，大枣补脾益气以襄助甘草培土制水之功，姜、枣相合尚能调和脾胃。

（6）据兼症化裁：湿邪久蕴，郁而化热者，兼心中懊恼，口黏而苦，小便黄，宜加黄连、黄芩、山栀、通草、薏苡仁以清热燥湿；若兼有食积者，宜加枳壳、焦三仙；若嗜睡较重者，可酌加醒神开窍药，如石菖蒲；若伴有呕吐，腹胀，或者腹泻者，可酌加藿香、佩兰、薏苡仁芳香化浊。

2. 瘀血阻滞证

（1）抓主症：神倦嗜卧，头痛头晕。

（2）察次症：病程迁延，或有外伤史。

（3）审舌脉：脉涩，舌质紫暗或有瘀斑。

（4）择治法：活血化瘀，通络醒神。

（5）选方用药思路：因瘀血阻滞，气血运行失调，导致阳气不能畅达，则出现嗜卧，应选用通窍活血汤加减。方中麝香为君药，芳香走窜，通行十二经，开窍醒脑，和血通络；桃仁、红花、赤芍、川芎为臣，活血消瘀，通络醒神；生姜、红枣为佐，顾护正气，调和营卫，通利血脉；老葱为使，通阳入络醒脑；酒大黄温通以助行血。诸药合用，共奏活血通窍之功。

（6）据兼症化裁：若兼有气滞者，侧头痛加剧，加柴胡、青皮、陈皮、枳壳、香附；若兼有纳呆者，则酌加用黄芪、党参、白术、茯苓、山楂；若兼有胸闷痰多，心悸不安，则酌加半夏、竹茹、陈皮、黄连、栀子；若兼有阴虚者，可酌加生地黄、牡丹皮。

3. 脾气虚弱证

（1）抓主症：嗜睡多卧，倦怠乏力，饭后尤甚。

（2）察次症：纳少便溏，面色萎黄。

（3）审舌脉：苔薄白，脉虚弱。

（4）择治法：健脾和胃，益气提神。

（5）选方用药思路：中气不足，脾弱运迟则运化无权，导致清阳不升，湿浊内阻，出现倦怠嗜卧，应用香砂六君子汤加减。方中党参甘温，健脾养胃；白术苦温培中宫健脾燥湿，加强益气助运之力；茯苓甘淡清治节，健脾渗湿，苓术相配，则健脾祛湿之功益著；炙甘草，调五脏，益气和中。四药配伍，共奏益气健脾之功。配合陈皮以利肺金之逆气；半夏以疏脾土之湿气，而化痰和中；木香行三焦之滞气，理气醒脾；砂仁以通脾肾之元气，臆郁可开。

（6）据兼症化裁：若兼见脾气下陷，气短，脱肛者，宜加升麻、柴胡；若气血俱虚，兼见心悸气短者，应重用党参、黄芪，加当归、阿胶；若腹胀食滞者，可酌加麦芽、神曲、山楂以消食健脾。

4. 阳气虚衰证

（1）抓主症：心神昏浊，倦怠嗜卧。

（2）察次症：精神疲乏懒言，畏寒肢冷，面色㿠白，健忘。

（3）审舌脉：舌淡苔薄，脉沉细无力。

（4）择治法：阳气虚衰宜益气温阳，提神醒脑。

（5）选方用药思路：脾、肾之阳不足，阳气虚衰，导致困顿无力，倦怠嗜卧，应用附子理中丸合人参益气汤加减。方中附子、干姜大辛大热，温补脾肾之阳；炙黄芪、人参甘温入脾，大补元气；白术健脾燥湿；熟地黄、五味子、川芎滋补阴液，阴中求阳；升麻升阳举陷，以助清气上升；炙甘草缓急止痛，调和诸药。全方合用，可使寒气去，阳气复，中气得补，共奏温中健脾，提神醒脑之功效。

（6）据兼症化裁：若尿少浮肿，合真武汤；食少纳呆，咳吐痰涎，舌苔腻者，加半夏、竹茹、陈皮；腹痛喜按，五更泄泻者，可酌加四神丸；心悸气短，易惊者，可酌加茯神、酸枣仁、柏子仁、远志、五味子；多梦者，可酌加生龙骨、生牡蛎。

六、中成药选用

如发作性睡病属于肾阴虚类型，可选用更年安胶囊进行治疗，男性和女性皆可；如属于虚证类型，可选用补中益气丸配合黄芪精口服液进行治疗。

（1）更年安胶囊：适用于肾阴虚证。组成：地黄、熟地黄、泽泻、麦冬、玄参、牡丹皮、茯苓、珍珠母、仙茅、五味子、磁石、首乌藤、钩藤、浮小麦、何首乌（制）。用法：口服，每次3粒（每粒0.3g），每日3次。

（2）补中益气丸：适用于脾虚气陷证。组成：黄芪（蜜炙）、党参、甘草（蜜炙）、白术（炒）、当归、升麻、柴胡、陈皮、生姜、大枣。用法：口服，每次9g，每日3次。

（3）黄芪精口服液：适用于虚证。组成：黄芪。用法：口服，每次1支（10ml），每日3次。

七、单方验方

（1）应用清热化痰法治疗发作性睡病，以温胆汤加味：陈皮15g，茯苓15g，半夏10g，胆南星10g，竹茹10g，枳实10g，生枣仁10g，甘草10g，黄芩5g，黄连5g，九节菖蒲5g。治疗病毒脑炎后发作性睡病。

（2）涤痰汤加减：胆南星20g，党参20g，大枣20g，白术12g，云苓15g，半夏15g，枣仁15g，远志10g，陈皮10g，石菖蒲10g，枳实10g，生姜3片。用于脾虚失运，聚湿为痰，蒙蔽心神，上扰清窍之发作性睡病。

（3）藿朴夏苓汤治疗长夏时节，暑易夹湿之发作性睡病。方由藿香15g，半夏12g，厚朴 12g，茯苓 10g，猪苓 10g，泽泻 10g，淡豆豉 15g，薏苡仁 12g，白蔻仁 12g，杏仁 12g 组成。

（4）应用化湿醒脾法治疗发作性睡病，自拟清醒汤：陈皮 15g，茯苓 15g，半夏 15g，石菖蒲 15g，郁金 15g，甘草 10g。共奏健脾燥湿，涤痰开窍醒神之效。

（5）发作性睡病责之于脾胃，本虚标实，本为脾胃气虚，阳虚不展；标为痰湿内滞，郁而化热，而致阴阳失和，故应用四君子汤合温胆汤加减治疗。

（6）健脾饮，方药组成：炒白术 3～6g，黄芪 9～18g，鸡内金 3～6g，黄精 6～12g，橘红 3～6g。每日 1 剂，水煎 2 次，取汁 100～200ml，30 日为 1 个疗程，配合哌甲酯口服，用于儿童发作性睡病。

（7）应用健脾益气法治疗发作性睡病，以补中益气汤合麻黄，鼓舞阳气上行，以助清阳之荣于精明之府。

（8）应用升阳益胃汤：黄芪 15g，党参 15g，独活 10g，防风 6g，羌活 12g，陈皮 6g，茯苓 10g，柴胡 3g，泽泻 10g，白术 10g，黄连 3g，白芍 10g，半夏 6g，生姜 3 片，大枣 3 枚，甘草 5g 治疗发作性睡病，以达到健脾升阳除湿之功效。

（9）加味生枣仁散：生枣仁 15g，石菖蒲 2g，冰片 0.02g，共研细末服用，共奏通达阳气，调和阴阳之功。

（10）应用温肾开窍法治疗发作性睡病，以肾气丸加味：熟地黄 30g，牡丹皮 10g，泽泻 10g，茯苓 15g，山药 20g，山萸肉 20g，桂枝 10g，制附子 10g，石菖蒲 30g，郁金 10g，甘草 10g。以达温补肾阳，祛痰开窍之功效。

（11）《伤寒论·辨少阴病脉证并治》中指出："少阴之为病，脉微细，但欲寐也。"故可选用当归四逆汤治疗发作性睡病。

（12）苓桂术甘汤合麻黄附子细辛汤治疗发作性睡病之脾虚湿盛，寒湿蕴结复困脾阳，伤及肾脏。

（13）应用活血化瘀法治疗发作性睡病，治以活血通络，益气通阳，选择血府逐瘀汤加减化裁。

（14）青黛具有清头明目的功效，石菖蒲、冰片、郁金、薄荷醒脑髓，振精神，白芥子乃祛痰良药，在辨证治疗的基础上加入此类药可以提高疗效，是治疗发作性睡病的特效专药。

八、中医特色技术

（一）针灸治疗

1. 毫针刺法

发作性睡病病位在心、脑，与肝、脾、肾也密切相关。辨证可分为湿邪困脾型，气血两虚型，肾精不足型及阳气虚衰型。

（1）治则：调神醒脑。湿邪困脾者健脾化湿；气血两虚者补益气血；肾精不足者补益肾精；阳气虚衰者温补脾肾。取手少阴心经，足太阴脾经及督脉经穴为主。

（2）主穴：百会、四神聪、神门、内关、足三里。

（3）配穴：湿邪困脾加阴陵泉、脾俞、三阴交；气血两虚加心俞、脾俞、三阴交；肾精不足加肾俞、关元、太溪；阳气虚衰加肾俞、关元、气海；气滞血瘀加血海、膈俞、太冲；

纳差腹胀加中脘、天枢。

（4）方义：取督脉穴百会、四神聪开窍醒神，为前人治疗昏困多寐的经验穴，心经原穴神门、心包经络穴内关益气养心，手少阳三焦经与手厥阴心包经相表里，内关为手厥阴经络穴，能宣通三焦经气，足三里健脾益胃，化湿浊，运水谷。加脾俞、三阴交健脾利湿；加三阴交、脾俞、心俞健脾益气，补血养心；加肾俞、关元、气海补肾填精生髓；加血海、膈俞、太冲理气活血化瘀。

（5）操作：毫针刺，用补法或平补平泻法，寒者加灸。四神聪向百会斜刺，背部腧穴不宜直刺、深刺。每日1次，留针20～30分钟。

2. 鼻针疗法

（1）主穴：鼻交。

（2）配穴：神门（双侧）、三阴交（双侧）。

（3）操作：取仰卧位，于鼻背部正中线鼻骨基底之上方鼻骨间缝的鼻交穴，采用提捏进针法向鼻尖方向刺入2～3分，小幅度左右捻转，出现针感后留针。然后取神门、三阴交，施以捻转提插法，针感向心循经传导。留针1小时，每隔20分钟对配穴重复操作1次，但刺激强度应次第减弱。每日1次。

3. 耳针疗法

取心、神门、皮质下、交感、肝、脑点。每次选3～5穴，毫针浅刺，留针30分钟，每日1次。也可用王不留行籽贴压。

4. 耳穴点刺放血法

取耳穴中脑（皮质下）、下脚端（交感）、心穴。每次取一侧耳穴，两耳交替。先用拇指及食指均匀轻轻揉搓三穴各约半分钟，而后用消毒的三棱针在穴位处点刺放血（如上次治疗遗有结痂点，即点刺结痂点），每穴每次放血1～2滴。每日1次，2日在左右耳各施术1次后，停1日，再施术。共45日，左右耳穴点刺放血各15次为1个疗程。

5. 穴位注射

取内关、三阴交、足三里、气海。每次选1～2穴，根据中医辨证选用丹参注射液，或参附注射液，或生脉注射液等，亦可选用维生素 B_1 或维生素 B_{12} 注射液，按常规每穴注射1～2ml。

6. 皮肤针

取头项背腰部督脉及足太阳膀胱经。用皮肤针自上而下循经叩刺，轻刺激，至局部皮肤潮红，每日1次。

7. 头针

取运动区、感觉区、足运感区。用2寸长毫针以30°沿头皮刺入，快速捻转，并于留针时间歇行针，每日1次。

8. 皮内针

取安眠穴，用揿针刺入，外用胶布固定。2～3日更换1次。

（二）推拿治疗

采用循经推运松解疗法。取俯卧位，身体放松，平稳呼吸。用双手拇、食、中和无名指由骶部尾骨处长强穴开始捏起皮肤及皮下组织，循督脉缓缓推运至百会穴，再由秩边穴循膀胱经推运至天柱穴（双侧）；另由阳白穴开始循胆经达肩井穴，再依次沿两侧肩胛骨，侧腰部，骶部用提肌，摇晃分离的重手法松解软组织。整个手法要连贯完成，手法的轻重缓急要根据患者的耐受程度运用得当。治疗后患者自觉头、肩及背部有麻、热及舒适感为佳。配合电针疗法，取第一组穴：大椎、心俞、魄户、足三里（双侧）；第二组穴：百会、神堂、脾俞、三阴交（双侧）。两组穴交替使用。每日 1 次，10 次为 1 个疗程。

九、各家发挥

高维滨根据临床经验，采用中药、毫针疗法、电项针疗法治疗发作性睡病。

1. 中医辨病论治

（1）治法：壮阳益气。

（2）方药：补中益气汤加味。黄芪、白术、陈皮、升麻、柴胡、党参、甘草、当归、女贞子、枸杞子、菟丝子、淫羊藿。

（3）用法：每日 1 剂，水煎服，分早晚 2 次服用。

2. 毫针疗法

（1）治法 1：背俞配穴法，补法。

1）取穴：心俞、脾俞。

2）操作：每日 1 次，留针 30 分钟，10 次为 1 个疗程，休息 3 日。

（2）治法 2：上下配穴法，补法。

1）取穴：风府、风池、四神聪、大椎、合谷、涌泉。

2）操作：使用电麻仪，将导线同侧上下连接，正极在上，负极在下，选疏波，通电 30 分钟，每日 1 次，留针 30 分钟，10 次为 1 个疗程，休息 3 日。上下配穴法可以恢复大脑皮质的兴奋性，使兴奋与抑制功能恢复正常。

3. 电项针疗法

（1）取穴：风池、供血。

（2）操作：使用电麻仪，将导线同侧上下连接，正极在上，负极在下，选疏波，通电 30 分钟，每日 1 次，留针 30 分钟，6 次后休息 1 日，治疗时间必须选择在上午。

（李超然）

第三节　不宁腿综合征

不宁腿综合征（restless legs syndrome，RLS）也称为 Willis-Ekbom 病，是一种常见的神经系统感觉运动障碍性疾病。主要表现为静息状态下双下肢难以形容的感觉异常与不适，有活动双腿的强烈愿望，患者不断被迫敲打下肢以减轻痛苦，常在夜间休息时加重。该病可严重影响患者的睡眠，显著降低其生活质量。该病最早由英国学者 Willis 于 1672 年首次报道，后在 1945 年由瑞典学者 Ekbom 进行了系统总结并首次全面描述，又称为 Ekbom 综合征。到目前为止，ICSD-3 指出欧洲及北美洲大样本人口调查发现不宁腿综合征患者患病率为 5%～10%，然而，在亚洲国家统计出的数据却很低，年发病率仅为 0.8%～2.2%。这其中女性发病率是男性的 2 倍，除了亚洲的研究以外，其他地区的研究提示在 60～70 岁本病发病率最高。在英美国家和土耳其的研究中发现，儿童发病率为 2%～4%，中度至重度不宁腿综合征发病率在 0.5%~1%，中度与重度患儿多为年龄较大者（12~17 岁）。到 20 岁为止未发现性别对发病有影响。

中医学对不宁腿综合征尚未见到确切命名，但可根据其临床表现将其归于各家医学著作的"腿风""胫酸""足悗""痹症""血痹""痉病"等范畴进行论治。《内经》记载："厥气生足悗……胫寒则血脉凝涩。"《景岳全书》也有"抽挛僵仆"一说，并责之"阴虚血少，不能养营筋脉"所致。明代薛己《内科摘要》中有"夜间少寐，足内酸热。若酿久不寐，腿内亦然，且兼腿内筋似有抽缩意，致二腿左右频移，辗转不安，必至倦极方寐"的论述，更酷似本病。另见《素问·痹论》对痹证所述："在于脉则血凝而不流，在于筋则屈不伸，在于肉则不仁，在于皮则寒。"

一、临床诊断要点与鉴别诊断

（一）诊断标准

不宁腿综合征的诊断主要是根据患者提供的特有的临床症状，血液化验，电生理检查为依据。诊断参考 2014 年出版的 ICSD-3 诊断标准（表 14-3）和国际不宁腿综合征研究小组（international RLS study group，IRLSSG）2014 年制定的诊断标准。

表 14-3　ICSD-3 关于不宁腿综合征的诊断标准（必须同时符合 A、B、C 项标准）

A. 有一种想活动腿的强烈欲望，常常伴有腿部不适或由腿部不适而导致。这些症状必须符合以下条件：

（1）这些症状在休息和不活动时出现或加重，比如躺下或坐着的时候；

（2）可在活动后部分或完全缓解，比如走路或伸展腿部；

（3）症状可仅出现在傍晚或夜间，或即使在白天出现，但与白天相比夜间症状更明显。

B. 以上这些特征要除外由药物或行为习惯所致，如腿部痉挛、不适的姿势、肌痛、静脉曲张、腿部水肿、关节炎或习惯性的腿部拍动等。

C. 以上症状引起担心、情绪低落、睡眠障碍，以及导致身心、社交、职业、受教育、行为或其他重要领域的功能障碍。

ICSD-3 也对不宁腿综合征的诊断标准做了几点补充说明：

（1）有时这种想活动腿部的症状可不伴有腿部不适感，这种症状也可出现于上肢或身体其他部位。

（2）儿童患者可能用他们自己的语言表达这种不适的感觉。

（3）当症状严重时，通过活动来缓解症状的方法可能不是很明显，但在病程早期仍然存在活动后使症状缓解的情况。

（4）当疾病本身症状比较严重时，通过治疗干预获得的腿部不适症状的减轻，或者治疗导致的症状加重，以及不宁腿综合征特有的夜间症状加重的特点也变得不明显了。

（5）对于涉及一些特殊的研究时，如遗传学及流行病学研究，标准 C 可以忽略。如果忽略标准 C，必须在研究报告中加以说明。

IRLSSG 2014 年提出诊断不宁腿综合征的 5 个必要条件：①想活动双腿的强烈冲动常伴有（但非总是伴有）腿部不适感；②想活动肢体的冲动或不适感在休息或者静止状态下（如躺下或坐着）出现或加重；③想活动肢体的冲动或不适感多在肢体运动时（如走动、屈伸关节）部分或者全部缓解，或在运动过程中有缓解；④想活动肢体的冲动或不适感在夜晚比其他时间要明显；⑤上述特征不能完全用其他疾病或是特殊行为所解释（如肌痛、静脉回流障碍、下肢水肿、关节炎、腿痉挛、姿势不舒服和习惯性顿足）。

关于不宁腿综合征的临床过程及临床意义的说明如下。不宁腿综合征的临床过程：慢性持续性不宁腿综合征指在过去未经治疗的一年中，症状平均每周至少发作两次；间歇性不宁腿综合征指在过去未治疗的一年中，症状平均每周发作小于两次，一年中至少要发作 5 次。不宁腿综合征的临床意义：由于不宁腿综合征对患者睡眠、精力、日常活动、行为、认知或情绪的影响，可以给患者造成明显的苦恼，或损害患者的社交、就业、教育或其他方面的功能。

（二）鉴别诊断

不宁腿综合征的患者需要与以下疾病相鉴别：

1. 夜间腿肌痉挛

夜间腿肌痉挛表现为夜间突发的肌肉痉挛、肌肉扭结（knotting），通过伸展腿部、站立、走动可使症状得到缓解。有明显的肌肉疼痛，而不是感觉异常，常可触及痉挛的肌肉。

2. 静坐不能

抗精神病药物引起的静坐不能，表现为患者想要通过移动整个身体来缓解不适症状，之前存在使用过多巴胺能受体拮抗剂病史，常同时伴有轻度锥体外系症状。无家族史、无昼夜节律变化及很少影响睡眠等特点，可以与不宁腿综合征相鉴别。

3. 焦虑症

焦虑症患者除了伴有担心、恐惧、不安、害怕、紧张、急躁等精神症状外，还常伴有头晕、胸闷、心悸、呼吸困难、口干、出汗、尿频、运动性不安等躯体症状，无昼夜变化规律，活动后症状不能缓解。

4. 其他疾病

通过变换成另一个姿势得到症状缓解，往往提示位置性不适；关节的活动受限，往往提示关节炎；触诊时有疼痛，往往提示存在局部肌肉等异常。约有半数不宁腿综合征患者会主诉腿部疼痛，因此出现疼痛不能除外不宁腿综合征的诊断。出现腿部疼痛还包括其他很多情况，例如，关节炎、血管异常、运动损伤或外伤，以及周围神经疾病等。这些疾病引起的疼痛可以出现夜间痛和休息时的加重，但不能通过单纯活动腿部而得到减轻，有时活动后反而使得疼痛加重。想活动的欲望不像不宁腿综合征患者那样只想活动腿部本身，而是通过活动转移注意力达到缓解症状的目的。病变范围符合神经分布，有明确的感觉和运动功能异常。一般无昼夜规律性，活动后疼痛症状并不能得到缓解。

二、审析病因病机

（一）感受外邪，络脉郁滞

人体正气不足，卫外功能失调，汗出当风、涉水雨淋，或长期从事水上作业，或久居潮湿阴冷之地，极易为风寒湿所侵袭。或饮食不节、劳倦过度、情绪失调、药物所伤等导致脾失健运，湿浊内生，阻滞下焦。其中以湿邪为著，且其性阴柔、重浊黏滞，最易留滞经络关节肌肉，又易合邪为患，痹阻气血，致络中气血郁滞，津凝为痰，血滞为瘀，痰瘀阻络。若日久蕴湿化热，湿热下注，浸淫肌肉筋脉，以致经络气机不畅亦可发为此病。

（二）肝郁气滞，血脉瘀阻

肝主疏泄，调理气血。《血证论》中提出："肝属木，木气冲和调达，不致遏郁，则血脉调畅。"若情志失调，抑郁不舒致肝之疏泄功能失常，气机不畅，则血行易于受阻而致络脉涩滞。同时木郁土壅，一旦肝病传脾，则脾失健运，痰湿内生，流注络脉，痰阻气滞，阻遏血行，络脉失畅，营卫不和，下肢络脉瘀阻，或久病邪恋，经气不利，气滞血瘀而发病。

（三）肝血不足，络脉失荣

先天禀赋不足，精不化血，后天脾胃亏损，生化乏源；或病久不愈，思虑过度，暗耗阴血；或新久失血等致肝血不足，络脉失濡，筋脉失养。《临症指南医案·产后》有云："至虚之处，便是容邪之处。"

（四）肾脏虚弱

多因久病年高，肾脏亏损，或阴精不足，经脉失养而发病，或肾阳虚弱，水气内动，气机逆乱而发病。

不宁腿综合征的病机，外为寒、湿、热诸邪客于经脉，致髓道不利，气血运行不畅，肌肉筋脉失于濡养而发病；内为肝肾虚衰，气血不足，筋肉失养而发病。本在肝肾虚衰、气血不足，标在寒、湿、热、痰、瘀诸邪留阻血脉，为本虚标实之证。寒邪由足下入侵，厥逆上行，阻滞经络，阳气不得布达通行而成。肝有藏血的作用，人动则血行于诸经，睡眠时血归于肝，诸经孔穴空虚，风寒之邪乘虚入内，寒滞经脉，阳气受挫，而引起下肢厥冷、疼痛、活动不便等表现。

三、明确辨证要点

（一）辨清虚实

本病初期以"实证"为主，发病突然，病程短，外受寒、湿之邪，客于经脉，脉络不通，血行不畅，肢端失养；或痰、瘀内生，阻滞经络，阳气不得布达肢体，腿部不适，故初期病性主要责之于"寒""湿""瘀"。久病伤正，本病中期正气已伤，邪气尚存，故病性为"虚实夹杂"。后期尤以"虚证"显著，反复发作，病程较长。本病虚实之间又常因果错杂，本虚易于感邪而致标实，反之标实又可加剧本虚，进一步损伤阴阳气血，导致痰浊瘀血不断内生，形成恶性循环，而使病情加重。当明辨虚实，分清主次。

（二）辨别脏腑

本病的后期，病情复杂，病位在肝、脾、肾。若肝阴亏虚，血不荣筋，则出现肢体麻木、筋脉拘急等症状。肝脏阴亏则阳气亢盛，阳盛生风，则出现筋挛肉眴、手足蠕动等动风症状。若脾气亏虚，化源不足，筋失所养，则出现肢体软弱无力等症状。脾虚易生水湿、痰饮，则出现肢体困重等症状。若肾精虚损，五脏六腑不得滋养，筋骨肌肉失养失充，则出现肢体无力不适等症状。

四、确立治疗方略

不宁腿综合征以寒、湿、瘀痹阻经络气血为基本病机，其治疗应以驱邪通络为基本原则。根据邪气的偏盛，分别予以散寒、除湿、行瘀，兼顾"宣痹通络"。

不宁腿综合征的治疗，治寒宜结合温阳补火，即所谓"阳气并则阴凝散"；治湿宜结合健脾益气，即所谓"脾旺能胜湿，气足无顽麻"；治瘀宜活血通络，亦需要谨防过用苦寒伤阳滞湿之弊。久痹正虚者，应以滋补肝肾，健脾益气，或扶正祛邪兼顾为主。

五、辨证论治

1. 寒湿痹阻证

（1）抓主症：小腿酸困重着，有筋缩、抽筋感，或隐隐作痛，麻木不适。

（2）察次症：遇冷加重，局部热敷或按摩得缓，常伴微恶风寒，骨节不灵。

（3）审舌脉：舌质淡，苔薄白，脉濡或弦紧。

（4）择治法：温阳散邪，活络除痹。

（5）选方用药思路：因外感寒湿之邪，痹阻气血，络脉郁滞，导致小腿酸困重着，或隐隐作痛，应选用黄芪桂枝五物汤合薏苡仁汤加减。方中黄芪为君，甘温益气，补在表之卫气；桂枝散风寒而温经通痹，与黄芪配伍，益气温阳，和血通经。其中桂枝得黄芪益气而振奋卫阳；黄芪得桂枝，固表而不致留邪。白芍养血和营而通血痹，与桂枝合用，调营卫而和表里；生姜辛温，疏散风邪，以助桂枝之力；大枣甘温，养血益气，以资黄芪、芍药之功；与生姜为伍，又能和营卫，调诸药；薏苡仁甘淡性寒，渗湿利水而健脾，使湿热从下焦而行；苍术苦温，健脾燥湿除痹；配伍羌活、独活、牛膝，养气血，补肝肾，祛风解表除湿之力尤宏；蚕沙祛风除湿，活血痛经；木瓜、地龙、鸡血藤活血通络。

（6）据兼症化裁：若偏于寒盛疼痛者，可酌加制附子；若偏于风盛麻木者，可酌加乌梢蛇、豨莶草；若偏于腰酸膝软者，可酌加桑寄生、杜仲、千年健。

2. 肝气郁滞证

（1）抓主症：小腿酸胀、痉挛，或如虫爬，或烧灼样感，下床活动或局部按摩后可暂时好转。

（2）察次症：常伴心烦易怒，纳差失眠。

（3）审舌脉：舌苔薄黄，脉弦细。

（4）择治法：疏肝解郁，行气畅络。

（5）选方用药思路：因情志失调，郁怒伤肝，疏泄失职，导致气机不畅，络脉涩滞，故小腿酸胀、痉挛，或如虫爬，或烧灼样感，应选用逍遥散加味。方中柴胡疏肝解郁，使肝气得以调达；当归甘辛苦温，养血和血；白芍酸苦微寒，养血敛阴，柔肝缓急；赤芍苦而微寒，行血活滞，祛瘀止痛，奏养血和血、柔肝止痛之功；白术、茯神健脾去湿，安神定志，使运化有权，气血有源；郁金活血行气，疏肝解郁；香附疏肝解郁，理气止痛；牛膝、丝瓜络行气畅络，引药下行；炙甘草益气补中，缓肝之急。

（6）据兼症化裁：若兼见肝郁化热口苦者，可酌加牡丹皮、山栀；若痰扰心神，兼见失眠多梦者，可酌加合欢皮、远志、胆南星；若肝病及脾，兼见纳差者，可酌加麦芽、青皮、玫瑰花。

3. 湿热下注证

（1）抓主症：腿胫烦热困胀，或见足胫微肿，每因小腿困胀而躁动不止。

（2）察次症：肢体沉重，常伴口苦而黏，心烦失眠，胸闷不饥，尿短赤。

（3）审舌脉：舌质红苔黄腻，脉濡数。

（4）择治法：清热利湿，舒筋活络。

（5）选方用药思路：因湿热下注，阻滞筋脉，导致腿胫烦热困胀，或见足胫微肿，应选用四妙丸合三仁汤加减。诚如《温热经纬》薛生白所言："太阴内伤，湿饮停聚，客邪再至，内外相引，故病湿热。"方中黄柏取其寒以胜热，苦以燥湿；薏苡仁甘淡性寒，渗湿利水而健脾，两药均善除下焦之湿热；苍术健脾燥湿除痹；牛膝活血通经络，补肝肾，强筋骨，且引药直达下焦；滑石、木瓜、地龙清热利湿祛风，舒筋通络；木通利湿通经；半夏、川朴行气化湿，散结除满；配伍炙甘草，调和诸药，使湿去热清，经脉通畅，气血和顺，筋脉肌肉得以濡养。

（6）据兼症化裁：若兼见心烦口苦者，可酌加黄连、山栀；若兼见尿短赤者，宜加萆薢、泽泻；若兼见足胫肿者，可酌加防己、大腹皮；若兼见胸闷不饥者，可酌加木香、陈皮。

4. 肝肾阴虚证

（1）抓主症：两腿困重，每因足心烦热而两腿躁动不安。

（2）察次症：腰膝酸软，虚烦不眠，五心烦热，咽干口渴。

（3）审舌脉：舌红少津，脉弦细数。

（4）择治法：滋补肝肾，舒筋缓急。

（5）选方用药思路：因肝肾阴虚，濡润不及，筋脉为之挛急，腿不宁始生，故导致两腿困重，足心烦热而两腿躁动不安，应选用六味地黄汤合一贯煎加减。方中重用生地黄，滋阴补肾，养血填精，内寓滋水涵木之意。山萸肉补养肝肾，并能涩精；山药补益脾阴，亦能固精。三药相配，滋养肝脾肾。牡丹皮清泻相火，并制山萸肉之温涩；枸杞养血滋阴柔肝；北沙参、麦冬滋养肺胃，养阴生津，意在佐金平木，扶土制木；白芍养血调肝，缓急止痛；配伍木瓜、伸筋草舒筋通络，为治疗不宁腿综合征之特效专药。诸药合用，补益肝肾，养血舒筋，使肝血得补，肾精得充，虚阳得以潜，筋脉得以养，故"阴平阳秘"诸症得以痊愈。

（6）据兼症化裁：若兼有五心烦热者，可酌加地骨皮；若兼有失眠多梦者，可酌加柏子仁、酸枣仁；若兼见乏力、倦怠者，可重用沙参、太子参；若兼见咽干口渴者，宜加百合、玄参。

5. 气血两虚证

（1）抓主症：两腿软弱无力，或隐痛麻木，屈则欲伸，伸则欲屈，喜抬高下肢而卧。

（2）察次症：伴头晕心悸，食少乏力，手足心热，爪甲不荣，每因劳累加重，休息后两腿稍安。

（3）审舌脉：舌质淡苔薄白，脉细弱。

（4）择治法：补气养血，濡养筋脉。

（5）选方用药思路：气血之生化皆源于脾，因气血两虚，筋脉失养，导致两腿软弱无力，屈则欲伸，伸则欲屈，应选用八珍汤合生脉饮加减。方中党参与熟地相配，益气、养血、生津；白术、茯苓健脾渗湿，助党参益气补脾；当归、赤芍养血和营，助熟地滋养心肝；川芎活血行气，使熟地、当归、赤芍补而不滞；麦冬养阴清肺而生津；五味子敛肺止咳、止汗；木瓜、伸筋草舒筋通络；炙甘草益气和中，调和诸药；同时配伍姜、枣为引，能够调和脾胃，以资生化气血，濡养筋脉之效。

（6）据兼症化裁：若兼见头晕目眩者，可酌加菊花、桑叶；若兼见手足心热者，可酌加白薇；若兼见心悸，宜选用茯神、柏子仁；若兼见乏力、困倦者，宜选用黄芪、黄精。若气虚明显者，宜重用党参、白术、茯苓；若血虚明显者，宜选用阿胶（烊化）、鹿角胶（烊化）；若兼见肝肾阴虚者，可酌加熟地、山茱萸、制黄精。

6. 瘀血阻络证

（1）抓主症：两腿不适感经久不愈，小腿青筋暴露，伴针刺或蚁走感。

（2）察次症：入暮则手足心热，恶梦纷纭，女子月经不调，每遇经期或者冬季而诸症加重。

（3）审舌脉：舌质紫暗，脉细涩。

（4）择治法：活血化瘀，疏通经络。

（5）选方用药思路：因瘀血阻络导致气血运行不畅，难行濡润之责，故两腿不适感经久不愈，常伴小腿青筋暴露，应选用桃仁四物汤加味。桃红四物汤以祛瘀为核心，辅以养血、行气。方中以强劲的破血之品桃仁、红花为主，力主活血化瘀；以生地、当归滋阴补肝、养血调经；白芍、木瓜、甘草调肝养血，柔筋舒经；川芎、益母草、牛膝活血行气、调畅气血；配伍伸筋草、地龙活血通经络。全方配伍得当，使瘀血祛、新血生、气机畅、经络通，则腿动不安等症自解。

（6）据兼症化裁：若患者兼见入暑潮热者，可酌加柴胡、枳壳、白薇；若兼见恶梦纷纭，可酌加茯神、合欢皮、夜交藤；若兼见小腿青筋暴露者，可酌加三棱、莪术、水蛭。

六、中成药选用

如不宁腿综合征属于气血不足类型，可选用人参归脾丸进行治疗；如属于肝肾不足类型，可选用虎潜丸进行治疗；如属于风湿痹证类型，可选用大活络丸进行治疗；如属于心气虚乏，血瘀络阻类型，可选用通心络胶囊进行治疗。

（1）人参归脾丸：适用于气血不足证。组成：人参、白术（麸炒）、茯苓、甘草（蜜炙）、黄芪（蜜炙）、当归、木香、远志（去心甘草炙）、龙眼肉、酸枣仁（炒）。用法：口服，每次1丸（每丸9g），每日2次。

（2）虎潜丸：适用于肝肾不足证。组成：黄柏（酒炒）、龟板（酒炙）、知母（酒炒）、生地黄、陈皮、白芍、锁阳、虎骨（用狗骨代，炙）、干姜。用法：淡盐水或温开水口服，每次1丸，每日2次。

（3）大活络丸：适用于风湿痹证。组成：蕲蛇、乌梢蛇、威灵仙、两头尖、麻黄、贯众、甘草、羌活、肉桂、广藿香、乌药、黄连、熟地黄、大黄、木香、沉香、细辛、赤芍、没药（制）、丁香、乳香（制）、僵蚕（炒）、天南星（制）、青皮、骨碎补（烫、去毛）、豆蔻、安息香、黄芩、香附（醋制）、玄参、白术（麸炒）、防风、龟甲（醋淬）、葛根、豹骨（油酥）、当归、血竭、地龙、水牛角浓缩粉、人工麝香、松香、体外培育牛黄、冰片、红参、制草乌、天麻、全蝎、何首乌。用法：温黄酒或温开水口服。每次1丸，每日2次。

（4）通心络胶囊：适用于心气虚乏，血瘀络阻证。组成：人参、水蛭、全蝎、赤芍、蝉蜕、土鳖虫、蜈蚣、檀香、降香、乳香（制）、酸枣仁（炒）、冰片。用法：口服，每次3粒（每粒0.26g），每日3次；重症每次4粒，每日3次。

七、单方验方

（1）偏头痛粉治疗不宁腿综合征，组成：党参、黄芪、赤芍、白芍、茯苓、吴茱萸、黄芩、川军、炙甘草、生地、熟地、当归、川芎、威灵仙、天麻、羌活、防风、柴胡、半夏、枣仁、五味子、附子、蔓荆子、黄精、枸杞子、泽泻、莪术、延胡索、全蝎、黄柏、蜈蚣各500g，生石膏1000g，制马钱子340g，共33味中药。

（2）不宁腿综合征病变在筋脉，故木瓜、牛膝、伸筋草、丝瓜络等舒筋活络之品，可明显提高临床疗效，是治疗本病的特效专药。

（3）脉络宁针30ml，加入5%葡萄糖500ml中静脉滴注，每日1次，15天为1个疗程。

（4）不宁腿综合征属于"血痹"范畴，可选用黄芪桂枝五物汤加减治疗。方中黄芪30g，白芍60g，川牛膝20g，桂枝、地龙各10g，生姜6片，大枣5枚。每日1剂，水煎服，7日为1个疗程。

（5）以张仲景酸甘化阴而复其阴之法，取白芍15g，炙甘草15g。服用方法：以水3茶杯，煮取1茶杯，去滓，分2次温服，于日暮时1次，2小时后再服1次。

（6）采用中药熏洗疗法，药物组成：艾叶、木瓜各30g，红花、透骨草、伸筋草、桂枝、川芎各25g，川乌20g。上药加水2000ml，煮开后文火煎煮15～20分钟即可，晚间临睡前先熏后洗，可用毛巾蘸药水包敷双下肢，洗至足和下肢发热，周身微汗为止。洗后直接盖被睡觉，期间不可感受风寒。每晚1次，连续洗30日。

八、中医特色技术

（一）针灸治疗

1. 毫针刺法

以"醒脑开窍"为主的针刺法治疗不宁腿综合征。

（1）治则：醒脑开窍、滋补肝肾、补益脑髓、疏通经络。

（2）取穴：内关、人中、三阴交、极泉、尺泽、委中、风池、完骨、天柱、肝俞、肾俞、阳陵泉、足三里、血海、复溜、昆仑。

（3）操作：嘱患者仰卧位，取双侧内关，直刺0.5寸，施提插捻转泻法1分钟；人中行雀啄点刺；三阴交直刺0.5寸，行平补平泻手法1分钟；极泉原穴沿经下移1寸，避开腋毛，直刺1.0寸，施提插泻法，以上肢抽动3次为度；尺泽穴直刺0.5寸，行提插泻法；委中穴嘱患者仰卧位直腿抬高后取穴，直刺0.5～1.0寸，行提插泻法，以下肢抽动3次为度；风池、完骨、天柱进针1.0～1.5寸，采用小幅度高频率的捻转补法；余局部穴位采用平补平泻手法，留针20分钟。每日1次，10日为1个疗程，治疗3个疗程后判定疗效。

2. 温针法

在醒脑开窍针刺法治疗中风后不宁腿综合征的基础上，加取髀关穴。直刺2.5～3寸，采用提插泻法，使针感下传至足尖，得气后留针，取2cm艾卷置于针柄上温灸。

3. 合谷刺

合谷刺又称鸡足刺，属于《内经》五刺法之一，《灵枢·官针》云："合谷刺者，左右鸡足，针于分肉之间，以取肌痹，此脾之应也。"其指出合谷刺专门治疗脾所主肌肉之痹痛，其针刺方法是在肌肉比较丰厚处进针，具有很好的舒筋活络止痛的功效。治疗不宁腿综合征即在合阳及承山穴两穴上采用合谷刺，余不取穴。先在穴位上直刺一针，然后再在同一点进针，进针的方向分别在第一根针的左右，并和第一根针成45°角，进针深度均为25～40mm，施提插泻法。

4. 苍龟探穴法

（1）取穴：合谷、太冲、髀关、足三里、阳陵泉、悬钟、三阴交、承山、委中为主穴。

（2）配穴：肝肾阴虚、筋脉失养型配肝俞、肾俞、太溪；寒湿入里、瘀血内停型配风池、血海。

（3）操作：委中直刺1～1.5寸，得气后施平补平泻手法；承山用65mm毫针直刺1.5～2寸，得气后施苍龟探穴针法，即将针退至浅层，以两指扳倒针头一退三进，分别向上下左右剔刺，每个方向一退三进，如龟入土，四围钻之。操作结束后留针10～15分钟。起针后，再取仰卧位，髀关用65mm毫针直刺1.5～2寸，足三里用50mm毫针直刺1～1.5寸，上两穴得气后均施苍龟探穴针法；合谷、太溪直刺0.8～1寸，血海、阳陵泉、悬钟、太冲直刺1～1.5寸，肝俞、肾俞直刺0.5～0.8寸，风池朝向下颌方向斜刺0.5～0.8寸，得气后施平补平泻手法。留针20～25分钟。以上操作每日1次，10次为1个疗程，1个疗程结束后，休息2日，再进行下一个疗程。一般治疗2个疗程后统计疗效。

5. 头部"丰"字取穴法针刺治疗

（1）取穴部位：将顶、颞部分为3条横向弧线和1条纵向线，因形状似"丰"字，故命名为"丰"字取穴法。

具体穴位：纵线取督脉后顶、百会、前顶、囟会、上星、神庭6穴。第1条横向弧线为百会穴与两侧角孙穴连线，将两侧连线分别取三点四等分，等分点即为刺激点；第2条横向弧线为前顶穴与两侧曲鬓穴连线，按上法取刺激点；第3条横向弧线为囟会与两侧曲鬓穴向前1寸处的连线，同样以三点四等分法取刺激点。

（2）针刺方法：毫针与头皮成15°～30°，沿头皮刺入0.8～1.2寸，针刺方向为顺督脉方向，然后施以快速捻转手法，频率为200转/分钟，留针30分钟，每隔5～10分钟行针1次，每次持续约3分钟。每日1次，7天为1个疗程。体针根据病情辨证取穴。

6. 独刺承山法

承山穴，别名鱼腹、肉柱，属足太阳膀胱经，居腓肠肌两侧肌腹交界处，具有养血、舒筋、活络、止痛的作用。治疗不宁腿综合征选择毫针、小针刀，或较细之三棱针、圆利针。取患部承山穴，快速直刺入，产生针感后再提针向上斜刺2～3寸，可稍留针，即起针。迅速用闪火法在所刺承山穴处拔罐。3～7分钟，以针刺部位出血1～3滴为度。隔1～2日针刺1次，3次为1个疗程。如伴躁卧难眠加刺三阴交。

7. 上下配穴法

（1）取穴：上取臂中穴（位于臂内侧，腕横纹与肘横纹正中，两筋之间）。下取承山穴。

（2）操作：患者坐位，双臂及双腿自然下垂位。选用毫针，臂中穴垂直刺入约2寸，行快速提插捻转2分钟。承山穴针尖向上斜刺入2寸余，使针感向上传导，施行捻转补泻手法，以上两穴均取患侧。得气后，点燃一根艾条，分别于两穴上方1cm高度处施行回旋灸或雀啄灸，以患者耐受为度，以上两穴均留针30分钟，艾熏20分钟，每日1次，10次为1个疗程。1个疗程结束后，休息1日，再进行下一个疗程。2个疗程后，进行疗效评定。

8. 艾灸法

取神阙穴，铺细盐使之与脐平，用底与高均约 0.8cm 的艾炷施灸，待患者感到灼痛即更换艾炷，每次 30～50 壮，每日 1 次。若灸后局部起小水疱者，可令其自行吸收，大者可用消毒针头挑破外涂甲紫药水。

9. 穴位注射

取复方丹参注射液 2ml（相当于内含丹参 2g），用一次性注射器抽取。患者取俯卧位，充分暴露双下肢。取膝关节后面横纹之中点处（属足太阳膀胱经的合穴委中），行常规皮肤消毒后，将备好的针器快速直刺 0.5～1 寸，回抽无回血时，缓慢地注入药液。出针后再用拇指作垂直按压 2～3 分钟，令有酸、麻、胀感或向小腿及足跟部放射时效果更佳。隔日 1 次，3 次为 1 个疗程，间隔 3 天后再进行第 2 个疗程。

（二）推拿治疗

点穴推拿法治疗不宁腿综合征，采用压痛点强刺激推拿手法。压痛点可见于臀大肌、臀中肌、臀小肌、梨状肌、阔筋膜张肌等在髂翼外方，或坐骨大孔上方，或股骨大粗隆及髂前上棘，以及小腿伸侧的肌肉组织。按压这些压痛点，可出现显著的疼痛、酸胀或困麻，并向股外侧、小腿伸侧传射，类似发作时的感觉。在上述部位测得压痛点后，首先行点按强刺激。臀部压痛者取俯卧位。股外侧或小腿伸侧压痛者取侧卧位，患侧向上，健侧下肢伸直，患侧下肢髋、膝关节自然屈曲，置于床面。医者立患侧（俯卧位者）或前侧（侧卧位者）。以拇指指腹顶部强力按压压痛点，以患者能忍受为度，用力要稳重，忌用猛劲，避免损伤。每点按压 1 分钟，也可间断施压，然后局部再辅以弹拨捋顺手法约 2 分钟即可。10 次为 1 个疗程。

（三）刮痧治疗

刮痧法通经络，活血，温化阳气，调理肝肾。用毛牛角板，斜 45° 施刮痧术，用红花油为刮痧辅料。①刮背部：从大椎至身柱，从肝俞至脾俞至肾俞。②刮双小腿：按十二经筋起止路线走向。刮拭足三阳经筋和足三阴经筋。并点刮足三里、丰隆、绝骨、阳陵泉。7 日刮 1 次。行刮痧术后，患者自觉双小腿有热胀感与舒适感，为刮拭后局部气血通达，"通则不痛"，故酸麻冷痛感很快消失。

九、各家发挥

（一）孙申田治疗经验

孙申田根据临床经验以益气活血，调神通络法，取头穴配"调神益智法"治疗不宁腿综合征。

（1）主穴：足运感区（双侧）、百会、情感区。

（2）配穴：足三里（双侧）、三阴交（双侧）、丘墟（双侧）、太冲（双侧）。

（3）操作：足运感区、百会及情感区（共三针，第一针在神庭穴与印堂穴之间，其余两针在目内眦直上，平行于第一针）要求手法由徐到疾捻转，捻转速度 200 转/分钟，连续 3～5 分钟。其余腧穴常规针刺，诸穴得气后使用电麻仪，连续波刺激 20 分钟，强度以患者能耐受为度。每日 1 次，每次 40 分钟，2 周为 1 个疗程。嘱足运感区、百会及情感区长时间留针达 8 小时以上。

根据大脑皮质功能定位与头皮表面对应关系选取头穴，结合"调神益智法"治疗，大都疗效显著。足运感区针刺施以经颅重复针刺法，使其达到一定的刺激量作用于大脑皮质中央后回感觉中枢下肢代表区，抑制其下行痛觉信号的传递，而发挥镇痛作用。针刺百会及情感区安神镇静，达静则痛减之效。配局部腧穴益气活血，调畅经络。诸穴合用共达治愈之功。

（二）高维滨治疗经验

高维滨根据临床经验，采用毫针疗法、艾灸疗法、头针疗法治疗不宁腿综合征。

1. 中医辨证论治

中医学认为本病系由邪客肌肤，瘀滞脉络，或阴血亏虚，经络、筋脉失养所致。

（1）气虚血滞

1）主症：双下肢肌肉酸胀、麻木，困重无力，似痛非痛，有虫爬感，昼轻夜重，神疲乏力，纳差肢冷，舌质淡，苔薄，脉沉细弱。

2）治法：益气温经，活血通络。

3）方药：黄芪桂枝五物汤加减。生黄芪、桂枝、白芍、牛膝、木瓜、地龙、秦艽、杜仲、丹参、葛根、薏苡仁、甘草。

（2）血虚失养

1）主症：小腿酸麻，无力，似痛非痛，夜不能寐，舌质淡，脉细无力。

2）治法：养血柔筋。

3）方药：芍药甘草汤加味。延胡索、石菖蒲、白芍、酸枣仁、珍珠母、辛夷。

2. 毫针疗法

1）治法：近部取穴，补法。

2）取穴：风市、血海、足三里、阳陵泉、委中、承山。

3）操作：每日 1 次，留针 20 分钟，10 次为 1 个疗程，休息 3 日。

3. 艾灸疗法

1）取穴：风市、血海、足三里、阳陵泉、委中、承山。

2）操作：用艾灸雀啄灸，每次 20 分钟，每日 1 次，10 次为 1 个疗程，休息 2 日。亦可每晚自灸涌泉穴，10 分钟。

4. 头针疗法

1）取穴：足运感区。

2）操作：每日 1 次，每次 30 分钟，其间捻针 3 次，每次 1 分钟。10 次为 1 个疗程，休息 3 日。

（陈　晨）

第十五章　神经系统发育性疾病

神经系统发育性疾病也称神经系统发育异常性疾病或神经系统先天性疾病，是指胎儿在胚胎发育期，由于多种因素引起的获得性神经系统发生或发育缺陷型疾病。胚胎期特别是妊娠前 3 个月，是神经系统发育的关键时期，胎儿容易受到母体内、外环境等各种因素的侵袭与影响，导致不同程度的神经系统发育障碍、迟滞或缺陷，出生后表现为神经组织及其覆盖的被膜和颅骨的各种畸形和功能异常。神经系统，特别是脑部发育具有其特殊性，发育不良的中枢神经元在出生后很难再生，因此，先天发育异常性疾病往往导致终身畸形或残障。神经系统功能异常的症状在婴儿出生时即有表现，也可在出生后神经系统发育的过程中逐渐表现出来，严重者可能导致胎儿流产或在出生后 1 年内夭折。

本组疾病的病因复杂，发病机制尚未完全清楚，多为遗传和环境因素共同所致。可能是在胎儿发育早期，特别是在胚胎发育期前 3 个月，母体内、外环境各种有害因素对胚胎发育产生不良影响。有害因素可能引起基因的突变或染色体异常，从而导致神经系统发育异常。有时先天性因素与后天性因素共同存在。常见的病因有感染、药物、辐射、躯体疾病及其他心理社会因素。

第一节　脑　性　瘫　痪

脑性瘫痪，又名 Little 病，是指先天或围生期由各种不同原因导致的非进行性损伤及缺陷所致的脑损害综合征，以先天性运动障碍及姿势异常为主要表现，包括痉挛性双侧瘫、偏瘫、手足徐动等锥体系与锥体外系症状，可伴有不同程度的先天性畸形、语言障碍、智力低下及癫痫发作等。

脑性瘫痪是儿童中最常见的先天性或围生期所发生的脑功能障碍综合征。根据肌紧张、运动姿势异常症状可分为痉挛型、强直型、不随意运动型、共济失调型、肌张力低下型和混合型 6 种。本病发病率较高，国际上脑性瘫痪的发病率为 1‰～5‰，我国脑性瘫痪的发病率为 1.8‰～4‰。

脑性瘫痪在中医学范畴中，根据其临床表现分类。若表现为立迟、行迟、语迟、发迟、齿迟，则属中医"五迟"范畴；若表现为头项软、口软、手软、足软、肌肉软，则属中医"五软"范畴；若表现为头项硬、口硬、手硬、足硬、肌肉硬，则属中医"五硬"范畴；若表现为智力低下者，则属中医"痴呆"范畴；若表现为肌张力低下者，则属中医"痿证"范畴。

一、临床诊断要点与鉴别诊断

（一）诊断标准

（1）在出生前至出生后 1 个月内有致脑损伤的高危因素存在。

（2）在婴儿期出现脑损伤的早期症状。

（3）有脑损伤的神经学异常，如中枢性运动障碍及姿势和反射异常。

（4）常伴有言语障碍、行为异常、感知障碍、智力低下、惊厥及其他异常；但进行性疾病所致的中枢性瘫痪及正常小儿的一过性运动发育滞后需除外。

（5）颅脑 CT、MRI、脑电图及神经诱发电位可确立诊断并进一步明确病因。

若出现以下情况则需高度警惕小儿脑性瘫痪发生的可能：

（1）早产儿、低出生体重儿、出生时或新生儿时期严重缺氧、颅内出血、惊厥及核黄疸等。

（2）运动发育迟缓，有肢体及躯干肌张力增高和痉挛的典型表现。

（3）精神发育迟缓、情绪不稳、易惊恐等。

（4）锥体外系症状伴双侧耳聋及上视麻痹。

（二）鉴别诊断

1. 遗传性痉挛性截瘫

本病多有家族史，儿童期起病，缓慢进展，双下肢肌张力增高、腱反射亢进、病理征呈阳性，可有弓形足畸形，但无智能障碍，可以鉴别。

2. 先天性肌张力不全

先天性肌张力不全与弛缓型双侧脑性瘫痪症状相似，都有肌张力低下症状，但先天性肌张力不全者肌腱反射消失，无智能障碍，也无不自主运动和其他锥体束伤害征。

3. 小脑退行性病变

小脑退行性病变共济运动障碍的表现随年龄增长而加剧可帮助鉴别。

4. 婴儿肌营养不良

婴儿肌营养不良可有进行性肌萎缩和肌无力。进行性肌萎缩伴舌体胖大、肝脾增大应考虑糖原贮积病。

5. 共济失调毛细血管扩张症

共济失调毛细血管扩张症又称 Louis-Barr 综合征，常染色体隐性遗传，进行性病程。除共济失调、锥体外系症状外，还可有眼结膜毛细血管扩张，甲胎蛋白显著升高等特异性表现。

二、审析病因病机

（一）先天不足

父母精血虚损，或孕期调养失宜，精神起居饮食药治不慎等因素遗患胎儿而致胎元不足，或宫内感染、缺氧窒息、早产、多胎、堕胎不成及年高得子者以致先天精气不足，脑髓失充，脏气虚弱，胎失所养。胎儿先天不足，则肝肾亏虚，筋脉失养。肾主骨生髓，肾气亏虚，则髓不得充，故骨不得养；肝主筋而约束诸骨，肝血亏损，则筋骨失养，关节萎弱无力，以致行走不能。肝肾同源，相互影响，故"五迟""五软"常兼有。《冯氏锦囊秘录》有云："此为胎怯也。有因父精不足，母血衰少而得者，有因母之血海既冷，用药强补而孕者。有因受胎，母多痰病，年迈而有子者，或日月不足而生者，或服坠胎之剂不去，而耗伤真气者。"

（二）后天失调

后天之因多由产伤与新生儿染疾而起。产时颅内出血、缺血、缺氧等因素而致瘀阻经络，窍道不通，筋脉失养，气血不能输布于脑和四肢，则发为脑瘫；或出生后身体怯弱，护理不当，此时若外邪内侵，则易导致脾胃亏损，脾胃为气血生化之源，后天之根本，脾胃亏虚则气血生化乏源，气血虚弱，肝肾亏虚，精髓不充，痰瘀互结，虚风内动而致发育迟滞。筋骨不得养，血脉不得摄，肌肉皮肤松弛而不能用，若此时外邪侵袭，亦致瘀阻经络，窍道不通，筋脉失养，则筋脉痉挛收缩，活动不利。《冯氏锦囊秘录》记载："是以生下怯弱，不耐寒暑，少为六淫侵犯，便尔头项软，手足软，身软，口软，肌肉软。"

五脏不足、气血虚弱、精髓不充为本病的核心病机。五迟、五软病机为正虚邪实。正虚为气血虚弱，精髓不充；邪实为痰瘀阻滞心经脑络，蒙蔽清窍，窍道不通则心脑失主。心主神明，脑为髓海，心气不足，髓海不充则智力低下；元神无主，神识不明亦致智力低下。脑瘫病位在脑，且脑髓一来源于先天之精，《灵枢·经脉》有云："人始生，先成精，精成而脑髓生。"二为肾中之精所化，精化髓而上充于脑。三源于脾胃所运化的水谷精微充养。故脑的功能与充养脑髓之脾肾二脏有着密切的关系。肾主骨生髓，脾主肌肉，此两者与人的站立行走，筋骨肌肉的协调运动相关。若肾精充足，脾气健旺，则髓海得养，脑之发育正常，筋骨肌肉亦得以濡养，机体正常发育。倘若肝肾不足，则筋骨肌肉失于濡养，则可出现立迟、行迟；头项软而无力，无法抬举；手软下垂而不能握举；足软而无法行走等症状。齿为骨之余，发为血之余，若肾精不足，血虚失养，心脾两虚，气滞痰生，痰瘀阻络则可见萌牙缓慢，发迟或发稀，昏蒙及舌强语謇。

三、明确辨证要点

（一）辨虚实

脑性瘫痪病性多为虚实夹杂，正虚邪实。脑瘫正虚主要以阴虚、气虚、血虚为主，但体弱兼有阳虚者亦颇常见，为气血虚弱，精髓不充；实证主要以痰湿、气滞、热为主，痰瘀阻滞心经脑络，蒙蔽清窍，窍道不通则心脑失主。

（二）辨脏腑

脑瘫因五脏不足，气血虚弱，导致脏腑功能失调，随即影响气血的运行，以致气血失调，脉络固涩，滞而不畅，出现不同程度的气滞征象。气滞是造成脏腑功能严重障碍的致病因素，易导致津液输布代谢的功能失司。小儿乃纯阳之体，易生热病，即易伤阴液，故气滞易致聚湿、生痰，甚或痰瘀凝结阻滞。

脑性瘫痪病位，若为立迟、行迟、齿迟、头项软、手软、足软则主要责之于肝、肾，若为语迟、发迟、肌肉软、口软，则病在心、脾。脑瘫首要影响运动系统的中枢神经，患儿大多表现为肢体肌肉关节拘挛或不自主运动增多等症状，导致无法行走或不能持物，严重影响生长发育及生活质量。其肌张力及肌力不平衡导致的运动障碍，以中医辨证多归于"肝风"。若肝肾脾不足，则筋骨肌肉失养，可出现立迟、行迟；头项软而无力，不能抬举；手软无力下垂，不能握举；足软无力，难于行走。齿为骨之余，若肾精不足，可见牙齿迟出。发为血之余、肾之苗，若肾气不充，血虚失养，可见发迟或发稀而枯。言为心声，脑为髓海，若心气不足，肾精不充，髓海不足，则见言语迟缓，智力不聪。脾开窍于口，又主肌肉，若脾气不足，则可见口软乏力，咀嚼困难；肌肉软弱，松弛无力。

四、确立治疗方略

脑瘫多属虚证，故治疗大法以补为主。脑性瘫痪发病原因若为先天禀赋不足，肝肾亏损，脑髓失养，则治疗宜采用补肾填髓，养肝强筋之法；若为后天哺养失调，心脾两虚以致气血虚弱，筋骨肌肉失于濡养，经脉运行不畅导致不仁不用，治疗应以健脾养心，补益气血为原则；若因外伤、难产、或热病之后，易有痰瘀阻滞窍络者，可见实证，治疗宜涤痰开窍，活血通络。脑瘫发病亦有虚实夹杂，气血阴阳失调，病程缠绵，难以痊愈，需补益之剂与涤痰活血之方配伍共用。

脑瘫的治疗应注意培先天肝肾，补后天脾胃。《内经》云："肾主骨，藏精生髓，通于脑""脑为髓之海"，肝肾充足，则脑健智聪，筋骨强壮，有利于小儿生长发育及智力的提高。《保婴撮要·五软》说："手足软者，脾主四肢，乃中州之气不足，不能营养四肢；肉软者，乃肉少皮松，饮食不养肌肤也；口软者，口为脾之窍，上下眼属于手足阳明，阳明主胃，脾胃气虚，舌不能藏而示也。"故后天脾胃强盛，则气血化源充足，患儿体质得以强壮。除辨证论治用药外，还可配合针灸、推拿、康复及功能训练等措施，从而相互配合、相得益彰，缩短治疗时间。

五、辨证论治

1. 肝肾不足证

（1）抓主症：发育迟缓，筋骨萎弱，坐立行走和萌齿明显迟于正常同龄小儿，面色苍白，膝胫萎弱。

（2）察次症：反应迟钝，头颅方大，囟门迟闭，目无神采，易惊，夜卧不安，盗汗，颈项软，指纹淡。

（3）审舌脉：舌质淡红，苔少，脉沉细无力。

（4）择治法：补肝益肾，填髓强筋。

（5）选方用药思路：因肝肾不足，气血亏虚，髓海不充，不能上濡养脑腑，方用六味地黄丸加味。方中熟地黄、山茱萸滋养肝肾，益精填髓；鹿茸、五加皮温肾益精，强筋壮骨；泽泻、茯苓健脾渗湿；山药健脾益气；麝香活血开窍；牡丹皮凉血活血。

（6）据兼症化裁：立迟、行迟者，酌加牛膝、桑寄生、杜仲；语迟者，酌加紫河车、何首乌、龙骨、牡蛎；头项软者，酌加枸杞子、菟丝子、巴戟天、锁阳；易惊，夜卧不安者，酌加丹参、远志；头颅方大、下肢弯曲者，酌加珍珠母、龙骨。

2. 血虚风乘证

（1）抓主症：手举不展，脚举不伸，腕指关节屈曲，肘关节内收，下肢伸直、内收内旋，尖足剪刀步。

（2）察次症：可有不同程度的智力低下、胆小、畏缩，面色无华，指纹淡。

（3）审舌脉：舌质淡，脉细弱。

（4）择治法：益气补血，舒筋活血。

（5）选方用药思路：气血虚弱，致脏腑功能失调，气血运化失司，脉络阻滞，肝风内动，脾不统血，血虚而肝脾不和，方用当归芍药散加减。方中当归、芍药、川芎补血养血，柔肝缓急；黄芩、白术健脾燥湿，清热养阴。

（6）据兼症化裁：若伴易惊，夜卧不安者，酌加丹参、远志；下肢屈伸不利者，酌加珍珠母、龙骨。兼加桃仁、川芎、丹参以活血化瘀。

3. 肝强脾弱证

（1）抓主症：躯干和肢体肌肉阵发强直僵硬，颈项强直，角弓反张，刺激后加重，伴言语障碍，吞咽困难。

（2）察次症：肌肉瘦削，面色萎黄，纳差便溏，情绪急躁，目赤腹胀，指纹青紫。

（3）审舌脉：舌红苔黄，舌底脉络青紫，脉数。

（4）择治法：平抑肝气，健运脾气。

（5）选方用药思路：肝强脾弱气血运化失司，不能上荣于头面滋养脑腑，脾胃既虚则湿浊内停，壅滞脑络，方用加味六君子汤。方中人参益气补脾；白术、茯苓健脾渗湿；陈皮理气健脾；半夏、炮姜温中化痰；肉桂、升麻、柴胡引火归元，疏肝升阳；炙甘草补中益气，调和诸药。

（6）据兼症化裁：常加天麻、全蝎、白花蛇以平肝息风，止痉通络。

4. 脾肾双亏证

（1）抓主症：肌肉松弛乏力，手软下垂、不能抬举，下肢不能站立，智能低下，发育迟缓。

（2）察次症：面色萎黄，神疲倦怠，口唇淡白，口角流涎，咀嚼无力，纳差，指纹淡。

（3）审舌脉：舌淡苔白，脉沉细。

（4）择治法：补脾益气，强肾壮骨。

（5）选方用药思路：脾肾双亏则先天后天俱不足，以致气血生成运化不利，肾阳亏虚则无以温煦脾胃，脾胃化源不足，则水谷精微亦无法濡养肾中之精。方用补中益气丸合六味地黄丸。方中黄芪、柴胡、升麻、人参升阳举陷，大补元气；白术、茯苓、山药健脾补气，燥湿渗湿；当归补血养血；陈皮理气和胃；熟地黄填精益髓，滋阴补肾；山茱萸补养肝肾；牡丹皮、泽泻清泻相火，利湿泄浊；甘草和中。

（6）据兼症化裁：若伴头项软者，加枸杞子、菟丝子、巴戟天；伴夜卧不安者，加远志、丹参；伴四肢萎软者，加桂枝；伴脉弱无力者，加麦冬、五味子。

5. 心脾两虚证

（1）抓主症：言语障碍，精神呆滞，智能低下，发育迟滞，四肢萎软。

（2）察次症：发稀萎黄，口角流涎，咀嚼无力，纳差，大便秘结，指纹淡。

（3）审舌脉：舌淡胖，苔薄白，脉细缓。

（4）择治法：心脾两虚治宜健脾养心，益气补血。

（5）选方用药思路：心气不足，元神无主，神识不明，脾虚则气血生化无力，血虚失养，心脾两虚，气滞痰生，痰瘀阻络。方用调元散，方中人参、黄芪大补元气；白术、山药、茯苓、甘草健脾渗湿；当归、熟地黄、白芍、川芎养心补血；石菖蒲开窍益智。

（6）据兼症化裁：伴发量稀疏萎黄者，加何首乌、桑椹、肉苁蓉；伴四肢萎软者，加桂枝；伴语迟者，加郁金、远志；伴口角流涎者，加益智仁；伴脉弱无力者，加麦冬、五味子。

6. 阴虚风动证

（1）抓主症：手足徐动及舞蹈样动作，或见头部不停摆动。

（2）察次症：盗汗，烦躁，夜卧不宁，手足心热，步履蹒跚，甚则可见全身震颤。

（3）审舌脉：舌红少苔，脉弦数。

（4）择治法：阴虚风动者，滋阴息风。

（5）选方用药思路：阴虚风动则症见手足徐动，盗汗，烦躁，夜卧不宁，手足心热等，方用大定风珠。方中生地黄、白芍、麦冬柔肝缓急，滋养阴液；龟板、鳖甲、牡蛎滋阴潜阳，平肝息风；阿胶、鸡子黄滋阴养血，息风润燥；麻仁养阴润燥；五味子敛阴生津；甘草调和诸药。

（6）据兼症化裁：伴四肢萎软者，加桂枝；伴语迟者，加郁金、远志；伴口角流涎者，加益智仁；伴夜卧不安者，加远志、丹参；加少量陈皮或砂仁以健脾理气，使补而不腻。

7. 痰瘀阻滞证

（1）抓主症：发育迟缓，失聪失语，精神呆滞，有不自主运动。

（2）察次症：肢体不遂，筋脉拘挛，关节强硬，肌肉萎软，反应迟钝，吞咽困难，喉间痰鸣，口角流涎，甚则可见癫痫发作，指纹暗滞。

（3）审舌脉：舌体胖有瘀点、瘀斑，苔厚腻，脉沉涩或脉沉滑。

（4）择治法：涤痰开窍，活血通络。

（5）选方用药思路：痰瘀阻滞，脑窍不通，脑络受阻，方用通窍活血汤合二陈汤。方中陈皮、茯苓、远志、半夏、石菖蒲涤痰开窍；桃仁、红花、丹参、郁金、赤芍、川芎、麝香活血通络。

（6）据兼症化裁：伴大便秘结者，酌加大黄；关节屈伸不利者，加伸筋草；躁动不安者，加天麻、龟甲、牡蛎。

六、中成药选用

由于婴幼儿服用中药困难，中成药在小儿脑瘫的治疗上使用更为广泛，不仅用于脑损伤、脑发育落后的治疗，更多用于脑瘫患儿体质的改善、消化吸收功能的提高等。

（1）河车大造丸：适用于肺肾阴虚。组成：紫河车、熟地黄、天冬、麦冬、杜仲（盐炒）、牛膝（盐炒）、黄柏（盐炒）、制龟甲。用法：口服，每次1丸（9g），每日2次。

（2）参苓白术散：适用于脾胃气虚。组成：党参、茯苓、白术、山药、扁豆、莲子、桔梗、甘草、薏苡仁、砂仁。用法：开水冲服，每次1袋（6g），每日3次。

（3）归脾丸：适用于心脾两虚。组成：党参、白术、黄芪、茯苓、远志、酸枣仁、龙眼肉、当归、木香、大枣、甘草。用法：口服，每次 8～10 丸，每日 3 次。

（4）六味地黄丸：适用于先天亏虚、肾精不足。组成：熟地、山萸肉、茯苓、泽泻、牡丹皮、山药。用法：口服，大蜜丸每次 1 丸（9g），每日 2 次。

（5）玉屏风散：适用于肺气虚弱。组成：黄芪、防风、白术。用法：温水冲服，每次 5～10g，每日 3 次。

（6）杞菊地黄丸：适用于肝肾亏虚。组成：枸杞子、菊花、熟地黄、酒萸肉、牡丹皮、山药、茯苓、泽泻。用法：口服，大蜜丸，每次 1 丸（9g），每日 2 次。

七、单方验方

（1）以补肾之法治疗小儿脑瘫，在中医辨证施治时可予自拟脑瘫 I 号方加减，方中肉桂、鹿角霜、狗脊、杜仲、牛膝等补火壮阳，引火归元，党参、白术、黄芪、淮山药等以健脾养胃，"补后天而强先天"，共奏补肾益髓之功。

（2）以健脾之法治疗小儿脑瘫，自拟脑瘫 II 号方加减治疗，此方以健脾益气为法，方中茯苓、党参、白术、淮山药、黄芪合用，共奏健脾益气之功，合以牛膝、杜仲、山萸肉以补肾强腰壮骨，谷芽、麦芽以消食导滞，麦冬滋阴。中药煎剂宜连续服用，一般连续服 15 剂后，休息 7 日，再服 15 剂，共 45 剂为 1 个疗程。

（3）以通督之法治疗小儿脑瘫，予醒神开窍汤加减，此汤以石菖蒲、天竺黄为君药以豁痰开窍，臣以丹参、牛膝、全蝎、天麻通络止痉，木香、茯神、合欢花、珍珠母安神定惊，予何首乌补肝肾、益精血，佐以砂仁理气和胃，益智仁醒脑益智，并以麝香、牛黄等芳香走窜之品引经上行，开窍醒神。

八、中医特色技术

（一）针灸治疗

（1）以补肾之法治疗小儿脑瘫，宜选取肾俞、命门、涌泉、三阴交等穴位进行针刺治疗。对此类患儿针刺手法可采用补法或平补平泻法，小于 2 岁者不宜留针，2 岁以上者可留针 15～30 分钟，避免久留针有耗伤正气之虞，肾俞、命门等穴配合灸法同用，效果更佳。

（2）以健脾之法治疗小儿脑瘫，除选取脾俞、胃俞、足三里、中脘、伏兔等经典穴位进行针刺外，可予艾灸治疗，取"针之不及，灸之所及"之意，并可避免患儿因针刺时疼痛刺激或针感过强而引起哭闹不安，正气暗耗。艾灸治疗所选之穴位，多与针刺所取一致，悬灸至皮肤微微发红即可，每日 1 次，疗程不限，"立冬"后施治效果更佳。

（3）头皮针疗法：主要通过焦氏头针穴名体系进行定位，穴取双侧运动区、感觉区、平衡区、足运感区。按照患者不同症状表现选择对应穴区，例如，伴随智力障碍可配合选取四神聪，额 5 针（保证 5 针间距离相同，并且排列成扇形）。操作：患儿取正坐位，选取0.35mm×25mm 不锈钢毫针，对局部皮肤进行消毒后，15°～30°角与头皮水平线迅速进针，快速捻转，<200 次/分钟，持续 0.5～1 分钟，留针 1 小时。每日进行 1 次，20 日为 1 个疗程，疗程间休息 10 日，总共治疗 60 日。

（4）梅花针叩刺：患儿取俯卧位，调整其不正常姿势，对施针位置进行消毒后，选取华佗牌小号梅花针，沿项背腰骶部督脉和夹脊穴依次从上到下重手法叩刺，叩刺时保证依靠腕部的弹力进行弹刺，调整频率在 70~100 次/分钟，夹脊穴及督脉穴叩刺，每穴 2~3 下，持续进行 3~5 次，以隐约出血为界限，消毒过的棉签进行清洁。每日 1 次，每个疗程持续 20 日，疗程期间休息 10 日，总共治疗 60 日。

（5）穴位埋线：以目标肌群及拮抗肌群取穴为主。

选穴：上肢取肩髃、臂臑（三角肌-肩关节外展、前曲后伸）、臑会和天井（肱三头肌-肘关节伸展）；下肢取髀关（阔筋膜张肌与缝匠肌之间屈髋、外展、外旋、屈膝、伸膝）、维道（髂腰肌-屈髋）、居髎（阔筋膜张肌-臀中肌-臀小肌-屈髋外展-髋外展-髋外旋）、风市（股外侧肌中，阔筋膜张肌-髋外展屈髋外展）、足三里（胫骨前肌，胫骨后肌-足背屈，踝内翻）、阳陵泉、悬钟（腓骨长肌，腓骨短肌，足外翻）。

（6）耳针：取交感、神门、皮质下、脑干、肝、肾、心、小肠、肾上腺。上肢瘫痪加肩、肘、腕；下肢瘫痪加髋、膝、踝。每次选用 4~6 穴，针刺强刺激，留针 10 分钟。隔日 1 次，10 次为 1 个疗程。或用王不留行籽压丸后，每日按压刺激 2~3 次。

（7）穴位注射：取风池、大椎、肾俞、曲池、足三里、阳陵泉、承山等穴，每次选 2~3 穴，用胎盘组织液、灯盏花注射液、维生素 B_1、维生素 B_{12} 注射液等每穴注射 0.5~1.0ml，每日 1 次，10 次为 1 个疗程。

（二）推拿治疗

（1）循经推按：每次按摩时，顺经推按 5 分钟。肝肾亏损型，循足太阳膀胱经、足少阳胆经；痰瘀阻滞型，循足阳明胃经、手阳明大肠经。

（2）穴位点按：每次按摩时对所选穴位点按 3 分钟。肝肾亏损型，点按肝俞、肾俞、阳陵泉、悬钟、三阴交等；痰瘀阻滞型，点按足三里、阴陵泉、丰隆、血海、扶突等。治疗每日 2 次，每次 30 分钟。每周治疗 6 日，休息 1 日，3 个月为 1 个疗程。辨证施术推拿按摩对改善痉挛型脑瘫的中医证候方面有效果。

（3）以补肾之法治疗小儿脑瘫，可选用足少阴肾经顺经点穴按摩以滋阴补肾，在肾经之原穴太溪、络穴大钟可重点推揉点按，以出现酸胀感为度，如小儿尚未能言，则以皮肤微微发红为度，并予补肾经、点按肾俞穴等手法以加强效果。

（4）以健脾之法治疗小儿脑瘫，可予推脾土穴、揉板门穴、摩腹、掐推四横纹穴、分推腹阴阳等传统小儿推拿手法，均有健脾和胃之功。

（5）采用捏脊、健脾益气、循经点穴、促肌力恢复、活动关节、足底、节段性等多种按摩疗法对患者进行推拿按摩治疗。每次实施 20~30 分钟，每日 1~2 次，30 日为 1 个疗程。推拿按摩过程中，应播放较为舒缓的音乐，在以绿色或蓝色为基调的房间实施。此外，按摩者还应注意推拿按摩的次数、强度、频率和方向。在按摩过程中按摩者还应使用护肤油、滑石粉等润滑用品，避免对患儿的皮肤造成损伤。推拿按摩时还应注意根据儿童的体质和年龄，年龄小的应该相应地减少按摩次数，年龄大的则应增加按摩次数。对于存在肌紧张的患儿，在推拿按摩前应先对患儿实施肌肉放松治疗，减轻患者的肌紧张程度。

（三）中药外治

（1）中药洗浴：黄芪、当归、川芎、鸡血藤、红花、伸筋草、川牛膝等，加水煮沸，用药液浸洗患肢，每次 30 分钟，每日 1 次，3 个月为 1 个疗程。用于肢体僵硬，筋脉拘急，屈伸不利者。

（2）中药熏蒸：伸筋草、透骨草、络石藤、木瓜、鸡血藤、当归、杜仲、川牛膝、桃仁、红花、桂枝等加水煮后取药液，熏蒸患儿体表，每次 15～30 分钟，每日 1 次，3 个月为 1 个疗程。用于肢体僵硬，筋脉拘急，屈伸不利者。

（四）康复疗法

沿着脑瘫患儿的经络走向，分别采用捏、按、推、拿等康复治疗的手法为患儿实施治疗。若患儿为痉挛型脑瘫，则给予患儿轻柔手法进行康复治疗，使得患儿的全身心得以放松；若脑瘫患儿存在肌张力低下的情况，则应给予患儿弹拨肌腱等手法治疗。为脑瘫患儿实施穴位点压时，应选择患儿的肝俞穴、命门穴、环跳穴、风池穴、曲池穴及百会穴，为患儿实施穴位按压应做到手与患儿的皮肉不分离、手指不与患儿的经穴分离，按照先后有序及力度适宜的原则进行康复疗法治疗。

九、各家发挥

（一）高维滨治疗经验

高维滨用项针、头针与毫针疗法治疗脑性瘫痪。

1. 项针疗法

（1）取穴：风池、供血、翳明、风府。

（2）操作：快速进针，平补平泻，每穴行针 20 秒钟后出针，3 岁以上患儿可以留针 10～20 分钟，本法应与头针同时进行。

2. 头针疗法

（1）取穴：运动区，平衡区，舞蹈震颤区，语言一、二、三区。

（2）操作：快速进针，与头皮水平线成 15°角，深度达帽状腱膜下。3 岁以内的患儿手法捻转，平补平泻，不留针。每日 1 次，10 次为 1 个疗程。

3. 毫针疗法

（1）治法：近部取穴法，平补平泻。

（2）取穴

1）上肢：肩髃、曲池、外关、合谷、后溪。

2）下肢：环跳、阳陵泉、纠内翻、侠溪。

3）流涎：地仓、颊车。

（3）操作：每日 1 次，每次 30 分钟，其间行针 2 次，6 次后休息 1 日。

（二）其他

黑龙江中医药大学附属第二医院康复中心，基于针康法，采用头穴丛刺结合康复训练、推拿、艾灸、刮痧、中药浴、塌渍等多种手法治疗小儿脑瘫。

第二节　先天性脑积水

先天性脑积水，也称婴儿脑积水，是由于脑脊液分泌过多、循环受阻或吸收障碍，在脑室系统和蛛网膜下腔内不断积存，从而继发脑室扩张、颅内压增高和脑实质萎缩的一种疾病。婴儿因颅缝尚未闭合，头颅常迅速增大。

临床上根据脑脊液循环障碍的部位，可分为交通性脑积水和阻塞性脑积水两型。交通性脑积水是指脑脊液能从脑室系统进行至蛛网膜下腔，而在蛛网膜下腔发生吸收障碍；或在胎内已经形成颅后窝肿瘤或脉络丛乳头状瘤亦常出现脑积水。阻塞性脑积水是指脑脊液循环通路上的某一部位梗阻所致的脑积水。先天性脑积水发病以后者居多，其突出特点是脑室腔扩大。大多预后不良。

先天性脑积水属中医学"解颅"范畴。解颅一证，早在隋代《诸病源候论·小儿杂病诸候·解颅候》就明确提出："解颅者，其状小儿年大，囟应合而不合，头缝开解是也。"在《圣济总录》《幼幼新书》《小儿卫生总微方论》等中医古籍中对解颅别名"囟开不合""解囟""囟解"等亦均有记载。

一、临床诊断要点与鉴别诊断

（一）诊断标准

（1）婴儿出生后头颅呈进行性异常增大及特殊形态改变，前囟扩大或膨出。较大儿童可伴有头痛及颅内压增高症状。

（2）查体头部叩诊有破壶音，有落日征。

（3）头围测量三径（周径、前后径、横径）异常增大。

（4）头颅 X 线平片可见颅内压增高的影像表现。

（5）颅脑 CT、MRI 可确立诊断并可进一步明确病因。

（二）鉴别诊断

1. 巨脑症

巨脑症表现为头围、身长均增大，头颅增大速度与先天性脑积水甚为相似，但无落日征及神经系统受损症状与体征。头颅 X 线检查无颅内压增高征象，CT 或 MRI 表现为脑实质增大，脑室正常。

2. 佝偻病

佝偻病表现为头颅增大，额顶结节突出明显，呈方形或呈不规则形，前囟扩大但无颅内压增高。伴有佝偻病的其他表现。

3. 婴儿硬膜下血肿

婴儿硬膜下血肿常伴有产伤史。病变位于单侧或双侧硬膜下，有颅压增高表现，但无落日征。前囟穿刺可抽出黄色或血性液体，CT 或 MRI 影像有助于鉴别诊断。

4. 脑脊液增多症

脑脊液增多症可用透光试验鉴别。

二、审析病因病机

（一）先天之精亏虚

本病的病因主要责之于肾，肾为先天之本，且脑髓乃肾髓所化，如父精不足、母体虚弱，或孕期受惊疲劳、饮食不调导致精血亏损，则易造成小儿先天禀赋不足，肾气虚弱，肾虚不能生髓而致脑髓失养，头颅开解是本病的主要病机。如《诸病源候论》中记载："解颅者……由肾气不成故也。肾主骨髓，而脑为髓海；肾气不成，则髓脑不足，不能结成，故头颅开解也。"

（二）后天失养，感受外邪

由于外感时邪，热毒壅滞，炼液成痰，气滞血瘀，上攻于脑，以致脑络阻塞，且温毒时邪灼伤脑络，于脑腑积聚日久而成本病。若后天失养，病后失调，脾虚水泛，水湿停聚，上阻于脑络而致本病；或肾阴损耗，水不涵木，肝火亢盛，风水上泛；或瘀血阻络，压迫脑髓，阻塞脑窍，终致囟宽颅裂而致解颅。

本病正虚的内因与邪实的外因往往同时存在，相互影响。在病程中，外因以水湿、痰浊、瘀血、热毒等为主，内因以脾肾俱虚为主。患者先天不足，肾精亏虚，肾虚肝亢，水不涵木，或肾虚髓热，水不济火，阳虚水泛，脾肾阳虚；或先天不足，后天失养，加之外感时邪，导致热毒壅滞，气血阻塞，或水湿停滞，瘀阻清窍而致解颅。

三、明确辨证要点

（一）辨虚实

虚证多因肾气不足。肾为先天之本，主骨生髓，肾精亏损，则髓海不充，颅脑失养，而见头颅增大，颅缝裂开，目珠下垂，伴神情呆钝，目无神采，形体消瘦，面色淡白，食少便溏，神识呆钝，发育迟缓，指纹淡；或因脾肾俱虚，先天禀赋不足与后天之本失养，而致气血运化不足，气虚精亏而见头颅增大，面色萎黄，神疲倦怠，纳呆便溏，甚则完谷不化。实证多以水湿、痰浊、瘀血、热毒等外因为主。由于热邪外侵，热毒壅滞，炼液成痰，气滞血瘀，上攻于脑，以致脑络阻塞，且温毒时邪灼伤脑络，积于脑腑，日久而成解颅。若为热毒、瘀血、热毒壅滞，则症见颅缝闭而复开，两目下垂，发热烦躁，溲赤便秘；若为瘀血阻络者，则可见头颅胀大，颅缝开解，神情呆滞，青筋暴露，唇舌发紫。本病兼有虚实之证，本虚为主，虚实夹杂多见。

（二）辨脏腑

解颅病位主要责之于脾肾，肾主先天之精，脾为后天之本，脾肾亏虚则气血运化不利，故可见肾虚者，头颅增大，颅缝开解，神情呆钝，目无神采，面色淡白；脾虚者，头缝裂开不合，头皮光急，食少便溏，神情呆滞。

四、确立治疗方略

对于本病，元代朱震亨《平治会萃·解颅》有云："乃是母气虚与热多耳。"其提出可采用四君子汤、四物汤以调气补血。及至明代万全对本病除认为可由肾气不足，而用补肾之法外，亦可由于"肾肝风热"而致，治疗则采用加味泻青丸等清热解毒药。而现代医家通过临床实践，更进一步地认识到水湿、痰浊、热毒、瘀血、气滞等，亦可成为本病的致病因素，故辨证并非完全属于虚证，而属本虚为主，虚实夹杂。在治疗方面，除采用补虚之法外，亦可应用"温阳利水""化痰通络""清热开结""活血散瘀""活气通络"等方法，从而使本病的治疗效果产生较大的提高。

五、辨证论治

1. 肾精亏虚证

（1）抓主症：囟门逾期不合，反而逐渐加宽开解，头颅明显增大，囟门宽裂，颅缝开解，头皮光亮，青筋暴露，目珠下垂，白多黑少，呈"落日征"，头大颈细，前倾不立。

（2）察次症：形体消瘦，面色淡白，食少便溏，神情呆滞，发育迟缓，严重者可见斜视，呕吐，惊厥，指纹淡青。

（3）审舌脉：舌淡苔薄白，脉细弱。

（4）择治法：填精补肾，滋阴益髓。

（5）选方用药思路：本证属先天禀赋不足，胎气怯弱，肾精亏虚，脑髓不充所致。肾阳式微，火不暖土，应选用六味地黄丸加减。方中熟地填精益髓，滋阴补肾；山茱萸、山药双补脾肾，养肝涩精；泽泻利湿泄浊；牡丹皮、茯苓清泻相火，健脾渗湿。

（6）据兼症化裁：若证见面色淡白，形体消瘦，肢软，神情呆滞严重者，加重熟地、鹿角胶、山药、当归等药之剂量；证见头大颈细，囟门大开，颅缝分离，头围迅速增大者，加重茯苓、泽泻、牛膝等药之剂量；兼见眼球震颤，斜视或视力模糊者，酌加枸杞子、决明子、菊花、菟丝子。若头围增大明显者加车前子、茺蔚子、猪苓。

2. 肾虚肝亢证

（1）抓主症：头颅增大，颅缝裂开，囟门不合，眼球下垂，白睛显露，目无神采。

（2）察次症：烦躁易哭，手足心热，筋惕肉瞤，甚则抽搐，指纹紫红。

（3）审舌脉：舌红少苔，脉弦细数。

（4）择治法：肾虚肝亢治宜滋阴息风，镇肝益肾。

（5）选方用药思路：肾虚肝亢，内风自生，上扰清窍。应选用镇肝息风汤加减。方中怀牛膝、生赭石补益肝肾，镇肝降逆；玄参、天冬滋阴清热；龟板、白芍平肝潜阳；龙骨、牡蛎益阴潜阳、镇肝息风；茵陈、川楝子清热疏肝；生麦芽疏肝和胃；甘草调和诸药。

（6）据兼症化裁：若痰热盛可去龟板加竹沥、胆南星；大便秘结加瓜蒌、枳实；夜寐不安加酸枣仁、合欢皮；阴虚发热者加玉竹、白薇；烦躁不安者加琥珀粉、珍珠母；筋惕肉困，时或惊叫者加天麻、钩藤、僵蚕。

3. 肾虚髓热证

（1）抓主症：头颅增大，囟门不合，目珠下垂，心烦不宁。

（2）察次症：手足心热，夜寐不安，盗汗，指纹红。

（3）审舌脉：舌红少苔或无苔，脉细数。

（4）择治法：滋阴清热，补肾降火。

（5）选方用药思路：肾精亏虚，水不济火，虚火上蒸。应选用知柏地黄丸合大补阴丸加减。方中熟地填精益髓，滋阴补肾；山茱萸、山药双补脾肾，养肝涩精；泽泻利湿泄浊；牡丹皮、茯苓清泻相火，健脾渗湿；龟板、知母、黄柏滋阴降火，清热祛湿。

（6）据兼症化裁：若咽干口燥加玄参、石斛；烦躁不宁加竹叶、珍珠母；虚热甚者加白薇、地骨皮、鳖甲。

4. 脾肾阳虚证

（1）抓主症：面色㿠白或萎黄，神疲倦怠，囟门宽大，颅缝开解，纳呆便溏，甚则完谷不化。

（2）察次症：头皮发亮，神情呆滞，尿少，指纹淡红。

（3）审舌脉：舌淡胖有齿痕，苔白腻，脉沉细无力。

（4）择治法：温阳利水，补气健脾。

（5）选方用药思路：脾阳气虚，阳虚水泛，水湿痰浊上泛脑络，则清阳不升，浊阴不降，应选用五苓散加减。方用猪苓、泽泻、白术、茯苓、桂枝。方中泽泻、茯苓、猪苓利水渗湿；白术补气健脾；桂枝温阳化气。

（6）据兼症化裁：痰多者加半夏、陈皮；完谷不化加砂仁、山药；神疲乏力兼加黄芪。

5. 热毒壅滞证

（1）抓主症：头颅日见增大，囟门高胀，颅缝合而复开，按之柔软，两目下垂，或见两目斜视，四肢痉挛，烦躁哭闹，面赤唇红，发热气促。

（2）察次症：筋脉青紫怒张，头痛口干，便秘尿赤，指纹紫滞。

（3）审舌脉：舌红苔黄，脉弦数。

（4）择治法：清热解毒，化瘀通络。

（5）选方用药思路：火热毒邪上攻于脑，壅滞脑络，应选用犀地清络饮加减。方中水牛角、白茅根凉血解毒；生地滋阴生津；赤芍、连翘、桃仁清热化瘀；牡丹皮清泻相火；淡竹沥清热利窍；姜汁温开化瘀。

（6）据兼症化裁：神智昏愦加服安宫牛黄丸或牛黄清心丸；食积加焦三仙、枳实；小便短少加白茅根、猪苓；抽搐者加全蝎、钩藤、白芍。

6. 水停瘀阻证

（1）抓主症：囟门肿起、未合，头颅膨大，颅缝开解，神识呆钝，青筋暴露，头痛，呕吐，时有抽搐，两眼斜视，肢体麻木，舌唇发紫。

（2）察次症：或有聋哑失语，智能低下，四肢瘫痪，指纹色紫或隐青而淡滞。

（3）审舌脉：舌淡暗，或有瘀斑，苔薄白，脉沉弦或涩。

（4）择治法：化瘀利水，通窍活血。

（5）选方用药思路：水湿停聚，瘀血阻滞脑络，阻塞脑窍，应选用通窍活血汤加减。方用赤芍、川芎、桃仁、红花、老葱、鲜姜、红枣、麝香、黄酒。方中赤芍、川芎行血活血；桃仁、红花活血通络；老葱、鲜姜、麝香温阳开窍，通利气血运行；黄酒通络；大枣缓和药性；麝香开窍通闭，解毒活血。

（6）据兼症化裁：若头痛兼加菊花、白蒺藜；抽搐加全蝎、僵蚕、地龙；瘀久加三七粉或水蛭粉。惊悸、烦躁者加琥珀、朱砂；四肢瘫痪者加制马钱子、杜仲、桑寄生、黄芪等。

7. 脾肾双亏证

（1）抓主症：囟门不合，头颅增大，咳嗽微喘，喉间痰鸣。

（2）察次症：进食则吐，小便短赤，指纹淡。

（3）审舌脉：舌红苔黄，脉滑数。

（4）择治法：补脾益肾，清热化痰。

（5）选方用药思路：脾肾双亏，痰湿内蕴，复感温热之邪，化生痰热，痰热灼肺，窍络受阻。应选用黄连温胆汤加减。方用半夏、竹茹、枳实、陈皮、甘草、茯苓、黄连。方中半夏、陈皮燥湿化痰；竹茹、枳实清热破气涤痰；茯苓健脾渗湿；黄连清热燥湿；甘草调和诸药。

（6）据兼症化裁：若喘甚加炒杏仁、生麻黄；胸闷加瓜蒌、苏梗；神识不清加石菖蒲、郁金；热盛抽搐加羚羊角、钩藤；痰涎不利加竹沥、天竺黄。

六、中成药选用

（1）知柏地黄丸：适宜于肾虚髓热。组成：知母、熟地黄、黄柏、山茱萸（制）、山药、牡丹皮、茯苓、泽泻。用法：口服，每次 8 丸（3g），每日 3 次。

（2）河车大造丸：适用于肾精亏虚。组成：紫河车、熟地黄、天冬、麦冬、杜仲（盐炒）、牛膝（盐炒）、黄柏（盐炒）、龟甲（制）。用法：口服，大蜜丸，每次 1 丸（9g），每日 2 次。

（3）附子理中丸：适用于脾肾阳虚之水泛上逆。组成：附子（制）、党参、白术（炒）、干姜、甘草。用法：口服，大蜜丸每次 1 丸（9g），每日 2～3 次。

（4）牛黄抱龙丸：适用于痰热瘀阻，上扰清窍。组成：牛黄、胆南星、天竺黄、茯苓、琥珀、麝香、全蝎、僵蚕（炒）、雄黄、朱砂。用法：口服，每次 1 丸（1.5g），每日 1～2 次；3 周岁以内小儿酌减。

（5）脑得生丸：适用于有产伤史或它病而致瘀血阻络。组成：三七、川芎、红花、葛根、山楂。用法：口服，每次 1 丸（9g），每日 3 次。

七、单方验方

（1）熟地、山药、鹿角胶、牛膝、茯苓、黄精、茺蔚子、猪苓、牡丹皮、车前子、肉苁蓉各 10g，当归 6g。上药制成蜜丸，每丸 1.5g。早晚各 1 次，3 个月以内每次 1/2 丸，3 个月以上每次 1 丸。用于婴幼儿脑积水。

（2）制附子、蜈蚣、白僵蚕、全蝎、广虫、乌梢蛇、肉桂、制马钱子、鹿茸各 30g，共为细末。6 个月以下每次 0.15g，6 个月～1 岁每次 0.3g，1～3 岁每次 0.6g，3～6 岁每次 0.9g，6～12 岁每次 1.2g，均为每日 3 次，开水冲服。用于肾气不足，阳虚阴盛之解颅。

（3）苦丁香 3g，白丁香 0.3g，共为细末。每次吹入鼻孔内少许，每日 1～2 次。使鼻流黄水，让脑积水渐渐消退。用于湿热郁结，积聚脑府之解颅。

（4）以扶元散加味：党参 30g，白术 30g，山药 30g，黄芪 50g，熟地 30g，当归 30g，川芎 20g，石菖蒲 20g，猪苓 40g，车前子 40g，甘草 30g。上药杵为散，日服 2 次，每次服 1.5g，用封囟散外敷。用于治疗中气不足，脑失温煦之解颅。

（5）药用龟鹿二仙胶加通瘀化痰利水之品，龟板胶100g，枸杞50g，人参20g，鹿胶70g，泽泻70g，白术70g，桃仁40g，红花30g，茯苓70g，半夏40g，陈皮30g，三棱15g，莪术15g，川牛膝50g，内金40g。蜜丸每丸3g，日服2丸，合以封囟散头部敷贴，用于治疗脾肾双亏，痰瘀滞留之解颅。

（6）以补肾地黄丸加减：熟地黄90g，鹿茸30g，山芋90g，山药90g，龟板胶100g，茯苓90g，川牛膝90g，牡丹皮60g，泽泻60g，神曲100g，蜜丸，每丸2g，日服2丸，佐以外敷药，药用：封囟散：柏子仁10g，防风10g，天南星10g调以猪胆汁摊药于头部。用于治疗先天不足，髓海空虚之解颅。

（7）补肾地黄丸加味：熟地6g，山药7g，山茱萸6g，牡丹皮5g，泽泻5g，茯苓5g，牛膝7g，鹿茸1g（研末冲），人参2g（另煎兑服），黄芪10g，白术5g，桂枝4g，猪苓4g，麝香0.01g（冲），地龙4g，水煎服，每日1剂。用于治疗脾肾虚损，瘀阻清窍，水湿停聚之先天性脑积水。

（8）以健脑利水散（自拟），处方：熟地黄45g，山药30g，山萸肉45g，高丽参12g，鹿茸10g，茯苓30g，黄芪30g，泽泻25g，牛膝30g，牡丹皮15g，白术18g，甘草10g，当归12g，车前子30g，白芍15g，石菖蒲18g，川芎15g。将上药共为细末，为1个疗程量，每日3次，每次5g，分26日服完。用于治疗先天肾气不足，后天脾胃失养，脑髓失充，湿聚颅内之先天性脑积水。

（9）对于热毒炽盛，气血受阻，上攻于头之脑积水，方用蒲公英、漏芦、金银花、石菖蒲、路路通、黄芩、白茅根、木通、牡丹皮以清热解毒，通窍利水。

（10）对于患儿阳热壅结，阻塞窍络，脑水受阻之脑积水为实证，药用鱼枕骨、抽葫芦、云苓皮、土鳖虫、路路通、穿山甲、冬瓜皮、郁金、石菖蒲、决明子以通络利水；对于禀赋不足，脾肾虚弱，头大畸形，囟门不合之脑积水为虚证，药用山萸肉、莲肉、枸杞子、桑椹、云苓、山药、薏苡仁、生熟地以益脾肾，调气血。

（11）对于因热郁或因血瘀而导致头部脉络失于通达，脑水循环不畅而致的脑积水，药用龙胆草、木通、鱼枕骨、花蕊石、滑石、王不留行、决明子、土鳖虫（打）以清热利水，兼以活血化瘀。

八、中医特色技术

（一）针灸治疗

（1）取百会、四神聪、大椎、风池、三阴交，平刺或直刺，行捻转手法，留针30分钟。配以中药外敷，与针刺治疗相互交替，隔日1次，连续15次。

（2）以督脉、任脉、膀胱经穴为主。取印堂、百会、四神聪、大椎、神道、灵台、中枢、脊中、命门、腰阳关、上脘、中脘、建里、下脘、水分、气海、关元、中极、承浆、大杼、肺俞、厥阴俞、心俞、督俞、隔俞、肝俞、脾俞、胃俞、肾俞、大肠俞、关元俞、内关、足三里、三阴交。若流涎加地仓、合谷；夜惊加神门、太溪；腹泻加天枢、上巨虚、大肠俞；语言发育迟缓加外金津、外玉液、哑门；听力障碍加率谷、听宫、翳风；上肢运动障碍加肩髃、臂臑、曲池、外关及颈椎至第七胸椎以上的夹脊穴；下肢运动障碍加髀关、血海、阴陵泉、阳陵泉、绝骨及第八胸椎以下至腰椎的夹脊穴。操作以一寸32号毫针，浅刺不留针，每日治疗 1 次，每周 5 次。

（3）针刺双侧风池、头维、太溪、百会。手法用平补平泻，得气后留针 1 小时，每日针 1 次，针刺 5 日，休息 2 日，然后继续治疗。

（4）采用靳三针疗法中的四神针（百会穴前后左右各旁开 1.5 寸）、智三针（神庭和双本神穴）、颞三针（耳尖直上入发际 2 寸为第 1 针，第 1 针前后各旁开 1 寸为第 2 针、第 3 针）、脑三针（脑户和双脑空穴）、体针配手三针（曲池、外关、合谷）、手智针（内关、神门、劳宫）、足三针（足三里、三阴交、太冲）、足智针（涌泉、泉中、泉中内）。用 30 号 1.5 寸不锈钢毫针，头部平刺 1 寸左右（特别注意避开囟门），四肢直刺至常规深度。每隔 20 分钟，捻转行针 1 次，平补平泻。每次留针 1 小时，1 周 5 次。

（5）取头脑（额中）、水沟、支沟、合谷、水分、阴交、水道、中极、足三里、阴陵泉、三阴交；或取风府、风池、大椎、命门、腰俞、殷门、委中、承山、悬钟、复溜。每次针前均用梅花针轻叩打背部夹脊，从上到下，至皮肤潮红为度。若呕吐加内关；腹胀加天枢、中脘；失明加攒竹、瞳子髎、目窗、光明、太冲；抽风加印堂、筋缩、阳关、金门；尿少，囟不缩及肢冷者加药线灼灸水分、阴交、关元。以 30～50 次为 1 个疗程，间歇 10 日再继续。

（6）取穴：百会透四神聪、风府透哑门，风池透大杼、大椎。配穴：三焦俞透肾俞，水分透中极，足三里透阴陵泉，阴陵泉透阳陵泉，阴陵泉透三阴交，三阴交透复溜。以上穴位可根据病情分组轮换，一般是主穴每日均取，配穴交替使用。开始每日 2 次，强刺激，至尿量及尿次数增多后，改为中等刺激。头围见小，症状消失后，改为每日或隔日 1 次，弱刺激，连续治疗 1 个月。持续治疗，不宜间断。注意行针安全。

（二）推拿治疗

（1）背部：由颈向下至骶部隔内衣按摩 5 分钟，不可往返按摩。腹部：以脐为中心隔内衣顺时针按摩 10 分钟。足底：由足跟向足尖按摩，不可往返按摩，每足各 5 分钟。以上手法均要轻柔。耳垂：以拇指腹与食指腹按摩患儿耳垂，双侧同时进行，旋转轻柔按摩，以耳垂红热为度。

（2）补肝胆 10 分钟，补三关 5 分钟，补脾胃 10 分钟，清六腑 5 分钟，揉二人上马 10 分钟。下肢软弱无力者加揉二人上马 5 分钟；摇头啼哭加揉小天心 5 分钟、一窝蜂 5 分钟、掐四横纹各 1 分钟。

（三）药物外治

（1）封囟散：通草 24g，香白芷、蜂房、青皮、陈皮、白僵蚕各 15g，红花 6g，共为细末，以酒 15～30ml，童便 40～50ml，水适量，面粉 10g，调成糊状。用时涂于头颅，再用纱布包裹，并保持湿润，每日换药 1 次。

（2）加味封囟散：柏子仁 120g，天南星、防风、白芷、羌活各 30g，共为细末。每用 60g，以猪胆汁调匀，摊纱布上，按颅裂部位外敷，外以纱布包扎，干则润以淡醋，3 日 1 换。

（3）活血通水膏：红花、艾叶各 60g，皂角 1500g，麝香 1g。将前 3 味加水 2500ml，煎 2 小时后去渣取汁，浓缩至药液能吊起如线为止，再加入麝香调匀，装入瓶内密封，置冰箱或加防腐剂备用。用时先剃光患儿头发，将活血通水膏均匀涂于头上，颅缝及囟门处适当涂厚，然后再用绷带包裹，每日早、晚用温水湿敷绷带各 1 次，使其保持一定湿度，每周换药 1 次。

九、各家发挥

高维滨采用毫针疗法与项针疗法治疗脑积水。

1. 毫针疗法

（1）治法：上下配穴法、补法。

（2）取穴：百会、风池、三阴交。

（3）操作：每日1次，留针20分钟，10次为1个疗程，休息3日。

2. 项针疗法

（1）取穴：风池、风府、项背夹脊为主穴。伴呕吐者加内关。伴腹胀者加天枢、中脘。

（2）操作：风池、风府快速点刺泻法。梅花针轻叩项背夹脊，以皮肤潮红为度。30日为1个疗程，每日1次。适用于后天性脑积水。

（游小晴）

参考书目

鲍远程，杨文明，张波，等.2003.现代中医神经病学［M］.北京：人民卫生出版社.

陈茂仁，张俊龙.1997.中西医结合专科病诊疗大系神经病学［M］.太原：山西科学技术出版社.

陈湘君.2013.中医内科学.第2版［M］.上海.上海科学技术出版社.

杜元灏，董勤.2016.针灸治疗学［M］.北京：人民卫生出版社.

范彬，陈俊新，谭工.2013.常见外科病中医外治妙法经典荟萃［M］.武汉：华中科技大学出版社.

方药中.1986.实用中医内科学［M］.上海：上海科学技术出版社.

高维滨，高金立，吕芳.2011.神经疾病现代中医治疗［M］.北京：人民军医出版社

高维滨.2002.神经病针灸新疗法［M］.北京：人民卫生出版社.

高维滨.2006.针灸六绝［M］.北京：人民军医出版社.

高维滨.2012.针灸六绝［M］.北京：中国医药科技出版社.

高维滨.2015.神经病中医现代疗法［M］.哈尔滨：黑龙江科学技术出版社.

郭艳芹，郭晓玲.2016.神经病学［M］.北京：中国医药科技出版社.

黄如训，梁秀龄，刘焯霖.1996.临床神经病学［M］.北京：人民卫生出版社.

贾建平，陈生弟.2013.神经病学［M］.北京：人民卫生出版社.

贾建平.2008.神经病学［M］.北京：人民卫生出版社.

贾建平.2010.神经病学［M］.北京：人民卫生出版社.

凌宗元.2015.针灸学［M］.北京：中国中医药出版社.

刘宝林.2005.针灸治疗学［M］.北京：人民卫生出版社.

邱茂良.2009.中国针灸治疗学［M］.南京：江苏科学技术出版社.

沈晓明，王卫平.2008.儿科学［M］.第7版.北京：人民卫生出版社.

石学敏.2002.针灸学［M］.第2版.北京：中国中医药出版.

石学敏.2007.针灸学［M］.北京：中国中医药出版社.

石学敏.2015.针灸学［M］.北京：中国中医药出版社.

孙申田，高山，徐波克，等.2013.孙申田针灸治验［M］.北京：人民卫生出版社.

孙忠人，王玉琳，张瑞.2012.孙申田针灸医案精选［M］.北京：中国中医药出版社.

孙忠人.2007.老年神经精神疾病［M］.北京：人民军医出版社.

孙忠人.2012.神经病学［M］.北京：人民卫生出版社.

谭新华.1999.中医外科学.北京：人民卫生出版社.

田德禄，蔡淦. 2013. 中医内科学 [M]. 上海：上海科学技术出版社.

田德禄. 2006. 中医内科学 [M]. 北京：人民卫生出版社.

田德禄. 2012. 中医内科学 [M]. 北京：人民卫生出版社.

汪受传，虞坚尔. 2012. 中医儿科学 [M]. 北京：中国中医药出版社.

王雪苔. 1988. 中国针灸大全（下编）[M]. 郑州：河南科学技术出版社. 1988.

王永炎，刘金民，谢颖贞，1996. 中风病智能障碍与中医康复 [C] //龙致贤，王永炎. 北京中医药大学 40 周年校庆论文集. 北京：学苑出版社.

王永炎. 2016. 中医内科学 [M]. 北京：人民卫生出版社.

吴江，贾建平. 2013. 神经病学 [M]. 北京：人民卫生出版社.

徐波克. 2006. 腹针治疗（孙申田学术经验总结）[M]. 北京：人民卫生出版社.

许能贵，符文彬. 2015. 临床针灸学 [M]. 北京：科学出版社.

杨国亮. 1984. 皮肤病学 [M]. 上海：上海科学技术出版社.

张登本. 2000. 中医神经精神病学 [M]. 北京：中国医药科技出版社.

张仁. 1991. 难病针灸 [M]. 北京：人民卫生出版社.

赵辨. 2001. 临床皮肤病学 [M]. 南京：江苏科学技术出版社.

赵忠新. 2016. 睡眠医学 [M]. 北京：人民卫生出版社.

甄德江，张建忠. 2015. 针灸推拿学 [M]. 北京：中国中医药出版社.

中华医学会神经病学分会，中华医学会神经病学分会睡眠障碍学组，解放军医学科学技术委员会神经内科专业委员会睡眠障碍学组. 2015. 中国发作性睡病诊断与治疗指南 [S].

周仲瑛. 2007. 中医内科学 [M]. 北京：中国中医药出版社.

周仲瑛. 2011. 中医内科学 [M]. 北京：中国中医药出版社.

周仲英. 2014. 中医内科学 [M]. 北京：中国中医药出版社.

朱广旗，王德敬. 2015. 针灸治疗 [M]. 北京：中国中医药出版社.